Das A·D·S-Buch

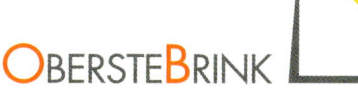
OBERSTEBRINK

E. Aust-Claus · P.-M. Hammer

Das A·D·S-Buch
Aufmerksamkeits·Defizit·Syndrom

Neue Konzentrations-Hilfen
für Zappelphilippe und Träumer

Die Deutsche Bibliothek - CIP-Einheitsaufnahme

Aust-Claus, Elisabeth:
Das A-D-S-Buch : Aufmerksamkeits-Defizit-Syndrom ;
neue Konzentrationshilfen für Zappelphilippe und Träumer ;
neu: das OptiMind-Konzept für Eltern, Lehrer, Therapeuten /
E. Aust-Claus ; P.-M. Hammer. - 3. Aufl. - Ratingen : Oberstebrink-Verl., 2000
  ISBN 3-9804493-6-X

3. Auflage
© by Oberstebrink Verlag GmbH

Titelfoto: Zefa
Illustrationen: boi's
Gestaltung: Oberstebrink
Redaktion: Oberstebrink
Satz und Herstellung: Mohndruck
                        Printed in Germany
Verlag: Oberstebrink Verlag GmbH
                        Ploenniesstr. 3, 40885 Ratingen
                        Tel. 0 21 02 / 77 17 70-0, Fax 0 21 02 / 1 73 37

ISBN: 3-9804493-6-X

Liebe Eltern, liebe ErzieherInnen, liebe LehrerInnen, liebe KinderärztInnen, liebe TherapeutInnen, liebe Kinder

Wir wissen nicht, ob Sie dieses Buch aus grundsätzlichem Interesse lesen wollen, oder weil Sie beruflich mit A·D·S-Kindern zu tun haben, oder weil Sie in Ihrer Familie ein Kind mit A·D·S haben, oder weil Du selbst ein A·D·S-Kind bist.

Wir wissen auch nicht, wieviel Sie bereits über A·D·S wissen. Aber eins wissen wir genau: Wenn Sie in irgendeiner Form mit A·D·S zu tun haben, dann sollten Sie sich so intensiv wie möglich damit beschäftigen und so viel wie möglich über A·D·S lernen. Denn nur wer wirklich über A·D·S Bescheid weiß, kann A·D·S-Kindern helfen, ihr Problem in den Griff zu kriegen.

A·D·S (**A**ufmerksamkeits·**D**efizit·**S**yndrom) ist eine Störung der Informations- und Wahrnehmungs-Verarbeitung, die Störungen im Verhalten, im Lernverhalten und in der Entwicklung hervorrufen kann.

A·D·S ist keine Katastrophe. Man kann A·D·S erfolgreich behandeln – vorausgesetzt, man weiß über A·D·S Bescheid. Das größte Problem für Menschen mit A·D·S – vor allem für die Kinder – ist es, daß ihre Umgebung oft noch viel zuwenig über A·D·S aufgeklärt ist. Deshalb werden A·D·S-Kinder häufig mißverstanden. Die Menschen, die täglich mit ihnen zusammen sind, gehen nicht richtig auf sie ein – einfach, weil sie es nicht besser wissen.

Weil das heute leider immer noch so ist, haben wir dieses Buch geschrieben. Denn viele Menschen hätten weitaus weniger Probleme im Leben, wenn sie über A·D·S Bescheid wüßten. In unseren Praxen hören wir täglich, daß allein das Wissen über A·D·S schon große Entlastung bringt und der halbe Weg zum Erfolg ist.

Wir – das sind Dr. med. Elisabeth Aust-Claus und Dipl.-Psych. Petra-Marina Hammer. Wir haben uns schon vor Jahren auf das Phänomen A·D·S spezialisiert und über tausend A·D·S-Kinder diagnostiziert, betreut und erfolgreich behandelt. Unsere Erfahrung zeigt, daß man ein A·D·S-Kind nie isoliert als Einzelperson behandeln kann. Die Behandlung hat nur Erfolg, wenn man die

Bezugspersonen, mit denen das A·D·S-Kind täglich zu tun hat, konsequent mit einbezieht.

Aus dieser Erkenntnis heraus haben wir das OptiMind-Konzept entwickelt. OptiMind ist ein Trainings-Programm, in dessen Mittelpunkt das A·D·S-Kind steht. Für Eltern, ErzieherInnen, LehrerInnen und andere wichtige Bezugspersonen gibt es spezielle Trainings-Einheiten.

Die Grundidee von OptiMind ist das Team-Konzept: Jede Bezugsperson des A·D·S-Kindes übernimmt im Team ganz bestimmte Aufgaben. Dieses Konzept hat sich in der Praxis bewährt. Das OptiMind-Institut – unser Fortbildungs-Institut für die Aufklärung und Weiterbildung über A·D·S – macht unsere Erfahrungen und Erkenntnisse allen zugänglich, die privat oder beruflich mit A·D·S zu tun haben.

Dieses Buch enthält die wesentlichen Erkenntnisse aus unserer Arbeit mit A·D·S-Kindern. Das Besondere daran:

● Unser A·D·S-Buch behandelt nicht nur die hyperaktiven Kinder, sondern beide A·D·S-Typen: Die „Zappelphilippe" mit Hyperaktivität und die „Träumer" ohne Hyperaktivität.

● Unser A·D·S-Buch enthält nicht nur die Erfahrungen einer Kinderärztin oder einer Psychologin – sondern die Erfahrungen einer Kinderärztin **und** einer Psychologin, die über Jahre hinweg im Team gemeinsam Erkenntnisse gewonnen haben.

● Unser A·D·S-Buch beschäftigt sich nicht mit seltenen Extremfällen aus Krankenhäusern oder Uni-Kliniken, sondern mit den Fällen, die wir täglich in unseren Praxen erleben.

● Unser A·D·S-Buch richtet sich nicht nur an eine bestimmte Gruppe, sondern bietet konkrete Hilfen für alle, die mit A·D·S zu tun haben – insbesondere für die Eltern, die Lehrerinnen und Lehrer, die Kinderärztinnen, Kinderärzte und andere Therapeuten. Und natürlich für das A·D·S-Kind selbst.

Wir wünschen Ihnen, daß Sie alle von unserem A·D·S-Buch profitieren.

Ihre
Elisabeth Aust-Claus und Petra-Marina Hammer

Ihr Leitfaden für das A·D·S-Buch

Damit Sie sich schnell orientieren können und die Themen, die Sie besonders interessieren, auf Anhieb finden:

- In **Kapitel 1–5** erfahren Sie **alles über A·D·S**: Die Erscheinungsformen, die Ursachen und die Folgen.
- In **Kapitel 6–10** lernen Sie das **OptiMind-Konzept für A·D·S-Kinder** kennen und erfahren, wie Sie es erfolgreich anwenden können.

- Lesen Sie **Kapitel 6** – und Sie wissen, was den OptiMind-Erfolg ausmacht: **Das Team-Konzept von OptiMind.**
- **Kapitel 7** wendet sich speziell an die **Eltern von A·D·S-Kindern.**
- **Kapitel 8** ist vor allem für **Lehrerinnen und Lehrer** gedacht.
- **Kapitel 9** spricht die **A·D·S-Kinder** direkt an.
- **Kapitel 10** ist besonders für **Kinderärztinnen und Kinderärzte** interessant.

- **Kapitel 11** enthält praktisches Umsetzungs-Material für die **Eltern von A·D·S-Kindern.**

Inhalt

1

A·D·S-Kinder: „Zappelphilippe" und „Träumer" mit Aufmerksamkeits· Defizit·Syndrom

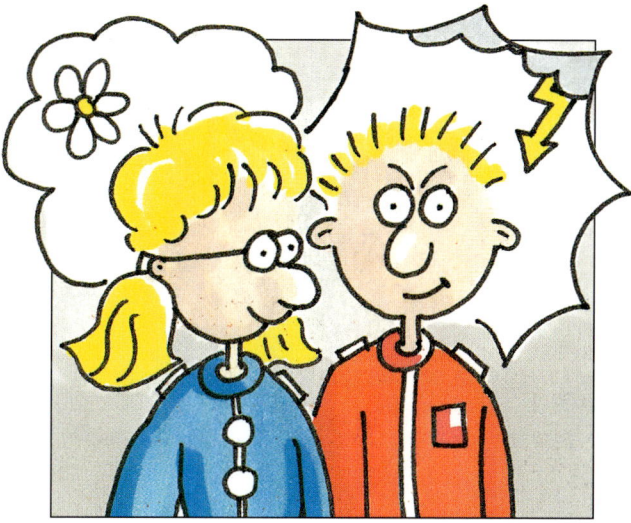

In diesem Kapitel erfahren Sie, …

- welche Verhaltensweisen für A·D·S-Kinder typisch sind
- welche verschiedenen Erscheinungsformen von A·D·S es gibt
- wie sich A·D·S in den verschiedenen Altersstufen äußert
- wann die meisten A·D·S-Kinder erst entdeckt werden
- was A·D·S ist – und was es nicht ist
- wie viele Kinder von A·D·S betroffen sind.

Kennen Sie auch Kinder, die …

…permanent auf Hochtouren laufen oder eigensinnig die totale Verweigerung demonstrieren?

…sich von allem leicht ablenken lassen, besonders wenn sie konzentriert arbeiten sollen, die ungeduldig und impulsiv reagieren?

…unorganisiert und chaotisch wirken, weil sie meist von einer Aktivität zur anderen springen und nicht „mit System" an die Dinge (wie z. B. aufräumen, sich anziehen) herangehen?

…nicht abwarten können?

…in keiner Reihe anstehen können?

…durch „Kaspern" Aufmerksamkeit einfordern?

…in der Schule unkonzentriert und zappelig sind, aber stundenlang konzentriert vor dem Computer sitzen oder mit Lego bauen können?

…ein schlechtes Zeitgefühl haben und immer vor dem „Berg Hausaufgaben" kapitulieren, statt ihn in kleinen Schritten zu bewältigen?

…nicht gut zuhören und oft „auf Durchzug" schalten?

…alles endlos diskutieren wollen und wie ein Wasserfall reden?

…das Nächste fragen, ohne eine Antwort abgewartet zu haben?

…von einem Extrem ins andere fallen können – wütend oder auch sehr weinerlich sind?

…explosiv reagieren können?

…ein Energiebündel sind, den ganzen Tag in Aktion sind – und abends trotzdem nicht schlafen?

…eine rauhe Schale haben mit einem sehr weichen, empfindsamen Kern?

…nicht nachtragend sind und schnell ihre Stimmung wieder wechseln?

…lospowern, nicht abbremsen können oder auch sehr ängstlich reagieren?

…zerstreut und vergeßlich sind?

…oft vor sich hin träumen, Löcher in die Luft starren und wie abwesend wirken?

…langsam arbeiten und nie fertig werden, weil sie nicht an einer Sache dranbleiben können?

…schnell verwirrt sind und orientierungslos wirken?

…bei Klassenarbeiten oft ein „Brett vor dem Kopf" haben?

…andererseits tolle Ideen und Phantasie beim Spielen entwickeln?

…pfiffig sind und neue Dinge erfinden?

…sich ständig zu Dingen hingezogen fühlen, die anders und neu sind?

…schnell über Langeweile klagen?

…alles sofort ausprobieren müssen, ohne nachzudenken?

…kein Risiko scheuen oder auch Gefahren nicht gut einschätzen können?

…besonders kreativ sind?

Dann sollten Sie sich mit dem Thema A·D·S näher beschäftigen.

Worum geht's bei diesem Thema?

Der **Begriff A·D·S (Aufmerksamkeits·Defizit·Syndrom)** ist in Anlehnung an die amerikanische Bezeichnung **ADD (Attention Defizit Disorder)** entstanden. Er steht für die international anerkannte Diagnose von **„Aufmerksamkeits-Störung mit und ohne Hyperaktivität".**

Inzwischen lesen Sie auch in Deutschland immer häufiger Beschreibungen solcher anstrengenden Kinder. Das Thema „Das unkonzentrierte und unruhige Kind" erscheint mittlerweile in fast jeder Elternzeitschrift. Es gibt die unterschiedlichsten Erklärungsmodelle – und das Phänomen wird aus den verschiedensten Blickwinkeln beleuchtet: Ist es ein Erziehungsproblem? Stimmt irgend etwas mit unserer Gesellschaft nicht mehr, daß immer mehr dieser „Unruhegeister" aus dem Rahmen fallen? Liegt es am Fernsehen? Oder vielleicht doch nur an der Ernährung? Warum sind Eltern und Lehrer oft so hilflos?

Meist wird das Problem nicht beim Namen genannt – und es werden weiterhin Mythen und Fehlinformationen verbreitet.

Dabei kennen wir schon seit vielen Jahren nicht nur die Besonderheiten des A·D·S und seine Auswirkungen auf die Entwicklung, sondern auch effektive Unterstützungs-Möglichkeiten und erfolgreiche Therapie-Programme.

A·D·S ist eine der häufigsten Ursachen für Entwicklungs- und Verhaltens-Probleme. Kinder mit A·D·S werden auch heute noch meist verkannt als „Unruhegeist", „Störenfried", „Zappelphilipp", „Außenseiter", „Versager", „Faulpelz, der ja könnte, wenn er nur wollte", „Hans-guck-in-die-Luft", „ungezogener Flegel", „Tagträumer" oder auch „Wutzwockel".

A·D·S-Kinder mit Hyperaktivität: Im **Säuglingsalter** sind sie die etwas anstrengenden, oft schwer zu beruhigenden, aber wissensdurstigen, niedlichen Wonneproppen mit viel Temperament, die immer auf neue Entdeckungs-Touren gehen und schon früh ihren eigenen Willen durchzusetzen wissen.

Im **Kindergartenalter** müssen sich die Eltern oft schon Kritik an ihrem Erziehungsstil anhören, weil ihr kleiner Racker kaum Regeln einhält und mit ausgeprägten Trotzanfällen Aufsehen erregen kann. Es ist nicht mehr nur das besonders lebhafte Kind, sondern auch der Störenfried im Kindergarten, der andere Kinder schubst oder auch mal haut und sich nur schwer in die Gruppe einfügen kann. Es spielt meist den Boß und verdirbt sich damit Freundschaften, obwohl seine tollen Ideen und Späße bei vielen Anklang finden. Seine Impulsivität im Verhalten, seine Ablenkbarkeit und sein Aktivitätsüberschuß machen es ihm schwer, Anforderungen in einer größeren Gruppe gut zu meistern, am Stuhlkreis teilzunehmen, ruhig zu malen oder Spielideen anderer auch mal gelassen zu akzeptieren. Alles ist schnell zu langweilig.

Durch ihre Impulsivität tun A·D·S-Kinder sofort kund, was sie denken, fühlen und wissen, ohne vorher nachzudenken oder die Situation abzuchecken. Hinzu kommt meist eine Vorliebe für aufregende Situationen. Sie können vor Energie platzen, sind aber andererseits auch bei den geringsten Anforderungen, die ihnen im Moment nicht passen, sofort erschöpft. Diese Schilderungen hören wir immer wieder von Eltern, die besonders anstrengende und meist auch „hyperaktive", unruhige Kinder haben.

Es gibt aber auch **A·D·S-Kinder ohne Hyperaktivität,** die im Kindergarten, in der Gruppe oder bei besonders lauten Spielen eher auf Rückzug schalten und für sich spielen. Sie sind meistens besonders ruhig und wirken sehr angepaßt.

Obwohl besonders die unruhigen Kinder eher Aufmerksamkeit erregen und auch früh Diskussionen über ihr Verhalten in Gang setzen, wird die Mehrzahl der **Kinder mit A·D·S** allerdings erst **in der Schulzeit** „auffällig" oder zum „Problemkind" erklärt – und zwar meistens dann, wenn es trotz guter Intelligenz Lernmißerfolge und Frustrationen gibt.

Die Sorgen, die Ratlosigkeit und Verzweiflung auch über die sich summierenden zusätzlichen Probleme – wie mangelndes Selbstvertrauen, Ängste, Schulkopfschmerzen und wenige Freunde – nehmen ständig zu. A·D·S-Kinder erleben tagtäglich immer wieder neue „Katastrophen", so daß sie sich schnell in einem Teufelskreis der Negativerfahrungen bewegen.

Leider ist das Wissen über die Probleme bei A·D·S bei uns in Deutschland noch so wenig verbreitet, daß die betroffenen Kinder und ihre Familien in der Regel verkannt werden, falsch diagnostiziert werden und keine adäquate Hilfestellung bekommen.

A·D·S ist **kein** Erziehungsfehler und **keine** gewollte Marotte der Kinder – **A·D·S ist eine Störung mit neurobiologischen Besonderheiten in den Informations-Verarbeitungs-Prozessen unseres Gehirns.**
Diese Störung läßt sich beschreiben durch leichte Ablenkbarkeit, Unaufmerksamkeit, niedrige Toleranz für Frustrationen, Impulsivität, Aktivitätsüberschuß oder Verträumtsein. Motorische Unruhe oder Hyperaktivität kann, muß aber nicht unbedingt gleichzeitig mit auftreten. A·D·S ist keine Modekrankheit, mit der man alle „Unarten von Kindern" erklärt, sondern eine Störung, die gut diagnostiziert und therapiert werden kann.
Seit vielen Jahren beschäftigen wir uns mit Entwicklungs- und Verhaltens-Problemen bei Kindern. Sowohl in den neurologischen Untersuchungen, bei den Testungen und der Eruierung von Entwicklungs-Potentialen, bei dem Blick in die Gefühlswelt der Kinder, als auch in den zahlreichen Familien-Gesprächen finden wir bei vielen dieser Kinder die Diagnose A·D·S. Mittlerweile bestimmen diese Kinder mit ihren Familien den Schwerpunkt unserer Praxen. Die Störung ist bei den einzelnen Kindern sehr unterschiedlich ausgeprägt und betrifft verschiedene Entwicklungs-Bereiche. Wieso und warum A·D·S zahlreiche Facetten hat und zu verschiedenen Entwicklungs-Problemen führen kann, und wie man die Therapie daraufhin gestaltet, möchten wir Ihnen in diesem Buch vorstellen.
Es liegt uns auch am Herzen, Ihnen die Faszination dieses Themas und den Umgang mit diesen kreativen, witzigen und cleveren Kindern zu vermitteln. Wir möchten Sie einladen, mit uns hinter die Fassade der Verhaltens-Auffälligkeiten zu schauen und die Begeisterung über die Therapie-Erfolge zu teilen. Nicht alle Probleme sind mit A·D·S zu erklären – aber alle, die mit Kindern umgehen, sollten die Diagnose A·D·S kennen, um den Kindern nicht effektive Hilfen vorzuenthalten und um „Entwicklungs-Katastrophen" frühzeitig vorbeugen zu können. Je früher Eltern, ErzieherInnen, LehrerInnen, ÄrzteInnen – und vor allem die Kinder selbst wissen, daß sie aufgrund eines A·D·S anders „funktionieren", um so besser lernen sie damit umzugehen und ihre „starken Seiten" zu nutzen. Sie können neben einem riesigen Sack voll Problemen auch durch ihre unglaubliche Energie, Kreativität, Intuition und Begeisterungsfähigkeit imponieren und einen wirklich zum Staunen bringen.

Immerhin haben laut ernsthaften wissenschaftlichen Untersuchungen **ca. 8%
aller Kinder ein A·D·S** mit den unterschiedlichsten Ausprägungen. Das heißt:
Im Schnitt sind zwei Kinder jeder Klasse – oder **über 1 Million Kinder** in
Deutschland – A·D·S-Kinder.

Aber auch diese A·D·S-Kinder können erfolgreich sein.

Denn es gibt effektive Hilfen – man muß sie nur kennen.

Auch die Kinder mit A·D·S können sich entsprechend ihren Fähigkeiten entwickeln und ihr Leben selbstbewußt und selbständig gestalten. Eine aus Un-
kenntnis praktizierte Stigmatisierung als „Störenfried", „Versager" oder
„Außenseiter" sollte der Vergangenheit angehören.

Kapitel 1: Das Wichtigste in Kürze

- Die typischen Verhaltensweisen von A·D·S-Kindern kennt jeder – aber die wenigsten erkennen darin Symptome von A·D·S.
- Es gibt A·D·S-Kinder mit Hyperaktivität (die „Zappelphilippe") und ohne Hyperaktivität (die „Träumer").
- Im Säuglingsalter und im Kindergartenalter werden A·D·S-Kinder mit Hyperaktivität meist als besonders anstrengend erlebt, ohne daß jemand dabei an A·D·S denkt. Die A·D·S-Kinder ohne Hyperaktivität wirken sehr angepaßt und fallen weniger auf.
- Die meisten A·D·S-Kinder werden erst in der Schulzeit „auffällig" und zum „Problemkind" erklärt – besonders dann, wenn es trotz guter Intelligenz Lernmißerfolge und Frust gibt.
- A·D·S ist kein Erziehungsfehler und keine gewollte Marotte der Kinder. A·D·S ist eine Störung der Informations-Verarbeitung im Gehirn.
- Ca. 8 % aller Kinder in Deutschland haben ein A·D·S. Das sind über 1 Million Kinder bzw. 2 Kinder in jeder Schulklasse.

2

A·D·S-Kinder: Kinder, die wollen – aber nicht können

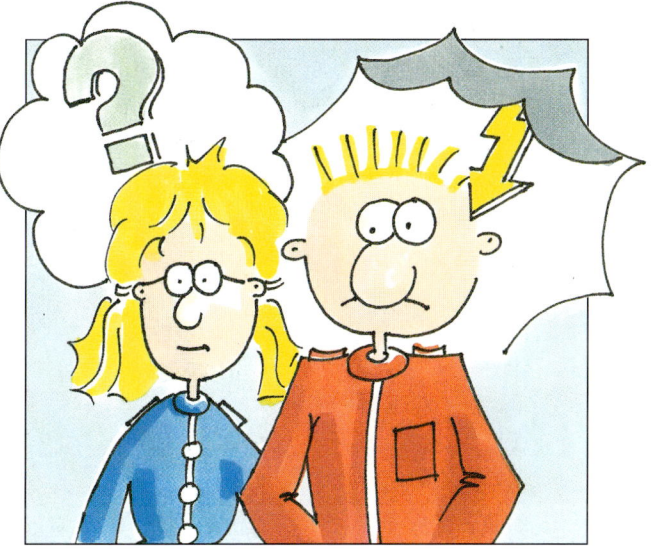

In diesem Kapitel erfahren Sie, ...

- welche unterschiedlichen Verhaltensweisen für „Zappelphilippe" (A·D·S-Kinder mit Hyperaktivität) und „Träumer" (A·D·S-Kinder ohne Hyperaktivität) charakteristisch sind
- wie ähnlich die Probleme der beiden verschiedenen A·D·S-Typen sind
- warum A·D·S-Kinder Probleme haben, obwohl sie ihr Bestes geben
- wieso A·D·S-Kinder trotz guter Intelligenz Schul- und Lernprobleme haben
- warum A·D·S-Kinder ihre Probleme nur mit Hilfe eines starken Teams bewältigen können.

Die zwei A·D·S-Typen:
A·D·S mit Hyperaktivität –
A·D·S ohne Hyperaktivität

Bevor wir uns näher mit dem Phänomen A·D·S auseinandersetzen, schauen wir uns einmal an, was für die zwei Typen des A·D·S charakteristisch ist.

- **Typ 1: A·D·S mit Hyperaktivität (A·D·S + H):**
  Stellvertretend für diesen Typ steht **Max, der „Zappelphilipp"**

- **Typ 2: A·D·S ohne Hyperaktivität (A·D·S – H):**
  Stellvertretend für diesen Typ steht **Jule, die „Träumerin"**

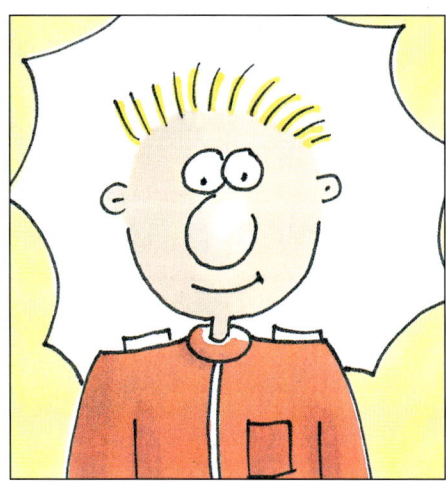 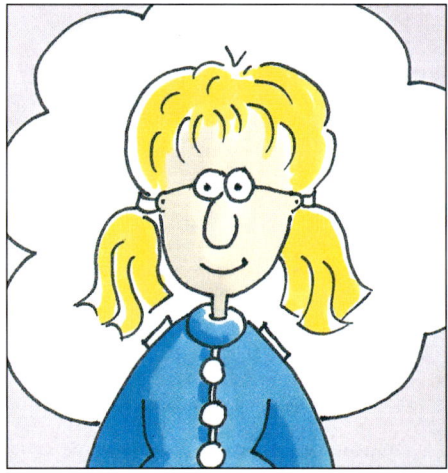

Max und **Jule** werden Sie durch dieses Buch begleiten.
- Am Beispiel von **Max** erleben Sie die Situationen und Verhaltensweisen, die typisch für A·D·S-Kinder **mit** Hyperaktivität sind.
- Am Beispiel von **Jule** erleben Sie die Situationen und Verhaltensweisen, die typisch für A·D·S-Kinder **ohne** Hyperaktivität sind.

Bei Max geht es also immer hoch her – bei Jule geht es ruhig und verträumt zu. Beide aber sorgen zu Hause und in der Schule ständig für Streß und Aufregung – jeder auf seine Weise.

Außer Max und Jule lernen Sie noch eine ganze Reihe anderer A·D·S-Kinder beider Richtungen kennen.

Aber schauen Sie sich zunächst einmal an, wie unterschiedlich sich „Max, der Zappelphilipp" und „Jule, die Träumerin" verhalten – und wie ähnlich trotzdem ihre Probleme sind.

A·D·S mit Hyperaktivität:
Max, der „Zappelphilipp"

Max (8 Jahre alt) liegt mit knurrendem Magen im Bett und denkt über die letzten Tage nach. Täglich hatte es Ärger gegeben. Oh, wie er es leid war, ständig Ärger zu haben. Jeden Tag aufs neue hatte er sich vorgenommen, alles richtig zu machen. Aber es schien ihm nicht zu gelingen.

Die Woche hatte schon damit begonnen, daß er am Montagmorgen nicht aus dem Bett gekommen war. Viele Male hatte ihn seine Mutter rufen müssen. Als er sich dann endlich aufgerafft hatte und ins Bad gehen wollte, entdeckte er in seinem Zimmer auf dem Fußboden das Rad des kleinen Traktors, das er schon so lange vermißt hatte. Sofort hatte er nach dem Traktor gekramt und das Rad wieder montiert. Als er gerade testen wollte, ob der Traktor wieder fuhr, kam seine Mutter wutschnaubend ins Zimmer und warf ihm vor, er würde spielen anstatt seinen Pflichten nachzukommen. Dabei hatte er doch nur den Traktor repariert.

Im Bad wusch er sich dann husch, husch. Trotzdem kam er viel zu spät zum Frühstück. Weil er nicht pünktlich war, hatte sein Bruder bereits mit dem Essen angefangen. Ausgerechnet den Käse, den er hatte essen wollen, hatte sein Bruder schon gefuttert. Das sah ihm ähnlich: Jede Gelegenheit nutzte der, um ihn zu ärgern. Voller Wut hatte er seinem Bruder die Butter hingeschleudert, als der sich noch ein Brot schmieren wollte. Dabei hatte sein Ärmel die Butter gestreift, und er mußte nach oben sich umziehen. Er hatte nach einem Pullover gegrapscht, sich den übergezogen, den Ranzen geschnappt und war aus dem Haus gerannt. Da hatte seine Mutter hinter ihm hergebrüllt: *„O nein, dieser Pullover zu der Hose! Und noch auf links! Du siehst unmöglich aus!"* An diesem ganzen Mist war sein Bruder schuld gewesen. *„Wie kam dieser Idiot eigentlich dazu, seinen Käse zu essen?"* Das hatte ihn so richtig geärgert. In seinem ganzen Körper schien ein Gewitter zu toben.

Und als dann am Bus der blöde Carl und der noch blödere Dominik immer wieder riefen: *„Der hat ja seinen Pullover verkehrt rum an, der ist ja zu doof, sich anzuziehen"* und sie nicht damit aufhörten, obwohl er ihnen schon dreimal Prügel angedroht hatte, war er auf sie losgegangen. Erst vier Erwachsene schafften es, ihn zu bändigen. Selbstverständlich wußte seine Mutter bereits Bescheid, als er nach Hause kam – und der Tag war gelaufen gewesen.

Ärger in der Schule gab es täglich. Ständig ermahnte ihn seine Lehrerin: *„Max, paß endlich auf! Wie oft soll ich dir noch sagen: Kippel nicht mit dem Stuhl. Du sollst nicht in die Klasse reinrufen. Auch du hast dich an die Regeln zu halten"* u. s. w. … Dieses ständige Genörgel ist oberschrecklich. Die einzige rühmliche Ausnahme unter den Lehrern war bisher sein Kunstlehrer gewesen, doch auch auf den konnte er sich jetzt nicht mehr verlassen. Im Kunstunterricht am Mittwoch (oder war es am Dienstag gewesen?) mußte er feststellen, daß er seinen Zeichenblock vergessen hatte. Er konnte seine Zeichnung von der Burg nicht vorlegen. Und da legte sein Lehrer so richtig los: *„Immer habe ich dir die Stange gehalten und dir vertraut. Aber mich so frech anzulügen und mir weismachen zu wollen, du hättest wirklich gezeichnet! Nichts werde ich dir mehr glauben…"*

Wenn er über diese Situation nachdachte, konnte er jetzt noch spüren, wie sein Hals wie zugeschnürt gewesen war und er mit den Tränen hatte kämpfen müssen. Um nicht loszuheulen wie ein Baby, hatte er zurückgebrüllt: *„Ich habe gezeichnet, und wenn Sie mir nicht glauben, dann lassen Sie es eben. Sie taugen genauso wenig wie all die anderen Lehrer auch."* Keiner wollte ihm glauben, niemand schien ihn zu mögen. Dabei hatte er doch den ganzen Nachmittag wirklich damit verbracht, die Burg zu zeichnen. Und sie war doch tatsächlich ausnahmsweise mal gut geworden.

Max denkt weiter: *„Warum gibt es eigentlich immer wieder Ärger wegen der blöden Hausaufgaben? Wenn ich nach Hause komme, mache ich es mir gern erst mal vorm Fernseher gemütlich. Es tut mir richtig gut, so vor der Glotze zu sitzen. Ich stelle mir dann immer vor, der Held der Sendung zu sein: Groß, clever, stark – und alle mögen mich. Doch meist kommt meine Mutter noch mitten im Film an und nervt wegen der Hausaufgaben. Hausaufgaben gehören jeden Tag zu den schrecklichsten Dingen, die ich tun muß.*

Der Streit fängt meist schon damit an, daß ich nicht weiß, was ich aufhabe. Meine Mutter will nicht verstehen, daß ich die Hausaufgaben nicht aufschreiben kann. Aber wir kriegen die Hausaufgaben von der Klassenlehrerin immer erst kurz vor dem Gong an die Tafel geschrieben. Wenn ich dann anfinge, die Hausaufgaben aufzuschreiben, käme ich bestimmt erst als letzter aus der Klasse und kriegte keinen guten Sitzplatz mehr im Bus. In der hintersten Reihe habe ich meinen Stammplatz, und den muß ich jeden Tag verteidigen.

Außerdem bin ich mit den Hausaufgaben irgendwie viel langsamer als die anderen aus meiner Klasse. Ich höre die schon immer draußen auf dem Fußballplatz, wenn ich gerade mal erst die Hälfte fertig habe. Warum muß ich denn überhaupt in die Schule gehen und diese blöden Aufgaben machen? Ich will doch sowieso Rennfahrer werden. Autogramm-Postkarten unterschreiben – das kann ich doch jetzt schon.

Heute abend kam ich zu spät nach Hause. Ich hatte mit meinem Vater ein Schiffchen gebaut, das wir am letzten Samstag im Bach hinterm Weiher schwimmen lassen wollten. Obwohl er es fest versprochen hatte und ich mich riesig darauf gefreut hatte, hatte mein Vater wieder mal keine Zeit und meinte, ich sollte es mit einem Freund zusammen schwimmen lassen. Das Problem ist nur: Ich habe keinen Freund. Und so war ich am Samstag wütend mit dem Fahrrad abgedüst. Aber heute nachmittag fiel mir das Schiffchen wieder ein, und ich bin allein zum Bach gefahren. Als ich am Weiher vorbeikam, stand da ganz allein ein alter Mann und hat geangelt.

Ich habe mich einfach neben ihn gestellt und beobachtet, was er macht. Das fand ich richtig Klasse. Und dann habe ich dem Mann ganz viele Fragen übers Angeln gestellt. Und er hat sie mir tatsächlich alle beantwortet. Dieser Mann ist, glaube ich, der freundlichste Mensch, den es auf der ganzen Welt gibt.

Beim Erzählen habe ich dann völlig vergessen, daß ich mein Schiffchen schwimmen lassen wollte – aber leider auch auf die Uhr zu schauen. Als mich der Mann fragte, ob ich denn nicht allmählich nach Hause müßte, war es schon zu spät. Mein Vater war wütend, daß ich nicht pünktlich war, und ich durfte nichts mehr essen. Aber auch wenn mein Magen knurrt, bin ich irgendwie froh. Denn morgen, hat mir der Mann versprochen, will er mir seine alte Angel mitbringen, damit wir gemeinsam angeln können. Ich bete jetzt ganz fest, daß er nicht so ist wie mein Vater, sondern hält, was er verspricht."

A·D·S ohne Hyperaktivität:
Jule, die „Träumerin"

Jule (10 Jahre alt) sitzt gedankenversunken im Garten. Die letzten Tage sind mal wieder keine guten Tage gewesen.

Der Dienstagmorgen hatte schon allzufrüh begonnen. Mit dem Gedanken an die Heimatkundearbeit war sie morgens schon um 5 Uhr aufgewacht und fühlte sich so richtig elend. Obwohl sie fleißig geübt hatte, hatte sie Angst, die Flüsse, Städte und Gebirge, die abgefragt werden würden, nicht richtig hinschreiben zu können. Das war ihr schon öfter passiert. Während der Klassenarbeit hatte sie einfach ein „Brett vor dem Kopf" gehabt. Erst hinterher war ihr alles wieder eingefallen. Weshalb mußten ihr nur immer wieder solche Dinge passieren! Was die anderen zu ihr sagten, war wohl leider wahr: sie war einfach blöd. Mit zittrigen Fingern hatte sie sich noch mal das Heimatkundebuch vorgenommen, aber sie war einfach nicht richtig bei der Sache. Ständig schlichen sich andere Gedanken ein, die mit Flüssen und Städten nichts zu tun hatten.

Als sie dann beim Frühstück nichts essen wollte, ihre Mutter aber darauf bestand, war sie völlig ausgeflippt. Sie hatte ihre Mutter angeschrien und ihren Teller vom Tisch gefegt. Das war ihr Lieblingsteller gewesen, und in ihrem ganzen Elend warf sie ihrer Mutter Dinge an den Kopf, die der die Tränen in die Augen trieben. Daraufhin war sie aus dem Haus gestürzt und hatte den Turnbeutel vergessen.

Als ihre Mutter dann in der ersten großen Pause in die Schule kam, ihr den Turnbeutel brachte und auch noch freundlich zu ihr war, hatte sie sich für den Rest des Tages furchtbar gemein und elend gefühlt. Ihre Mutter hatte es doch nur gut mit ihr gemeint – und sie war richtig eklig zu ihr gewesen. Sie hatte sich so richtig geschämt und versucht, ihrer Mutter alles recht zu machen. Aber richtig zufrieden war ihre Mutter wieder einmal nicht mit ihr gewesen, denn sie wollte wissen, was in der Heimatkundearbeit alles abgefragt worden war. Aber sie konnte sich an nichts mehr erinnern, und ihre Mutter hatte nur verzweifelt den Kopf geschüttelt.

Am nächsten Morgen war sie wieder eingeschlafen, nachdem ihre Mutter sie geweckt hatte. Natürlich gab es deswegen schon wieder Ärger, und ihre Schwester hatte hinter vorgehaltener Hand hämisch gegrinst. Dann mußte sie wieder mal allein den Schulweg gehen. Ihre Klassenkameradinnen hatten ihr unmißverständlich klargemacht, daß sie mit einer trödeligen, lahmen Jule nichts zu tun haben wollten. Der Mindestabstand, den sie einhalten mußte, war zehn Meter. Traurig und mit einem Druck im Magen, der jetzt immer öfter kam, trottete sie hinter den anderen her.

Plötzlich hatte sie dann am Wegesrand einen kleinen gelben Schmetterling entdeckt. Eine Schmetterlingssorte, die ihr völlig unbekannt war. Sie hatte sich zu ihm hinuntergebückt und ihn fasziniert beobachtet. Schmetterlinge waren für sie ein kleines Wunder: So zart, liebreizend und elegant. Dabei war anscheinend die Zeit schneller verstrichen, als sie gedacht hatte. Eine Strafarbeit wegen Zuspätkommens, begleitet von dem Gelächter der Mitschüler, wurde ihr aufgebrummt. Sie schämte sich fürchterlich und schwor sich: *„Heute werden die anderen nicht noch mal über mich lachen. Ich werde aufpassen wie ein Luchs und nicht wieder mit den Gedanken abschweifen. Niemand soll mehr sagen: ‚Schlaf, Jule, schlaf, die Jule ist ein Schaf.‘"*

Doch sie schaffte es wieder nicht, bis zum Schulende ihre Gedanken beisammen zu halten. In der letzten Stunde, in Mathematik, ging es um Mengen wie „mehr" oder „weniger". Bei dem Wort „mehr" dachte sie an den letzten Urlaub. Sie sah sich langsam und zufrieden am „Meer" entlangschlendern, sie konnte förmlich den salzigen, frischen Duft der Meeresbrise riechen. Sie fühlte sich in diesem Moment so angenehm, so froh wie schon lange nicht mehr. Doch dieses wunderbare Gefühl war von nur allzu kurzer Dauer. Ihre Lehrerin riß sie jäh aus ihren Träumen. Alle anderen lachten schon wieder über sie, weil sie nicht wußte, was zu rechnen war.

Leider war der Nachmittag nicht erfreulicher als der Vormittag. Obwohl sie sich nach dem Mittagessen fest vorgenommen hatte, ihre Hausaufgaben sofort zu machen, war ihr Blick unruhig auf dem Schreibtisch hin- und hergeschweift, und sie konnte einfach nicht widerstehen. Wie von magischen Kräften gezogen, griff ihre Hand nach dem Schmetterlingsbuch mit den detaillierten Beschreibungen. Sie suchte und fand den Schmetterling vom Morgen abgebildet. Interessiert las sie die Beschreibung und konnte nicht aufhören zu lesen. Dabei hatte sie völlig vergessen, daß sie einen Termin beim Kiefer-Orthopäden hatte und sich mit den Aufgaben beeilen sollte. Als ihre Mutter hochrief: *„Jule, wo bleibst du denn? Du wolltest doch um halb vier an der Garage sein"*, hatte sie für die Hausaufgaben noch keinen Strich getan.

Auch am nächsten Tag hatte sie wieder mit den Hausaufgaben getrödelt. Und als Besuch vor der Tür gestanden hatte – eine frühere Klassenkameradin ihrer Mutter mit drei kleinen Kindern – hatte sie schon wieder noch nicht mit den Hausaufgaben angefangen. Sie hatte dann ihrer Mutter in der Küche helfen und später auf die kleinen Kinder aufpassen müssen. Ihre Schwester war nie da, wenn es ums Helfen ging. Eigentlich hätte auch sie heute gar nicht zu Hause sein sollen, denn ihre Schwester und sie waren bei ihrer Cousine zum Geburtstag eingeladen. Sie hatte sich allerdings geweigert mitzugehen. Dort war es immer so laut, das tat ihr furchtbar in den Ohren weh. Sie wollte mit so vielen anderen gar nichts zu tun haben. Viel lieber zog sie sich in den Garten oder in ihr Zimmer zurück und las in ihren Schmetterlingsbüchern.

Der Nachmittag mit den Kleinen hätte eigentlich ganz nett werden können, wenn sie nicht ständig die Gedanken an die Hausaufgaben im Hinterkopf gehabt hätte. Die Kleinen waren nämlich total begeistert gewesen, mit ihr zusammen aus den leeren Dosen, die sie gesammelt hatte, ein kleines Floß zu bauen. Sie hatten das Floß auf dem Bach schwimmen lassen, und die Kleinen hatten das ganz toll gefunden. Beim Abschied hatte die Klassenkameradin ihrer Mutter gesagt: *„Sei froh, daß du so eine liebe Tochter hast. Ich wünsche mir, daß meine kleine Isabel mal genauso wird wie deine Jule."* Darauf hatte ihre Mutter nichts gesagt, aber Jule einen Blick zugeworfen, der sagte: *„Meinem ärgsten Feind wünsche ich nicht so ein Kind."*

Nachdem der Besuch gegangen war, gab es Abendessen. Dabei berichtete ihre Schwester mit stolzgeschwellter Brust von ihren guten Noten in Latein und Geschichte, und ihre Eltern waren voll des Lobes. Es war ja auch nicht anders zu erwarten. Bald kamen wieder Sprüche wie: *„Na, Jule, sieh dir deine Schwester an – und du? Mit der weiterführenden Schule wird es ja bei dir wohl nichts werden. Mit Faulheit kommt man eben nicht weit."* Wie sie diese gemeinsamen Essen haßte. Jedesmal lief es darauf hinaus, daß alle auf ihr herumhackten. Und dann hatte sie nach dem Zu-Bett-Gehen wieder das Licht angemacht, um die Hausaufgaben noch irgendwie hinzukriegen. Natürlich kam ihr Vater gerade an diesem Abend noch mal nach oben, bevor er sich gemütlich vor dem Fernseher niederließ, und erwischte sie. Er tobte und schrie. Ihre Mutter wurde hochzitiert und war fassungslos darüber, daß sie mittags zwei Stunden in ihrem Zimmer verbracht hatte, ohne auch nur mit den Hausaufgaben anzufangen.

Heute hatte es in der Schule zum Glück mal keine dramatischen Zwischenfälle gegeben. Auch die Hausaufgaben hatte sie heute schon alle erledigt. Sie hätte froh sein und in ihrem Schmetterlingsbuch lesen können. Doch sie hatte wieder mal Kopfschmerzen. Es hämmerte fürchterlich in ihrem Kopf, und ihre Mutter hatte sie an die frische Luft geschickt. Sie fragte sich, was mit ihrem Kopf wohl nicht in Ordnung sei: Nicht nur, daß er so oft weh tat – sie vergaß ja auch ständig irgendwelche Dinge. Es war direkt peinlich daran zu denken, daß sie vorhin im Keller gestanden und nicht mehr gewußt hatte, was sie überhaupt da wollte. Unverrichteter Dinge war sie wieder nach oben gegangen – und erst viel später, als sie wieder Durst bekam, war ihr eingefallen, daß sie ja im Keller Wasser hatte holen wollen. Häufig hatte ihr Vater schon geflucht: *„So blöd kann ein Kind allein doch gar nicht sein."* Daß sie blöd war, hatte sie mittlerweile selbst festgestellt. Aber war sie vielleicht nicht nur blöd, sondern wurde sie allmählich auch noch verrückt?

Das waren jetzt typische Ausschnitte aus dem Alltag von „Max, dem Zappelphilipp" und „Jule, der Träumerin".
Max hat A·D·S mit Hyperaktivität (A·D·S + H), Jule hat A·D·S ohne Hyperaktivität (A·D·S − H). Beide machen es ihrer Umwelt durch ihr Verhalten schwer. Aber beide haben es auch selbst schwer, weil ihre Mitmenschen sie nicht verstehen und deshalb nicht richtig auf sie eingehen können.
Im Folgenden lernen Sie noch andere Kinder kennen, die mit ähnlichen Problemen zu tun haben – vor allem in der Schule. Wenn Sie diese Beispiele lesen, fragen Sie sich doch mal, welche Situationen und Verhaltensweisen Ihnen vielleicht bekannt vorkommen.

Schul- und Lernprobleme trotz gutem IQ? Beispiele aus der Praxis

Wir möchten Ihnen einen kleinen Ausschnitt aus dem Leben von Kindern mit A·D·S und ihren Problemen in der Schule vorstellen:

Robert wurde mir von seiner Mutter in der Praxis erstmalig im Alter von 14 Jahren vorgestellt. Der Schritt ist beiden nicht leichtgefallen. Aber der Berg der Probleme bestimmte mittlerweile das ganze Familienleben, und die Eltern machten sich große Sorgen um Roberts Zukunft: *„Wird er mit seinem Arbeitsverhalten einen Hauptschulabschluß schaffen? Wie soll er eine Ausbildungsstelle kriegen, wenn er sein jetziges Zeugnis mit drei Fünfen in den Hauptfächern vorlegt?"*

Alles gute Reden bringt überhaupt nichts. Beim Erstgespräch sitzt Robert ungehalten, etwas motzig und zunächst desinteressiert neben seiner Mutter. Er unterbricht ihre Schilderung immer wieder mit abfälligen Bemerkungen: *„Alles Quatsch", „Nur bekloppte Lehrer", „Was soll ich hier eigentlich?", „Ich bin doch nicht krank im Kopf".*

Ich erkläre ihm, daß wir zusammen schauen werden, ob der Job Schule nicht besser zu bewältigen ist, daß wir Untersuchungen und Testungen machen werden, bei denen wir seine Stärken und Schwächen analysieren, um mit ihm zusammen einen Hilfeplan erstellen zu können. Danach ist er etwas gelassener und wirkt sicherer. Allerdings fällt es ihm enorm schwer, beim Gespräch mit anwesend zu bleiben und nicht abzuschalten.

Aber das scheint sein generelles Problem auch in der Schule zu sein.

Er geht nicht gern zur Schule. Er zählt jeden Schultag bis zum Beginn der nächsten Ferien. Mit Mühe hat er sich bis zur 8. Klasse vorgekämpft und ist in den letzten Jahren immer haarscharf am Hängenbleiben und an der Klassen-Wiederholung vorbeigerutscht.

Schon der Eintritt in die Schule lief nicht so ganz glatt. Bei der Einschulungs-Untersuchung wurde er für die Vorklasse empfohlen. Er war damals noch sehr verspielt und hatte auch nicht so viel Lust, mit den Stiften genau und exakt zu malen. Es konnte ihm alles gar nicht schnell genug gehen, so daß in der Regel nur ein Gekritzel auf dem Papier zu finden war. Das „Schöne-Kringel-Malen" und eine kurze Zeit stillsitzen, auf Anweisung der Lehrerin zu arbeiten – das hat er dann in seinem Vorschuljahr so leidlich gelernt. Die ersten Jahre in der Grundschule haben ihm trotzdem keinen großen Spaß gemacht. Immer nur Schönschreiben, Diktat üben und lesen! In Mathe war es ihm oft langweilig, weil er die logischen Zusammenhänge schneller begriff als seine Mitschüler. Wenn er schneller fertig war als die anderen, hat er herumgekaspert und geschwätzt.

Obwohl er sich Mühe gab und seine Aufgaben erledigte, hagelte es ständig Beschwerden wegen seines Arbeitsverhaltens. Er sei zappelig, rufe in den Unterricht oder störe die anderen. In den Pausen ging „es manchmal mit ihm durch", besonders wenn er geärgert wurde. Er haute dann auch schon mal oder schimpfte laut. Seine Wut hatte er dann nicht mehr gut im Griff.

Sein Schulfrust und sein „Null-Bock-auf-Lernen"-Gefühl wuchsen immer weiter. Die Noten waren entsprechend schlecht, so daß er am Ende der 4. Klasse „nur" eine Empfehlung für die Hauptschule bekam. Auf der ist er jetzt.

Aber auch hier hat sich für ihn nichts Wesentliches verändert. Oft ist ihm der Unterricht zu langweilig, und er schaltet erst recht ab. Natürlich verpaßt er den meisten Unterricht und vergißt auch oft seine Hausaufgaben. Klassenarbeiten sind für ihn eher ein Pokerspiel. Es klappt, oder es klappt nicht. Vorbereitet ist er nie. Entweder hat er vergessen, daß eine Arbeit ansteht, oder er hatte gerade an dem Nachmittag keinen „Drive", z.B. Vokabeln zu lernen.

In der Grundschule hatte sich seine Mutter noch bemüht, durch endlose Telefonate Hausaufgaben und Termine für Klassenarbeiten zu erfragen – und sie hatte mit großer Geduld bei der Erledigung dieser Aufgaben geholfen. Seit der 5. Klasse aber mag Robert sich nichts mehr sagen lassen. Es endet jeden Nachmittag in einem großen Streit. In regelmäßigen Abständen versuchen die Eltern beim Abendessen, auf ihn einzureden und seine Vernunft anzusprechen. Er empfindet diese Veranstaltung nur als „Gardinenpredigt". Wenn er es auch diesen Sommer schaffen sollte, von seinen drei Fünfen herunterzukommen und in die 9. Klasse versetzt zu werden – was wird dann nach der Schule? Welche weiteren beruflichen Möglichkeiten hat er dann überhaupt?

Robert interessiert sich besonders für technische Dinge und ist Meister im Heraustüfteln und Reparieren von komplizierten elektrischen Geräten. Bei diesem Thema ist er wieder ganz wach und erzählt begeistert von seinen kleinen Erfindungen. Er möchte gern Elektroingenieur werden. Nur: Wie? Mit einem schlechten Hauptschulabschluß?

Lara wird auf Anraten der Lehrerin bei mir angemeldet. Jetzt, in der 5. Klasse der Förderstufe, kann sich niemand ihren deutlichen Leistungseinbruch in fast allen Fächern erklären. Sie am allerwenigsten, weil sie sich für jede Arbeit stundenlang vorbereitet. Zu Hause kann sie alles – bei der Arbeit ist es wie weggeblasen. Sie versteht die Welt nicht mehr. In der Grundschule lief eigentlich alles ohne große Probleme. Sie war zwar häufig abgelenkt und hat nicht immer alles vom Unterricht mitbekommen, aber unter dem Strich lag sie bei den Arbeiten immer im Mittelfeld, so daß keiner meckern konnte. Jetzt aber kommt sie mit der neuen Situation überhaupt nicht mehr klar. Nicht nur ihre mündliche Mitarbeit ist katastrophal, sie leidet am meisten unter den „blackouts" in den Arbeiten. Am schlimmsten sind Vokabeltests. Wie können sich die anderen diese komischen englischen Wörter nur merken und auch noch richtig hinschreiben?

Beim ersten Gespräch in der Praxis berichtet die Mutter auch über Laras Stimmungsschwankungen und „Gefühlausbrüche". Es passiert ihr immer öfter, daß sie wie ein „Kugelblitz" reagiert und jeder in der Familie etwas von ihrem Zorn abbekommt. Der Haussegen hängt schon extrem schief.

Jennifer geht es ähnlich wie Lara. Sie wirkt mit ihren 10 Jahren schon sehr vernünftig. Sie kann auch recht gut ihre Schulprobleme schildern:
„Seit ich in der 4. Klasse bin, läuft alles schief. Ich strenge mich vor Arbeiten besonders an und übe 20mal öfter als meine Freundin – alles, was ab-

gefragt werden könnte. Manchmal sind meine Eltern schon ganz entnervt, weil sie mich immer wieder abhören sollen und mir mein ungutes Gefühl nehmen sollen."

Die Mutter bestätigt ihren unglaublichen Arbeitseifer und sucht Rat, wie sie Jennifer noch besser in ihrem Selbstvertrauen stärken kann. An ihrem Wissen und Denkvermögen hapert es offensichtlich nicht. Zu Hause kann sie alles aus dem „Effeff". Die Mutter versucht schon, Jennifer am Tag vor der Arbeit abzulenken und etwas Besonderes mit ihr zu unternehmen, damit sie am nächsten Tag den Kopf frei hat und nicht wieder an dem berühmten „Brett vor dem Kopf" verzweifelt. Aber das hilft auch nicht.

Jennifer selbst sagt: „*Trotz meiner guten Vorsätze verhaue ich jede Arbeit. Mittlerweile glaube ich, daß ich dümmer bin als alle anderen. Ich würde so gern mit meinen Freundinnen auf das Gymnasium gehen. Aber die Idee kann ich mir wohl nach dem letzten Elternsprechtag abschminken. Meine Lehrerin sagt, bei mir reicht es nur für die Hauptschule. Sie hat meinen Eltern dringend dazu geraten, um mich zu entlasten. Sie meint, mit weniger Streß wäre ich nicht mehr so ein Nervenbündel. Aber mein Vater hält nicht viel von der Idee. Er ist überzeugt, daß es nur an der Schule und dem ständig ausfallenden Unterricht liegt. Nur: Arbeiten muß ich in jeder Schule schreiben. Und dann werde ich bestimmt wieder total nervös – und alles ist wie weggeblasen.*"

Matthias ist zwar schon 8 Jahre alt, besucht aber zum zweiten Mal die erste Klasse, weil er das Lesen und Schreiben nur sehr mühsam hinbekommt. Darüber hinaus bringt er die Lehrerin durch sein permanentes Kippeln auf dem Stuhl und sein ständiges Hineinrufen in die Klasse zur Weißglut. Bevor er anfängt zu schreiben, muß er erst zigmal seinen Bleistift anspitzen, so daß er keinen Anfang findet. Und dann sagt die Lehrerin: „*So wird das nie was*".

Matthias hat überhaupt keine Mühe, sich im Zahlenraum bis 100 zurechtzufinden. Er kann z. B. ausrechnen, wie lange er sein Taschengeld sparen muß, um sich ein neues Computerspiel leisten zu können. Aber das ändert auch nichts an seiner Meinung: „*Schule ist total blöd*".

Er hat kaum Freunde und wird in den Pausen meist geärgert. Und das klappt immer: Er reagiert entweder total empfindlich und zieht sich zurück in eine Ecke – oder er „powert" los, ohne ein Stop zu kennen. Dadurch macht er sich nicht besonders beliebt. Seine Eltern erleben ebenfalls täglich ein Wechselbad der Gefühle: Sorge, Enttäuschung, Wut und Hilflosigkeit. Die Situation spitzt sich mehr und mehr zu – vor allem seit dem letzten Gespräch mit der Klassenlehrerin und der Rektorin. Sie empfehlen eine Umschulung auf die Sonderschule. Das war der Anlaß, mit Matthias zu mir zu kommen.

Der Vater berichtet: *„ Wir sind wie vor den Kopf geschlagen. Unser Sohn ist doch nicht dumm! Er kann doch schon besser rechnen als sein Cousin in der 2. Klasse. Bei mir hat es in der Rechtschreibung auch etwas gehapert, aber trotzdem habe ich es bis zum Abitur gebracht. Die Lehrerin will ihn nur loswerden und die lieben und ruhigen Mädchen unterrichten."*

Aber auch zu Hause wird es mit Matthias nicht leichter. Bei allen Aufforderungen und Hilfestellungen tobt er direkt los und praktiziert die totale Verweigerung. Die Eltern ziehen alle Register, drohen, trösten ihn, versuchen es im Guten und vereinbaren schon wieder einen Termin bei einem Nachhilfelehrer, der mit ihm Diktate üben soll. Bisher aber hat eigentlich nichts so richtig geholfen.

Peter ist noch nicht in der Schule. Er hält aber im Prinzip seit seiner Geburt vor 5 Jahren alle auf Trab: Er ist den ganzen Tag auf Achse und sucht ständig neue Beschäftigung. Seine Mutter ist oft so verzweifelt, daß sie den Fernseher anmacht, um endlich mal 10 Minuten am Stück ohne Unterbrechung etwas erledigen zu können. Er kann mit großer Geduld einen Zeichentrickfilm nach dem anderen gucken. Dabei kommt nie Langeweile auf. Ansonsten hält Peter jedes Spielangebot nur für ein paar Minuten durch. Allein kann er sich überhaupt nicht beschäftigen. Das Zimmer ist immer ein Chaos. Alles fliegt durcheinander. Aufräumen möchte er erst gar nicht lernen. Um abends nicht wieder einen Tobsuchts-Anfall zu riskieren, räumt seine Mutter für ihn auf. Sie ist nicht nur pausenlos Animateur für ihren anstrengenden Sohn, sondern muß mindestens zehnmal am Tag einen handfesten Streit zwischen Peter und seinem zwei Jahre älteren

Bruder Maik schlichten. Im Gespräch mit mir – zunächst ohne Peter – sieht man ihr die Verzweiflung an. Ihr kommen die Tränen, und sie wirkt völlig erschöpft:

„Ich wollte immer eine Mutter aus dem Lehrbuch sein. Ich habe jeden Erziehungstip aus jeder Elternzeitschrift ausprobiert – nur mein Peter hat einfach nicht mitgespielt. Anscheinend mache ich alles falsch, ich kann jetzt einfach nicht mehr. Inzwischen steht auch noch unsere Ehe auf dem Spiel. Wir haben ständig Auseinandersetzungen wegen der Kinder. Schon seit Jahren haben wir keine schönen gemeinsamen Erlebnisse mehr. Immer geht irgendwas schief. Wegen Peter werden wir kaum noch eingeladen, und wir sind im Ort sowieso isoliert. Eigentlich mag ich schon kein Gespräch mehr mit anderen Müttern. Sie zerreißen sich den Mund über meine Unfähigkeit, den Raufbold zu bändigen und zu erziehen.

Und dann erst die Erzieherinnen: Er sei in der Gruppe extrem unruhig, lenke ständig die Aufmerksamkeit auf sich und provoziere oder ärgere andere Kinder. Er spiele immer den Chef und bringe die Gruppe komplett durcheinander. Die Erzieherinnen haben mir schon angedeutet, daß Peter für die Gruppe nicht tragbar ist, daß er wegen seines unmöglichen Verhaltens nicht an der Vorschulstunde teilnehmen kann und eventuell ganz aus der Kindergartengruppe ausgeschlossen werden muß. Und was wird dann im Sommer aus der Einschulung? Die erste Hürde, den Einschulungstest, hat er komplett verweigert. Er hat gerade noch gehüpft und seinen Namen gesagt. Aber was nun? Die Ärztin vom Gesundheitsamt meint: Noch ein Jahr Kindergarten. **Und dann? Wird es denn in einem Jahr besser mit ihm gehen?“**

Was haben Robert, Lara, Jennifer, Matthias und Peter gemeinsam? Sind sie nicht typische Vertreter der Null-Bock-Generation? Und ist Peter nicht nur ein verzogener und verwöhnter Junge? Alle fünf wirken auf den ersten Blick unmotiviert zum Lernen und scheinen nicht so gut begabt zu sein. Wie erklärt sich ihre Unfähigkeit, Aufgaben zu lösen? Sind sie nicht einfach nur ein bißchen faul und verhaltensauffällig? Oder haben die Eltern in der Erziehung versagt?

Robert, Lara, Jennifer, Matthias und Peter sind typische Kinder mit A·D·S. Das sind Kinder, die sich wegen ihres ständigen Aneckens und ihrer Mißerfolge selbst nicht mehr leiden mögen und von den anderen auch oft ausgegrenzt werden. Obwohl ihr Alltag praktisch nur aus Negativerlebnissen besteht, ist es immer wieder erstaunlich, wie sie als Steh-auf-Männchen doch vieles probieren und dann auch meistern. Nur wenn der Berg der Frustrationen ihnen über den Kopf wächst, stellen sich irgendwann Verzweiflung und Traurigkeit über das Anderssein ein.

Schlecht in der Schule – erfolgreich im Leben: Berühmte Vorbilder

Übrigens ging es berühmten Leuten mit ihrer Schulerfahrung nicht viel anders:

Das Jahrhundert-Genie **Albert Einstein** war ein richtig mieser Schüler mit Lern- und Konzentrations-Problemen. Als 15-jähriger verließ er vorzeitig das Gymnasium. Bei seiner Aufnahmeprüfung beim Polytechnikum in Zürich fiel er durch. Durch Zufall und erst später erkannte ein Universitäts-Professor seine Ausnahmebegabung und überredete ihn, das Abitur zu machen.

Thomas Alva Edison verließ schon mit 7 Jahren die Schule. Er war der Schlechteste der Klasse. Bis zum 21. Lebensjahr schlug er sich mit den verschiedensten Jobs durchs Leben. Der Durchbruch seines Erfolges war die Erfindung des Phonographen und die Entwicklung der Kohlefadenlampe (Glühbirne). Als Erfinder begnügte er sich weiterhin nicht nur mit einer Sache, sondern arbeitete zeitweise an über 40 neuen Ideen und innovativen Projekten gleichzeitig. Insgesamt meldete er über 1000 Patente an.

Winston Churchill war es z. B. erlaubt, nach jeder Schulstunde einmal um die Schule zu rennen, damit er seine motorische Unruhe abreagieren konnte.

Mozart wird als ungeduldig, impulsiv, ablenkbar, respektlos, aber auch kreativ, innovativ und gefühlsbetont beschrieben. Er war nur in seiner Musik und seinen Kompositionen organisiert und konnte hier seine besonderen Begabungen umsetzen.

Auch diesen Genies ist etwas gemeinsam: Sie hatten besondere Talente, die sie im Rahmen ihrer Schulausbildung nicht nutzen konnten. Ihnen fehlten Konzentration und Durchhaltevermögen für unliebsame Aufgaben. Wenn man sich die Biographien genau anschaut, enthalten sie viele Kriterien für die Diagnose A·D·S. Auch ganz naheliegende Beispiele aus Wirtschaft, Wissenschaft und Showbusiness könnten an dieser Stelle mit aufgelistet werden. Es gibt eine Menge Menschen, die im Erwachsenen-Leben ungewöhnliche Leistungen vollbringen und hohe Anerkennung genießen, obwohl sie die Schule mit miserablen Zeugnissen verlassen haben. Viele erfolgreiche Väter und Mütter unserer kleinen Patienten berichten von ihrer Kindheit und ihrer unglücklichen, teils katastrophalen Schulzeit. Sie erkennen sich in den Schwierigkeiten ihres Kindes wieder.

Der Gedanke, sie könnten ebenfalls ein A·D·S haben, liegt meist nicht so fern. Sie haben manchmal Umwege eingeschlagen und Kompensations-Strategien entwickelt, um ihre Schwierigkeiten zu überwinden. Ihre Stärken und die positiven Seiten ihrer A·D·S-Persönlichkeit können sie erfolgreich einsetzen. Für manche Berufe scheinen diese Eigenschaften geradezu Voraussetzung zu sein. Sie können z. B. als Wirtschaftsmanager mehrere Dinge gleichzeitig tun, schnell und flexibel reagieren, Innovationen vorantreiben und mit großem Engagement arbeiten. Für die Organisation der Routinearbeiten haben sie mittlerweile eine Sekretärin.

Der Vater von Robert z. B. schildert, daß er in seinem Job als Rundfunkmoderator auf Hochtouren läuft und die Hektik braucht, um richtig gut zu sein. Er kann fünf Dinge auf einmal managen. Nur wenn er auf der Rückfahrt nach Hause ist, verläßt ihn alle Energie. Seiner Frau kann er abends kaum noch konzentriert zuhören. Er hat viel Verständnis für die Probleme von Robert. Sein Abitur hat er auch erst im zweiten Anlauf auf dem „Zweiten Bildungsweg" gepackt. In den Elterngesprächen und den Erklärungen zur Diagnose A·D·S reiht sich ein Aha-Erlebnis an das nächste. Er wünscht Robert einen weniger mühsamen Weg, als er ihn beschreiten mußte.

Hätte man vielen heute Erwachsenen vielleicht Umwege ersparen können, wenn man in ihrer Kindheit die Diagnose „A·D·S" gestellt hätte? Inzwischen gibt es immer mehr Untersuchungen zu **„A·D·S im Erwachsenenalter"**. Dieses Thema ist zwar sehr spannend – besonders für betroffene Eltern – sprengt aber in diesem Buch unseren Rahmen.

Wir kommen noch einmal zurück zu Robert, Lara, Jennifer, Matthias und Peter. Sie sind keine Genies wie Einstein oder Mozart, aber sie zeigen in den Entwicklungs- und Intelligenz-Tests gute Begabungen und Talente, die man bei ihnen auf den ersten Blick nie vermutet hätte.

Bei einem Blick in die Welt von Roberts Talenten und Leistungs-Möglichkeiten erlebten wir Erstaunliches: Er glänzt durch ein sehr gutes logisches Denkvermögen. Der ausführliche IQ-(Intelligenz-)Test mit zehn verschiedenen Untertesten bescheinigt ihm eine sehr gute Intelligenz. Anfangs stand Robert den Tests skeptisch und unsicher gegenüber. Seine motzige Haltung änderte sich aber besonders bei Aufgaben, die seine Kombinations-Fähigkeit ansprachen. Er arbeitete zum Erstaunen seiner Mutter eifrig mit. Im Allgemeinwissen überragt er sogar seine Altersgenossen. Warum hat er aber dann Probleme, die Anforderungen in der Hauptschule zu bewältigen?

Es zeigte sich, daß er bei guter Motivation für schwierige Aufgaben schnell eine Lösung findet. Er kann sich aber nur sehr schwer konzentrieren und strukturieren, wenn es nicht um logische Dinge geht, sondern reine Merkaufgaben – oder wenn gleichförmige Anforderungen gestellt werden. Dann arbeitet er überwiegend flüchtig und oberflächlich, so daß er schnell „Schusselfehler" macht. Seine Unruhe steht ihm dabei zusätzlich im Weg.

Der Lernerfolg in der Schule bleibt auf der Strecke, weil er im Unterricht auf Durchzug schaltet und Hausaufgaben vergißt. Er sieht keinen Ausweg aus dem „Teufelskreis Lernfrust".

Begabung – und was braucht man noch für den Erfolg?

„Nur" Begabung reicht offensichtlich nicht aus, um erfolgreich zu sein. Um die Begabungen umsetzen und nutzen zu können, brauchen wir

- gute Lernmotivation
- ausreichende Konzentration und Ausdauer

- adäquate Förderung
- emotionale Stabilität
- ein hohes Maß an Kreativität mit Ideen und Phantasie

Begabung: Eine Säule für den Erfolg im Leben ist die Begabung, die ein Mensch „in die Wiege gelegt" bekommt. Die Begabungen der verschiedenen Menschen können sehr unterschiedlich sein – aber jede kann zum Erfolg beitragen. Ganz gleich, ob einer z. B. mehr in Richtung Wissenschaft, in Richtung Kunst oder in Richtung Handwerk begabt ist.

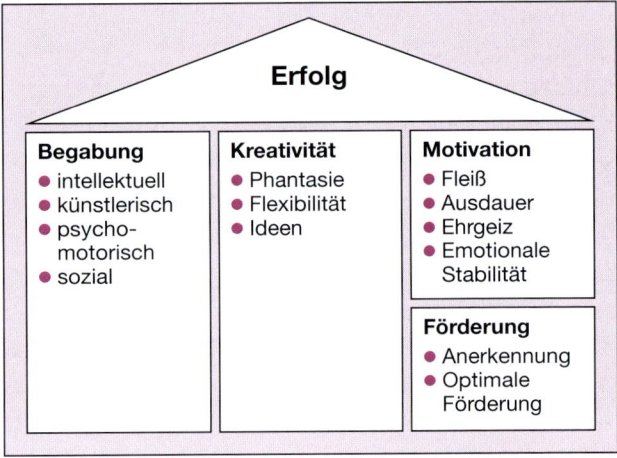

Kreativität: Die zweite Säule für den Erfolg im Leben ist die Kreativität. Unabhängig davon, in welchem Bereich jemand besonders begabt ist – in jedem Bereich kann er seine Phantasie und seine Ideen einbringen und sie für seinen persönlichen Erfolg nutzen. Vor allem in dem Bereich, in dem er besonders begabt ist.

Motivation, Förderung: Die Motivations-Säule ist die dritte Säule für den Erfolg im Leben. Jeder Mensch motiviert sich zunächst einmal selbst für seine Ziele – zum Beispiel durch Fleiß, Ausdauer und Ehrgeiz. Aber um sich immer wieder selbst zu motivieren, muß man emotional stabil sein. Und dazu braucht jeder Anerkennung und Förderung von außen – von seinen Mitmenschen.

Auch A·D·S-Kinder können sehr erfolgreiche Erwachsene werden. Wie alle anderen Menschen bringen diese Kinder die verschiedensten Begabungen in den unterschiedlichsten Bereichen mit.

Außergewöhnlich ausgeprägt bei den meisten A·D·S-Kindern ist

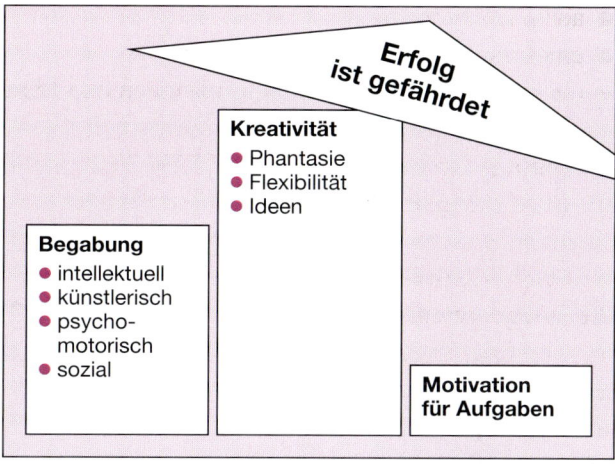

die Kreativität. Sie sprühen vor Phantasie und Ideen. Sie sind sogar hochmotiviert – aber nur für Dinge, die sie wirklich interessieren. Die Motivation für Aufgaben, die ihnen von außen (Eltern, Lehrer etc.) gestellt werden, ist äußerst gering. Und genau da liegt das Dilemma. Damit ein A·D·S-Kind seine täglichen Aufgaben erfüllt, braucht es Anerkennung und Förderung von allen Menschen, die täglich mit ihm zu tun haben.

Auch Robert und seine Eltern haben im Rahmen unseres Therapie-Programms (OptiMind-Konzept) viele Informationen über A·D·S aufgegriffen und umgesetzt, so daß Robert jetzt weiß, wie er erfolgreicher lernen und sich besser organisieren kann. Er schaffte den Hauptschulabschluß mit einem passablen Zeugnis. Auf Umwegen absolvierte er das 10. Schuljahr und machte auf dem Abendgymnasium den Fachhochschulabschluß. Seinem selbst gesteckten Ziel, die technische Fachhochschule zu besuchen und Elektroingenieur zu werden, ist er ein gutes Stück näher gekommen.

Es war nicht immer ganz leicht für ihn, und es gab auch zwischenzeitlich wieder „Tiefs" mit Selbstzweifeln und ohne Lust auf Schule. Aber neben der Therapie half ihm sein neuer Klassenlehrer, der an seine Fähigkeiten glaubte und ihn immer wieder motivieren konnte, auch unliebsame Dinge zu regeln. So entwickelte Robert in den naturwissenschaftlichen Fächern einen ungeahnten

Ehrgeiz. Inzwischen steht er in diesen Fächern immer zwischen „eins" und „zwei".

Vielleicht wären Robert einige Umwege und Schrammen in seiner emotionalen Entwicklung erspart geblieben, wenn man die Diagnose A·D·S schon in der Grundschule oder sogar vor der Einschulung gestellt hätte. Für ihn und seine Eltern ist es müßig, darüber weiter zu nachzudenken. Sie wollen ihre Erfahrungen jetzt anderen weitergeben und engagieren sich mit enorm viel Energie in der **Eltern-Selbsthilfegruppe für Kinder mit A·D·S.** Viele ratlose Eltern finden hier ein gutes Forum und viel Information, um sich mit dem Thema schon einmal etwas vertrauter zu machen und dann eventuell den Schritt zu einem Experten zu wagen, der sich mit den Varianten in der Entwicklung und mit der Diagnose A·D·S auskennt.

Jedes Kind mit Schulproblemen leidet. Niemandem macht es Spaß, zu den Verlierern, den „Losern" zu gehören. Alle Kinder haben – egal mit welchen Begabungs-Potentialen sie auf die Welt kommen – immer Lust, etwas Neues zu entdecken, die Welt zu erobern und ihren Erfahrungsschatz zu erweitern. Kein Kind wird mit einer Null-Bock-Haltung geboren. Deshalb lohnt es sich immer, die Gründe für Schwierigkeiten beim Lernen, im Verhalten und in der Persönlichkeits-Entwicklung zu erforschen, um den natürlichen Lernwillen nicht umzukehren in Unlust und Verzweiflung.

Wir laden Sie ein, durch dieses Buch die Welt der Besonderheiten bei A·D·S kennenzulernen. Wir zeigen Ihnen die Bedingungen und Diagnose-Kriterien für A·D·S auf und geben Ihnen Anleitungen für Hilfen. Darüber hinaus wollen wir Sie anregen, nach den „anderen" Talenten und Entwicklungs-Potentialen der Kinder zu forschen, die mit dazu beitragen, daß A·D·S keinesfalls eine Katastrophe bedeuten muß, sondern im Gegenteil persönliche Entwicklung und Erfolg miteinander verbindet.

Sie werden erfahren, daß Sie als Eltern, Lehrer oder Therapeut einem Kind mit A.D.S große Unterstützung auf seinem Lebensweg bieten können – mit Verständnis und manchmal schon mit kleinen Hilfen.

Das A·D·S-Kind und sein Team: Gemeinsam sind sie stark

A·D·S-Kinder, deren A·D·S noch nicht erkannt worden ist, sind furchtbar allein. Niemand versteht sie, weil jeder ihr Verhalten falsch deutet und sich entsprechend falsch verhält. So haben A·D·S-Kinder früher oder später das Gefühl, die ganze Welt sei gegen sie. Und dann beginnen sie, an sich selbst zu zweifeln. Denn von allen Seiten hören sie tagaus tagein nur eine Botschaft: „Mit dir stimmt was nicht". Und irgendwann glauben sie dann selbst, daß mit ihnen was nicht in Ordnung ist.

Aus diesem Teufelskreis kann sich auch der Stärkste nicht aus eigener Kraft befreien. Deshalb gibt es für A·D·S-Kinder nur einen Ausweg: Sie brauchen ein starkes Team.

● Ein Team, das über A·D·S Bescheid weiß.
● Ein Team, das mit dem A·D·S-Kind an einem Strang zieht.
● Ein Team, das an das A·D·S-Kind glaubt und ihm hilft, mit dem Chaos in seinem Kopf klarzukommen.
● Ein Team, das die individuellen Stärken des A·D·S-Kindes erkennt und sie fördert.

Zu diesem Team gehören alle wichtigen Bezugspersonen des A·D·S-Kindes: Die Eltern, die ErzieherInnen, die LehrerInnen, die KinderärztInnen, die Geschwister und alle weiteren Familienmitglieder, die ständig mit dem A·D·S-Kind zusammen sind.
Auf diesem Team-Gedanken basiert unser **OptiMind-Konzept.**
OptiMind ist ein Trainings-Programm, in dessen Mittelpunkt das A·D·S-Kind steht – aber mit Trainings-Einheiten für alle Team-Mitglieder.
Wie wichtig es ist, daß alle Team-Mitglieder topfit sind, erkennen Sie sofort, wenn Sie sich einmal die Profi-Teams vor Augen halten, die wir alle kennen – zum Beispiel die Teams der Formel 1.

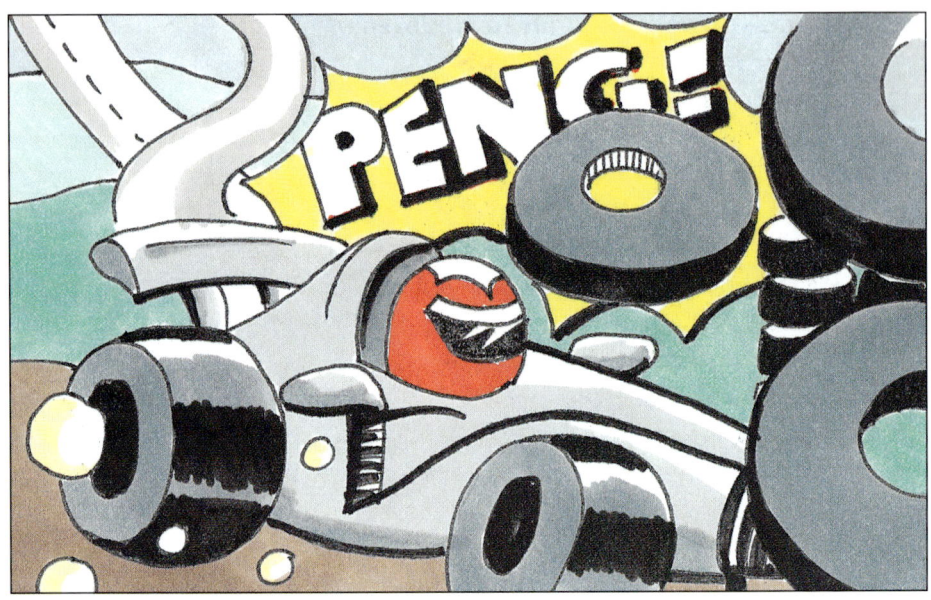

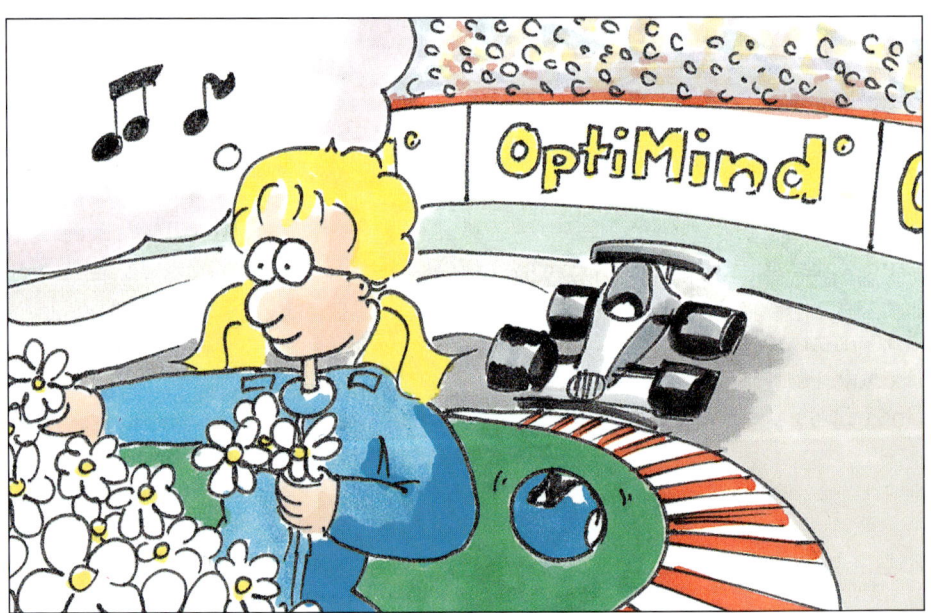

Stellen Sie sich **Max und Jule als Rennfahrer** vor:

Max nimmt am liebsten die Abkürzung durchs Kiesbett, um ohne Rücksicht auf Verluste schnell ans Ziel zu kommen. Er steht mit dem Fuß fast immer auf dem Gaspedal. Die Bremse wird fast nie benutzt. Mit Geduld ist er nicht gesegnet – und strategisches Vorgehen ist nicht seine Stärke.

Jule trödelt und macht während des Rennens Pause am Straßenrand, um ein paar Gänseblümchen zu pflücken. Dabei vergißt sie alles um sich herum – und ihr Ziel hat sie längst aus den Augen verloren.

Beide aber haben durchaus fahrerisches Talent. Aber ihre Talente können Max und Jule nur ausspielen, wenn sie von ihrem Team unterstützt und ständig betreut werden.

Kein Formel 1-Fahrer würde ohne ein perfekt funktionierendes Team jemals ein Rennen gewinnen. Das sieht jeder sofort ein.

Und genauso kann ein A·D·S-Kind nur dann seine Ziele erreichen, wenn es von einem optimal eingespielten Team betreut wird. Sonst bleibt es auf der Strecke.

Unser OptiMind-Programm bietet allen Team-Mitgliedern Strategien und konkrete Anleitungen für eine optimale Betreuung von A·D·S-Kindern. Wenn alle Team-Mitglieder konsequent nach dem OptiMind-Konzept vorgehen, dann werden sie das A·D·S-Kind so fördern, daß es seine ganz persönlichen Fähigkeiten, Begabungen und Stärken voll ausspielen kann und seine Ziele erreicht. Grundvoraussetzung für den erfolgreichen Einsatz des OptiMind-Programms ist das **Basis-Wissen über A·D·S.** Bevor Sie also in Ihr persönliches OptiMind-Programm einsteigen (ab Kapitel 5), schaffen Sie sich zunächst die nötigen Grundlagen. Holen Sie sich in den Kapiteln 2–4 das Wissen, das Sie brauchen, um A·D·S zu verstehen und mit A·D·S-Kindern richtig umzugehen.

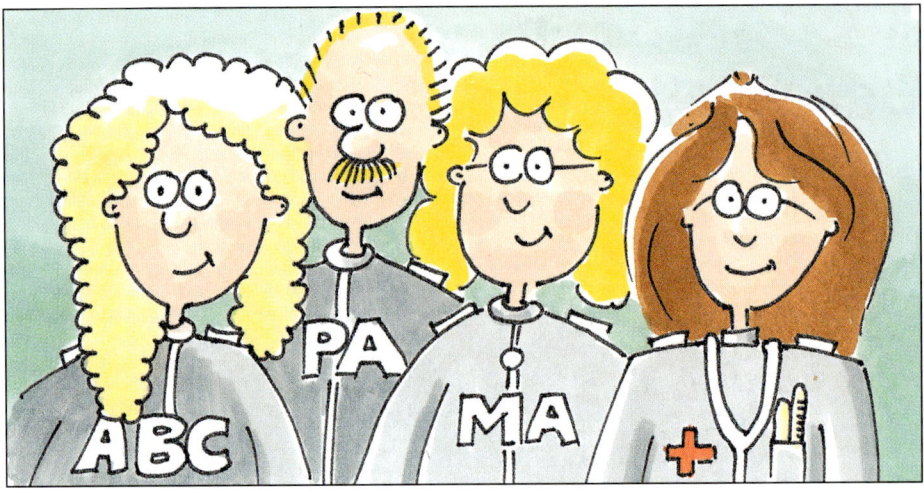

Im Team gegen A·D·S: Eltern, LehrerInnen, KinderärztInnen

Kapitel 2: Das Wichtigste in Kürze

- „Zappelphilippe" (A·D·S-Kinder mit Hyperaktivität) nerven ihre Umwelt durch ihr unkontrolliertes, impulsives, unberechenbares Verhalten.
- „Träumer" (A·D·S-Kinder ohne Hyperaktivität) machen es ihrer Umwelt schwer durch ihre ständige geistige Abwesenheit.
- Beide haben es schwer, weil ihre Mitmenschen sie nicht verstehen und deshalb nicht richtig auf sie eingehen können.
- Beide möchten ihr Bestes geben. Aber wegen ihres A·D·S schaffen sie nicht ohne Hilfe, was sie sich vornehmen – auch wenn sie noch so intelligent sind.
- A·D·S-Kinder können ihre Ziele nur erreichen, wenn ein starkes Team von Bezugspersonen sie unterstützt. Auf diesem Team-Gedanken basiert das OptiMind-Konzept mit Trainingseinheiten für das A·D·S-Kind und seine Team-Mitglieder.

3

A·D·S-Kinder:
Der Blick hinter die Fassade

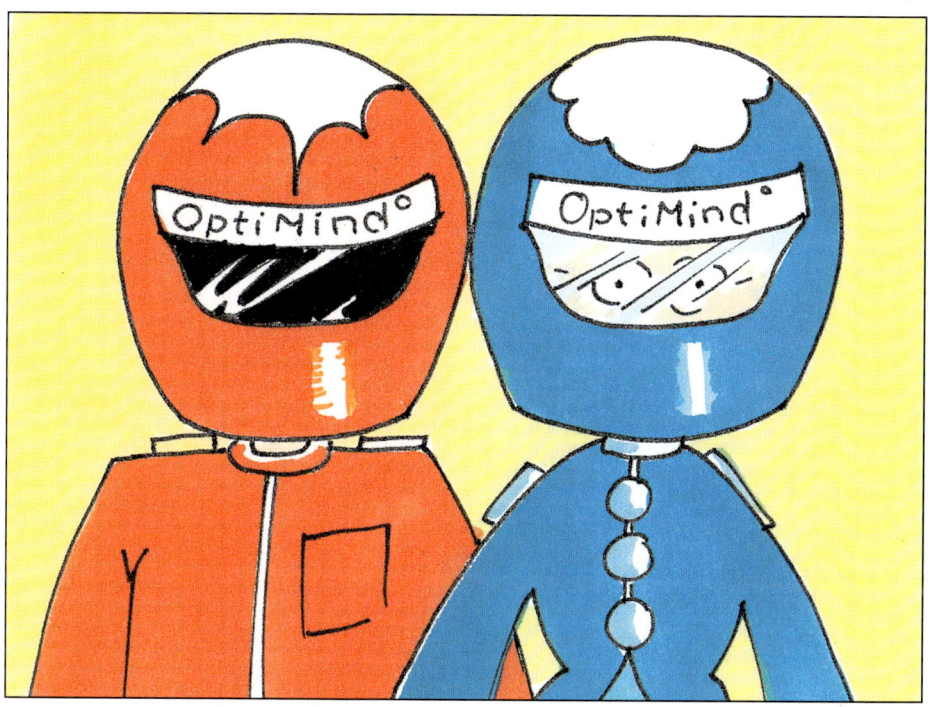

In diesem Kapitel erfahren Sie, ...

- daß das Verhalten von A·D·S-Kindern nur eine äußere Fassade ist, die die wahren Qualitäten des Kindes verschleiert
- welche Begabungen, Fähigkeiten und Stärken A·D·S-Kinder in Wirklichkeit haben
- welche 10 Hauptsymptome auf A·D·S hindeuten
- welche Untersuchungen und Tests zur Diagnose A·D·S führen können.

Aufmerksamkeits·Defizit·Syndrom: Was verbirgt sich hinter A·D·S?

Die Fassade des A·D·S

Um A·D·S und A·D·S-Kinder richtig zu verstehen, sollten Sie einen Blick hinter die Fassade des A·D·S tun. Denn es reicht nicht aus, lautes, störendes Verhalten, Hyperaktivität, mangelnde Ausdauer und Konzentrations-Probleme unter den eher stigmatisierenden Begriffen „Zappelphilipp", „Hans-Guck-in-die-Luft" oder „Bösewicht" zusammenzufassen. Seit dem Erscheinen von Struwwelpeter 1847 von dem Nervenarzt Dr. Hofmann haben wir vieles dazugelernt und erforscht.

Wir lernen Kinder mit ihren Familien oft erst kennen, wenn sie schon eine Odyssee durch verschiedene Therapien und Beratungen hinter sich haben und manchmal bereits mehrere Diagnose-Etiketten erhalten haben. Sind sie verhaltensgestört? Schlecht erzogen? Krank? Dumm? Oder doch nur faul? Warum sind die Beurteilung und das Verhalten so unterschiedlich?

Viele Eltern können sich auf das Urteil der ErzieherInnen oder der LehrerInnen keinen Reim machen, weil sie ihr Kind in den Beschreibungen vom Verhalten im Kindergarten oder der Schule überhaupt nicht wiedererkennen. Kann es sein, daß sich ihr Liebling so unmöglich benimmt? Warum hat die Erzieherin Bedenken wegen des bevorstehenden Einschulungs-Termins und empfiehlt dringend eine Spieltherapie? Ihr Kind ist doch nicht verrückt oder minderbemittelt! Sollen sie sich Sorgen machen oder einfach über die Einwände hinwegsehen?

Ähnliche Fragen wollten auch die Eltern von **Nicole** geklärt haben:
Nicole ist Einzelkind. Damit sie möglichst frühzeitig Kontakt zu gleichaltrigen Kindern aufbauen konnte, wurde sie schon mit 2½ Jahren in einer kleinen privaten Kindergarten-Gruppe angemeldet. Die Eltern waren von der dort herrschenden, ruhigen Atmosphäre sehr angetan. Sie waren begei-

stert von der kleinen Gruppengröße von nur zehn Kindern und der offensichtlichen großen Kompetenz und Freundlichkeit der Erzieherinnen.

Nicole lebte sich anfangs ohne große Trennungsängste gut ein. Allerdings brauchte sie immer einen engen Kontakt zur Erzieherin, mit den Kindern kam sie überhaupt nicht klar. Alle übten sich in Geduld und gaben ihr Zeit, sich als Einzelkind in der Kontaktaufnahme zu den andern zu üben. Im Laufe der Zeit wurde es aber nicht besser, sondern immer schlimmer. Sie ärgerte die anderen, reagierte oft sogar aggressiv, boxte oder kratzte und konnte niemals etwas abgeben. Wenn sie mit ihrer Erzieherin nicht allein ein Spiel machte, schrie und tobte sie herum und forderte so Aufmerksamkeit.

Die Erzieherin kommentierte Nicoles Verhalten so: *„Sie ist nur in Bewegung, tobt und läuft ziellos herum. Sie sieht ein Spielzeug, probiert es für einige Sekunden aus und schmeißt es dann im hohen Bogen herum. Nur wenn ich mit ihr ein Würfelspiel mache, ist sie mit vollem Eifer dabei. Allerdings muß ich sie gewinnen lassen, sonst haben wir das größte Theater. Bei allem, besonders wenn sie an die Gruppenregel erinnert wird, führt sie sich auf wie Rumpelstilzchen."*

Nicoles Mutter schildert die Situation so: *„Sie ist ständig im Streit mit den anderen Kindern und hat in ihr Verhalten überhaupt kein Einsehen. Die anderen Kinder freuen sich schon, wenn Nicole mal einen Tag nicht kommt. Sie merkt natürlich die Ablehnung und reagiert nur noch heftiger. Obwohl sie keine Freundin hat, möchte sie sich jeden Tag mit jemandem für den Nachmittag verabreden. Ich kann die Enttäuschung schon nicht mehr mit ansehen: Keiner möchte sie einladen. Obwohl wir ihr oft entgegenkommen und ihr jeden Tag aufs neue die Spielregeln für reibungsloses Miteinander erklären, scheint nichts an sie heranzukommen. Sie hört einfach nicht hin. Wir sind mit unserem Latein am Ende."*

Die einmal monatlich stattfindenden Elternabende kreisen häufig um die Problematik Nicole: *„Wir mögen schon gar nicht mehr hingehen, es ist wie ein Spießrutenlauf. Was hat Nicole in den letzten Wochen alles angestellt? Wir werden massiv unter Druck gesetzt, endlich einen Termin in der Erziehungs-Beratungsstelle zu vereinbaren und eine Therapie mit Nicole zu beginnen.*

Aber wir können die Schilderungen nur schwer nachvollziehen. Zu Hause haben wir kein Problem mit Nicole. Sie ist zwar manchmal etwas wild und aufgedreht, aber wenn wir dann etwas mit ihr unternehmen und sie beschäftigt ist, ist sie begeistert dabei. Auch ihre Kinderfrau, von der sie an manchen Nachmittagen betreut wird, hat keine Klagen. Obwohl es aufgrund unseres Familienlebens keine Notwendigkeit gibt, haben wir den Schritt zur Erziehungsberatung gemacht.

Das Ergebnis der fünf Sitzungen sah so aus:

● Nicole ist ein liebenswertes Mädchen mit altersentsprechendem Spielverhalten.

● Um ein besseres Verhalten mit anderen Kindern zu erlernen, wird eine psychomotorische Übungsbehandlung in einer Kleingruppe empfohlen.

● Das Hauptproblem scheint in ihrer mangelnden emotionalen Stabilität zu liegen.

● Laut Therapeutin sollte ich als Mutter meine Berufstätigkeit einschränken, um ihr mehr Sicherheit zu geben. Um meine Mutter-Rolle und die Erziehung von Nicole besser bewerkstelligen zu können, werden mir regelmäßige Beratungen angeboten.

Um nichts in der Förderung unseres Kindes zu versäumen, haben wir die therapeutischen Empfehlungen befolgt. Auch nach sechs Monaten änderte sich nichts. Wir fühlten uns bei den Beratungs-Gesprächen gar nicht richtig verstanden. Ständig wurde unsere Beziehung und Rolle als Eltern problematisiert. Wir kamen einfach nicht miteinander zurecht und haben die weiteren Termine abgesagt.

Zur Psychomotorik-Gruppe ging Nicole gern, weil immer neue Bewegungsspiele oder spannende Geräte ausprobiert wurden. Allerdings bekamen wir von der Therapeutin auch Beschwerden zu hören, die wir schon von der Erzieherin her kannten. Nicole hat eine außergewöhnliche Gabe, den Ablauf der Stunde zu stören. Sie wollte nur ihre Spiele und Wünsche ausprobieren und nicht die Anweisungen befolgen.

Langsam machten wir uns immer mehr Sorgen. Wie sollte man ihr beibringen, sich zu beherrschen, nicht den eigenen Dickkopf ständig durchzusetzen, nicht nur herumzukaspern, sondern auch mal Regeln in einer Gruppe zu ak-

zeptieren? Die letzte Vorsorge-Untersuchung beim Kinderarzt hat sie eben-falls komplett boykottiert: Beim Hörtest hat sie nur geraten und alle weite-ren Untersuchungen verweigert. Wir probierten weitere Ratschläge aus: Diät wegen ihrer angeblichen Hyperaktivität und Elektroakupunktur. Aber bei ihr schien alles nicht zu helfen.

Jetzt sind wir bei Ihnen und möchten gern Ihre Meinung hören: Ist Nicole wirklich hyperaktiv? Hat sie ein Entwicklungs-Problem, weil sie überhaupt noch keine Lust auf Malen und Abschreiben von Buchstaben hat – ganz an-ders als viele gleichaltrige Mädchen im Kindergarten? **Wie können wir sie auf die Einschulung vorbereiten, die dieses Jahr ansteht?"**

Oder das Beispiel von **Niko**:

Die Lehrerin und Nikos Eltern wissen keinen Rat mehr. Er besucht zwar erst seit drei Monaten die erste Klasse, ist aber schon in dieser kurzen Zeit in die Außenseiterrolle des „schwarzen Schafes" gerutscht. Die Lehrerin gibt ei-nen kleinen Ausschnitt aus dem Schulalltag:

„Niko erscheint morgens zum Unterricht regelmäßig mit einem Spielzeug in der Hand, z. B. einem Papierflieger, den er sich auch von der Mutter nicht abnehmen läßt. Er ist sehr eigensinnig und beharrt darauf, das Papierflug-zeug zu behalten. Er beschäftigt sich auch nach Unterrichtsbeginn weiter-hin ausschließlich damit, ohne auf meine Anweisungen oder Aufforderun-gen zu reagieren. Nimmt man ihm beim Eintritt ins Klassenzimmer sein Spielzeug ab, beginnt er sofort mit anderen Aktivitäten und muß seine Ag-gressionen verbal loswerden.

Er ist in keinster Weise bereit, sich dem Unterrichts-Geschehen zuzuwen-den. Wenn man ihn mit viel Mühe für den Unterricht motivieren kann, hält die Aufmerksamkeits-Spanne nur für kurze Augenblicke vor. Er findet sofort irgend etwas, was ihn mehr interessiert, z. B. verfällt er beim Schreiben in die Faszination eines Stiftes, der andere Farben verändert oder löscht. Vom Unterricht scheint er überhaupt nichts mitzubekommen. Mich erstaunen dann deshalb oft seine Beiträge im Sachkunde-Unterricht. Wenn es z. B. um Tiere geht, glänzt er durch ein enormes Wissen. Er beteiligt sich sogar am Unterricht und läßt Stifte oder Papierflugzeug links liegen. Er kann sich für sein Alter gut ausdrücken. Wie kann dieses extrem unterschiedliche Verhalten nur zusammenpassen?

Durch seinen Eigensinn bringt er nicht nur mich oft zur Verzweiflung, sondern macht sich auch bei seinen Mitschülern unbeliebt. Er läßt auf dem Schulhof keine Rangelei aus, ärgert andere und läßt sich schnell provozieren. Wenn er dann wütend ist, vergißt er erst recht alle Regeln."

Die Eltern kümmern sich seit seiner Adoption im Alter von drei Monaten sehr intensiv um Niko. Sie sind völlig unglücklich, weil in der Erziehung eigentlich nichts richtig klappt. Auch viele erprobte Tips scheinen bei Niko keine Wirkung zu erzielen. Er schaltet einfach auf stur und ist noch nicht einmal in der Lage, sich in einer angemessenen Zeit morgens selbst anzuziehen, um rechtzeitig in der Schule zu erscheinen. Die Mutter weckt ihn deshalb schon extra eine Stunde früher und hört sich seine Schimpftiraden an. Aber ohne ihre Hilfe und 20malige Aufforderungen, sich zu waschen, die Hose anzuziehen und auch noch Zähne zu putzen, wäre Niko nach zwei Stunden immer noch im Schlafanzug und fände irgendeine Ablenkung im Bad oder in seinem Zimmer, die viel interessanter ist als das blöde Anziehen. Wenn den Eltern dann mal irgendwann der Kragen platzt und auch sie schreien und schimpfen, geht gar nichts mehr. **Sind die Eltern schuld, weil sie ihm früher immer alles abgenommen haben und ihn vielleicht etwas verwöhnt haben?**

Max kennen Sie ja schon. Sein Morgenprogramm läuft zwar nicht ganz so stressig ab wie bei Niko, aber von einem reibungslosen Frühstück und pünktlichen Start zum Schulbus können alle nur träumen. Meist muß die Mutter einen handfesten Streit zwischen ihm und seiner Schwester schlichten oder mal wieder, wie fast bei jeder Mahlzeit, die Tischdecke wechseln und den umgekippten Orangensaft aufwischen. Max will sich natürlich als erster die Wurst nehmen und langt ohne Rücksicht auf die schon vollen Gläser über den Tisch – und schon ist es wieder passiert! Sein Vater hat ihm sicherlich schon zum hundertsten Mal eine Predigt gehalten, wie man sich am Tisch benimmt, daß man freundlich fragt und abwartet, bis einem der Aufschnitt-Teller hinübergereicht wird. Aber bei Max regiert zuerst die Hektik und unkontrollierte Impulsivität – erst dann erinnert er sich. Leider meist zu spät.

Max besucht mittlerweile die 2. Klasse. Nach den Ferien war es für ihn wieder besonders schlimm, sich an die Klassenregeln zu halten, stillzusitzen und abzuwarten, bis er drankommt. Heute beim „Rechenkönig-Spiel" muß er sofort das Ergebnis in die Klasse rufen. Auch nach dreimaliger Ermahnung der Lehrerin kann er sich nicht zurückhalten. Er findet alles ganz ungerecht und wird so bockig, daß er den Rest der Stunde vor der Tür verbringen muß. In der näch-

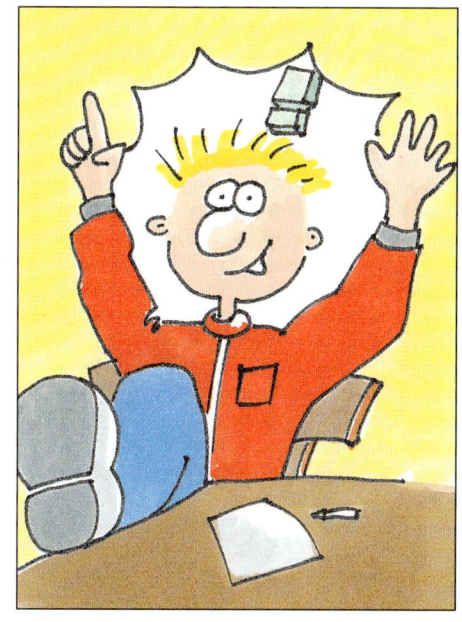

sten Stunde – Musik – soll er zuhören und ein Lied im Chor mitsingen. So was ätzend Langweiliges! Er zappelt herum, zupft Peter am Pullover, wirft kleine Schnipsel Papier in den Raum und kaspert so lange herum, bis die Musiklehrerin „platzt". Er hat es mal wieder geschafft, den Unterricht aus den Angeln zu heben.

Im Moment denkt er noch nicht darüber nach, daß sein Stören wieder mal Konsequenzen haben wird. Beim letzten Eintrag und Einbestellung seiner Eltern in die Schule gab es zu Hause ein Donnerwetter und Fernsehverbot. Max hatte sich vorgenommen, seine Eltern nicht wieder zu enttäuschen und sich anzustrengen, wirklich im Unterricht aufzupassen.

Warum schafft er es nicht? Macht er seine Späße extra, um die Lehrerin auf die Palme zu bringen? **Warum ist er immer so schusselig und kann nicht aufpassen?** Langsam sollte er es doch wissen!

Auch **Marco** hat es in der Schule nicht immer leicht. Der Ausschnitt aus seinem Zeugnis am Ende der 1. Klasse spricht Bände:

„Marco ist hilfsbereit, neigt allerdings dazu, seine Mitschülerinnen und Mitschüler vehement zu belehren, was zu handgreiflichen Auseinandersetzungen führt. Er führt Aufgaben von kurzer Zeitdauer problemlos durch. Bei komplexeren Aufgaben muß er immer wieder neu motiviert werden. Dabei ist er leicht ablenkbar, was auf Kosten der Konzentration und der Arbeits-Ergebnisse geht. Aufgrund seines ausgeprägten Mitteilungs-Bedürfnisses fällt es ihm schwer, sich an die vereinbarten Gesprächs-Regeln zu halten. Er muß noch lernen, seinen Äußerungsdrang zu steuern. Bei der Zusammenarbeit mit anderen Kindern möchte Marco stets die dominante Rolle übernehmen, was nicht immer problemlos funktioniert…“

Die Mutter von Marco ist völlig unsicher. Noch im Kindergarten haben die Erzieherinnen ihn immer hervorgehoben, weil er so tolle Spielideen hatte. Sie hat ihn immer für clever und wissensdurstig gehalten. Und jetzt? Er verweigert mittlerweile zu Hause fast jede Anforderung – vom Zähneputzen bis hin zu den Hausaufgaben. Der Tagesablauf besteht aus ständigen Kampf-Situationen. Er braucht bei allem Strenge und Kontrolle. Nichts geht einfach mal selbstverständlich. Er wird bei den kleinsten Anforderungen sauer, wütend oder weinerlich. Um alles wird lauthals diskutiert. **Warum ist er so schnell gereizt und auch oft aggressiv?**

Jule hat jetzt in der 4. Klasse ganz andere Probleme. Sie probt nicht den Aufstand wie z. B. Max und Marco. Sie ist besonders still und manchmal so ängstlich, daß sie sich nicht traut, sich zu melden: *„Es ist ja doch meistens dumm, was ich sage!“* Laut der Lehrerin ist sie im Unterricht oft verträumt und mit den Gedanken woanders.

Die Eltern machen sich Sorgen: *„Seit dem 3. Schuljahr verwandelt Jule sich besonders bei Klassenarbeiten in ein ‚hektisches Nervenbündel‘ und geht nur mit Bauchschmerzen in die Schule. Oft passiert es schon beim ersten Blick auf die Mathe-Arbeit: Der ‚blackout‘ regiert mal wieder die Arbeit. Auch das, was sie zu Hause mühevoll gelernt hat und auch ‚drauf‘ hatte, ist weg. Und schon hagelt es wieder eine 5 oder 6.“*

Jule kann schon gar nicht mehr die Aufgaben anschauen – sie sieht nur die Bilder der unzufriedenen Lehrerin und der enttäuschten Eltern plastisch vor sich. Mit diesen Bildern und den dazugehörigen Gefühlen ist sie so beschäftigt, daß kaum eine Rechenaufgabe die Chance hat, zu ihrem Arbeitszentrum Gehirn vorzudringen. **Warum ist Jule psychisch so labil und vergeßlich?**

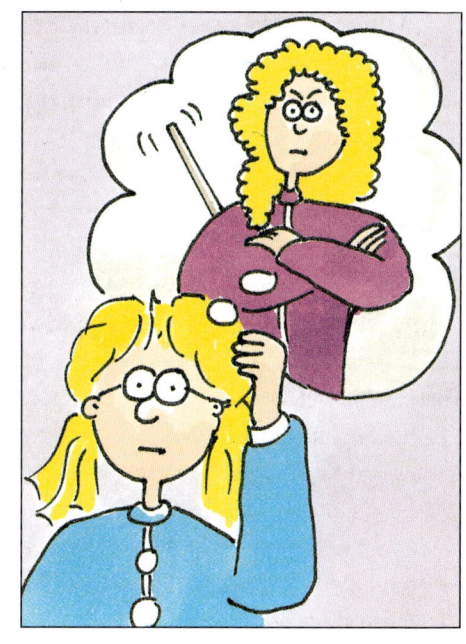

Von außen betrachtet – und in den Beschreibungen von Nicole, Niko, Max, Marco und Jule – stehen die besonders anstrengenden Verhaltensweisen im Vordergrund: zappelig, chaotisch, explosiv, rücksichtslos mit anderen, schnell gelangweilt, unmotiviert zum Lernen, trödelig beim Arbeiten, schusselig, vergeßlich, ungeduldig, laut …

Solche Beschreibungen sind für Kinder mit A·D·S nicht untypisch. Kinder wie Nicole, Niko, Max und Marco werden schnell als „Zappelphilipp" und „Bösewicht" einsortiert – und den Eltern wird ein Versagen in der Erziehung angelastet. Die „Verhaltens-Fassade" – also das von außen erkennbare Verhalten – verführt viele zu so schnellen Urteilen. Die Verhaltens-Auffälligkeiten treten in unterschiedlicher Ausprägung auf: Von leicht bis sehr stark und individuell sehr verschieden. Aber bei fast allen rufen sie ähnliche Reaktionen hervor:

- Klagen von den Lehrern
- Forderung nach mehr und besserer Erziehung
- Druck, mehr für die Schule zu üben
- Hilflosigkeit und Verzweiflung bei den Eltern
- Manchmal schlechtes Gewissen wegen eigener Überreaktionen
- Ausgrenzung in Gruppen

Wenn man nur die äußeren Erscheinungs-Formen und Verhaltens-Auffälligkeiten betrachtet, wird schnell der Ruf nach mehr und besserer Erziehung und kompetenteren Eltern laut. Leider bleiben auch viele Fachleute an dieser vordergründigen Betrachtungsweise hängen und vergessen, genauer hinzuschauen und die Diagnose A·D·S in Erwägung zu ziehen.

Nicoles Eltern zum Beispiel erlebten, wie sie als Eltern in Frage gestellt wurden. In den Spielsituationen in der Beratungsstelle wurde Nicoles Problematik nicht so deutlich, weil sie sich mit der Therapeutin in einer „1:1-Situation" befand und keine echte Leistungs-Anforderung zu bewältigen hatte. Auch das ist für Kinder mit A·D·S relativ typisch: Im engen Kontakt mit einem Erwachsenen oder auch im Spiel mit nur einem Kind können sie sehr aufmerksam, motiviert und liebevoll sein. Es ist ihnen möglich, ihre Intuition, Cleverness und Phantasie einzusetzen. Denn es ist wenig Ablenkung da, die sie aus dem Konzept bringen könnte. Und vor allem können sie die Situation und ihre Bedingungen gut überschauen. Das ist der Grund, warum Nicole sich in der Beratungsstelle ganz anders verhalten hat als zu Hause oder im Kindergarten.

Entsprechend anders fiel auch das Urteil der Therapeutin aus: *„Nicole ist ein liebenswertes Mädchen mit altersentsprechendem Spielverhalten"*. Nicoles Ablenkbarkeit, Impulsivität und Hyperaktivität kommen in der Gruppe und in für sie zunächst „reizintensiven" Situationen mehr zum Tragen als in der überschaubaren familiären Welt oder in den Stunden mit der Kinderfrau, die durch intensive Zuwendung gekennzeichnet sind.

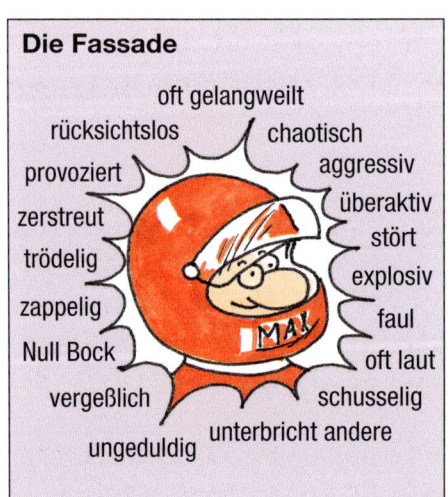

Die Fassade

oft gelangweilt
rücksichtslos
chaotisch
provoziert
aggressiv
überaktiv
zerstreut
stört
trödelig
explosiv
zappelig
faul
MAX
Null Bock
oft laut
vergeßlich
schusselig
unterbricht andere
ungeduldig

Die positiven Eigenschaften eines solchen Kindes bleiben in der Beurteilung leider vielen verborgen. Sie sehen nur das expansive, aneckende Agieren, das besonders in Gruppen, in der Schule oder bei bestimmten Anforderungen zu enormen Schwierigkeiten führt – und sie ziehen die falschen Schlüsse. Die ausschließliche Betrachtung des störenden Verhaltens ist vergleichbar mit dem Blick durch eine Milchglasscheibe. Man kann nur die Konturen der dahinterstehenden Person erkennen. Die Besonderheiten der Persönlichkeit – und vor allem die Ursachen und Bedingungen des einzelnen für sein Verhalten bleiben verborgen.

Die Ursache des auffälligen Verhaltens und der möglicherweise zusätzlich bestehenden Entwicklungs-Defizite kann in neurobiologischen Besonderheiten in der Informations-Verarbeitung liegen. Deshalb kann man bei einigen Kindern mit ausgeprägtem A·D·S manchmal erst einen klaren Blick hinter die Fassade A·D·S erhalten und sich ein Bild über die individuellen Begabungen und persönlichen Stärken machen, nachdem zunächst die Stoffwechsel-Situation durch Medikamente (Stimulantien) optimiert worden ist (siehe Kapitel 10).

Bei diesen Kindern mit einem sehr ausgeprägten A·D·S verändern wir durch die Medikamente nie die Persönlichkeit, wir beeinflussen nur die Aufmerksamkeits-Funktionen und ermöglichen den Kindern eine bessere Informations-Verarbeitung. So erhalten sie die Möglichkeit, Signale aus ihrer Umgebung gezielter zu registrieren und ihrem Entwicklungsstand entsprechend zu nutzen und zu verarbeiten. Sie bekommen damit fast gleich gute Chancen, ihre Fähigkeiten einzusetzen, wie andere Kinder ohne A·D·S auch.

Nicht nur wir, sondern viele Therapeuten, die seit Jahrzehnten A·D·S-Kinder behandeln und in ihrer Entwicklung begleiten, berichten immer selbst sehr fasziniert von dem „gewissen Etwas" und dem hohen Maß an Kreativität, Ideenreichtum und Sensibilität dieser Kinder, sobald man einen Blick hinter die vordergründige Fassade des A·D·S gewinnt.

A·D·S: Ein Blick hinter die Fassade

In den neurologischen und psychologischen Untersuchungen und Testungen erweitern wir den Blickwinkel und bekommen ein genaueres Bild über den Arbeitsstil, die Begabungen, die individuellen Stärken und Schwächen und über die Ursachen der Verhaltensweisen.

In den Untersuchungs-Situationen können wir viele von den Eltern, LehrerInnen und ErzieherInnen beschriebenen Verhaltensweisen nachvollziehen. Bei

Aufgaben, die ein genaues Zuhören und/oder Hinschauen erfordern, fällt der oberflächliche, impulsive und flüchtige Arbeitsstil auf. Die Kinder produzieren dadurch viele „Schusselfehler", sind unorganisiert, verwirrt und schnell frustriert. Die Ablenkbarkeit wird um so größer, je mehr Reizangebot zur Verfügung steht.

Es ist dann auch nicht verwunderlich, daß die Kinder viele Informationen nicht richtig aufnehmen oder schnell vergessen. Sie träumen dann vor sich hin, starren Löcher in die Luft, trödeln

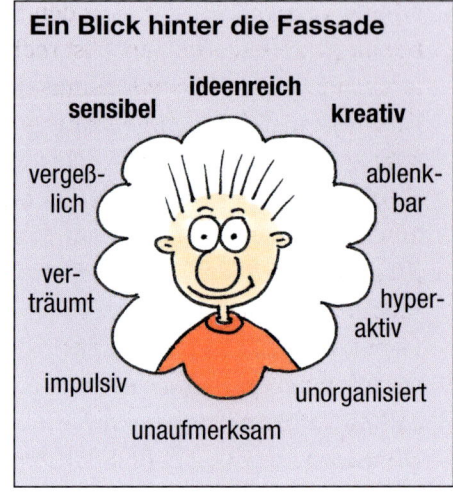

Ein Blick hinter die Fassade

sensibel · ideenreich · kreativ

vergeßlich · ablenkbar · verträumt · hyperaktiv · impulsiv · unorganisiert · unaufmerksam

oder werden zappelig. Sie bekommen Einzelheiten und Signale der anderen teilweise nicht mit und reagieren falsch. Das Rad der negativen Lernerlebnisse dreht sich immer schneller. Am einfachsten ist es dann, den Anforderungen direkt auszuweichen oder sie zu verweigern. Würde es Ihnen nicht auch so gehen?

Trotz ihrer flüchtigen Arbeitsweise ist es immer wieder erstaunlich, wie gut die meisten dieser Kinder trotzdem in den Entwicklungs-Tests abschneiden. Beim schnellen Erfassen von logischen Zusammenhängen sind sie oft besonders fit. Sie können sehr schnell, kreativ und ideenreich Aufgaben lösen. Wenn ihnen etwas besonders gut gefällt, sind sie Feuer und Flamme und lassen sich dann kaum bremsen. Sie zeigen – oft zur Überraschung der Eltern – ungeahnte Fähigkeiten.

Obwohl **Jule** verträumt und trödelig ist und in ihren Arbeiten manchmal Fünfen oder Sechsen schreibt, ist sie keineswegs dumm. Sie ist sogar besonders talentiert, Geschichten zu erfinden, sie aufzuschreiben und sie mit eigenen Comic-Figuren zu gestalten. Diese Fähigkeiten sind in der Schule allerdings kaum registriert worden.

Nicole kennen Sie schon aus den Schilderungen der Eltern. Die Diagnostik bei ihr gestaltete sich zunächst recht schwierig. Bei den neurologischen Untersuchungen und Entwicklungs-Tests demonstrierte sie die schon von den Eltern geschilderte Eigensinnigkeit. Wenn es nicht um ein von ihr vorgeschlagenes Spiel ging, hatte sie keine Lust.

Beim ersten Kontakt war Nicole etwas zurückhaltend und ängstlich und blieb zunächst sicherheitshalber auf dem Schoß ihres Vaters sitzen. Bei weiteren Sitzungen wollte sie dann den Ton angeben und den Ablauf bestimmen. Auffallend waren ihre geringe Geduld und ihre motorische Unruhe. Sie verstand es gut, ihre Mutter im Gespräch zu unterbrechen und manchmal durch Provokationen ihre Aufmerksamkeit zu erlangen. Zum Beispiel fing sie an, mit Stiften auf dem Tisch zu malen oder den Handtaschen-Inhalt der Mutter im Zimmer zu verstreuen und lautstark nach Essen zu verlangen. Es halfen nur liebevolle Konsequenz und Motivations-Anreize, um sie für die Test-Aufgaben zu interessieren.

Unter anderem produzierte sie dieses auf die Schnelle hingekritzelte Bild: Eins der Bilder, die Nicole nicht sofort zerrissen hat, weil es ihr nicht gefiel.

Nach den Untersuchungen bestätigte sich bei Nicole die Diagnose: Sie hatte **A·D·S mit Hyperaktivität.**
Die Entwicklungs-Daten und psychologischen Test-Untersuchungen boten ein für A·D·S ziemlich typisches Profil: ein Auf und Ab mit großen Sprüngen in den verschiedenen Bereichen.

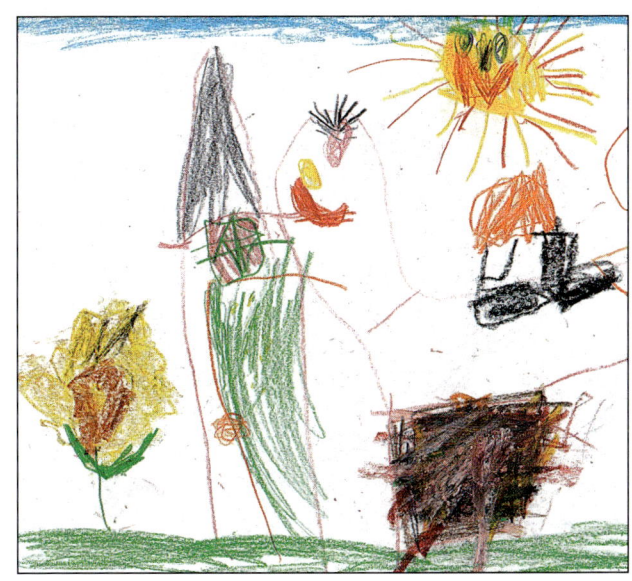

- In ihrer Denkentwicklung (auch kognitive Entwicklung genannt) und Kombinations-Fähigkeit wies sie ein gut altersentsprechendes Ergebnis auf.

- Dagegen zeigte sich bei Merkfähigkeits- und Konzentrations-Aufgaben, die vor allem Zuhören und genaues Hinschauen voraussetzen, ein deutliches Tief. Sie konnte einfach nur kurz ihre Ohren spitzen oder auch nur kurz ihre Augen auf die Vorlage richten, so daß sie einen großen Teil der Aufgabe gar nicht mitbekam. Dann schaltete sie ab, fing an zu raten und war verwirrt, weil sie merkte: Es klappt nicht so gut. Am liebsten wollte sie nach jeder Antwort die Bestätigung: „Richtig gemacht". Den Konzentrations-Test mit Kopfhörer verweigerte sie komplett.

- Bei der neurologischen Überprüfung waren keine Ausfälle zu registrieren, aber in Gleichgewichts-Reaktionen und gezielter Bewegungs-Planung kamen Unsicherheiten auf. Das machte sich auch beim Malen bemerkbar: Sie hielt den Stift verkrampft, und die Feinabstimmung in den Bewegungen war noch unreif.

Nach intensiven Aufklärungs-Gesprächen begannen wir (u. a. im Rahmen des OptiMind-Konzeptes) eine medikamentöse Therapie mit Stimulantien. Schon nach einer Woche registrierten alle, die Nicole kannten, eine unglaubliche Veränderung: Sie konnte ruhig spielen, bekundete das erste Mal in ihrem Leben Interesse an Puzzle und Vorschulheften, sie blieb beim Essen sitzen – zumindest bis sie fertig war, konnte besser zuhören und auch mal Ereignisse aus dem Kindergarten berichten. Und vor allem hatte sie ihre Wutausbrüche besser im Griff. Die Erzieherin fand keine Worte für die phänomenale Veränderung. Es gab zwar noch immer Rangeleien im Spiel mit den anderen, aber Nicole lernte zunehmend, Rücksicht zu nehmen und sich auch an die Gruppenregeln zu halten.

Durch ihre verbesserte Aufmerksamkeit entwickelte sie sogar eine besondere Vorliebe zum Malen. Das Bild auf der nächsten Seite hat sie mir einen Monat nach Beginn der Therapie geschenkt.

Besonders stolz war Nicole darauf, daß sie die Wasserfarben nicht ineinander verschmiert hatte und auch den Pinsel so gut einsetzen konnte, daß der Weihnachtsmann gut zu erkennen ist.

Jetzt wurden auf einmal viele ihrer Interessen und früher versteckten Seiten deutlich, von denen weder die Eltern noch die Kindergärtnerinnen etwas geahnt hatten. Durch diese imponierenden Veränderungen unter der Therapie und ihre

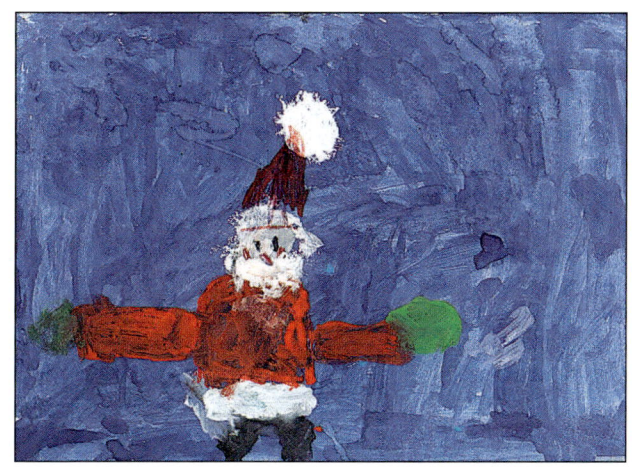

positive Entwicklung in nur kurzer Zeit stand der Einschulung nichts mehr im Weg. Natürlich bekam Nicole noch Anleitung, um ihre feinmotorische Geschicklichkeit zu verbessern. Darüber hinaus war sie jetzt in der Lage, sowohl Anweisungen der Erzieherin zu beachten, als auch mit den Eltern zu Hause zu üben, feste Regeln und Vereinbarungen einzuhalten. Sie erlernte diese Notwendigkeiten, wie andere Kinder im Kindergarten das auch tun.

In der Familie von **Nick** (8 Jahre alt) gab es abends regelmäßig ein Donnerwetter, wenn er mal wieder einen unmöglichen Streich ausgeheckt hatte und die Eltern sich in der Schule ihr Versagen auf der ganzen Linie hatten anhören müssen. Obwohl gerade erst acht, machte Nick sich durch sein Verhalten in Schule, Nachbarschaft und Fußballverein alle Freundschaften zunichte. Ihm fielen immer wieder neue Streiche ein, die andere gar nicht lustig fanden, sondern die ihn manchmal sogar schon in die Rolle eines kleinen Kriminellen rückten.

Die Eltern haben mit allen Mitteln versucht, ihm beizubringen, den Unsinn zu lassen und keinen Ärger zu provozieren. Aber gutes Zureden, Erklärungen, Hausarrest und Fernsehverbot haben nichts gefruchtet. Die Mutter erzählt:

„Letzte Woche flog Nick beim Fußballtraining raus, weil er die Turnschuhe der anderen in einem vollen Waschbecken schwimmen ließ. Bisher hat der Trainer immer große Stücke auf ihn gehalten, weil er ein guter Fußballer ist und bei Turnieren unermüdlich für Tore sorgt. Aber das war einfach zu viel! Oder im Karneval: Da hatte Nick zusammen mit zwei älteren Jungen die blöde Idee, Knaller im Hühnerstall des Nachbarn auszuprobieren. Sie wollten nur schauen, wie die Hühner reagieren. Die sind natürlich in Panik geraten und davongelaufen. Dabei hat sich ein Huhn am Gartenzaun verletzt. Der Bauer war verständlicherweise so erbost, daß er die Polizei eingeschaltet hat.
Durch Nicks dumme Streiche werden wir immer auf Trab gehalten, und auch uns platzt mittlerweile der Kragen. Es endet immer in einem riesigen Krach. Im nachhinein sieht Nick meist ein, daß er mal wieder über die Stränge geschlagen hat, und es tut ihm schrecklich leid. Bei anderen Leuten und besonders in der Schule hat er sich eine ‚obercoole‘ äußere Maske aufgesetzt, ihn scheint nichts wirklich etwas anzugehen. Er wird sogar frech und motzig.“

Solche Episoden und auch Katastrophen sind nicht untypisch für Kinder mit A·D·S. Sie sind ständig auf der Suche nach Situationen, die ihnen ein „Kickgefühl" und neue Erfahrungen ermöglichen, und haben viele wahnwitzige Ideen, die sie sofort in die Tat umsetzen müssen. Ihnen fehlt jeder Überblick. Und der Gedanke, was alles passieren könnte, kommt ihnen gar nicht erst in den Sinn. Die Impulsivität und die Begeisterung im Moment schalten jeden Kontrollmechanismus aus. Und schon ist es passiert! Solche Kinder scheuen dabei auch kaum Gefahren und probieren besonders gern Dinge aus, vor denen andere besonderen Respekt haben, wie: mit Feuer experimentieren, zündeln, mal Zigaretten oder Alkohol konsumieren, Mutproben bestehen etc. Dabei können sie in eine Rolle rutschen, die niemandem lieb ist. Ihre eigentlichen Beweggründe – nämlich neue Erfahrungen zu machen, den „kribbelnden Reiz" zu erleben – gehen dann in den Interpretationen der sogenannten Verhaltens-Auffälligkeiten meist unter. Oft wird den Kindern dann eine bewußt geplante Aggression unterstellt.

In mehreren gemeinsamen Gesprächen und Erklärungen über seine unüberlegten Handlungen fallen Nick selbst gute beschreibende Bilder ein:

„Ich ärgere mich oft über mich selber. Es kommt mir vor, als hätte ich in vielen Situationen zwei Männchen in mir – das ‚Gut- und das Schlecht-Männchen‘. Ich komme meist gar nicht dazu, mich zwischen beiden zu entscheiden, das Schlecht-Männchen ist einfach schneller und setzt sich durch. Ich wollte meiner Mama zum Muttertag eine besondere Freude mit ihren Lieblingsblumen machen. Um die schönen Frühlingsblumen kaufen zu können, hätte ich mindestens noch 3 Wochen mein Taschengeld sparen müssen. Das schaffe ich nie. Ich setze es in der Regel am nächsten Tag am Kiosk in Süßkram oder ein Comic-Heft um. Außerdem kam mir die Idee mit den Blumen erst am Morgen vom Muttertag. Ich konnte auch gar nicht mehr abwarten. Ich sah die Tulpen im Nachbargarten und rupfte sie schnell aus – und schon hat das Schlecht-Männchen wieder gesiegt und mir alles vermasselt. Denn Mama ahnte natürlich, wo die Blumen mit den abgerissenen Wurzeln herkamen. Es

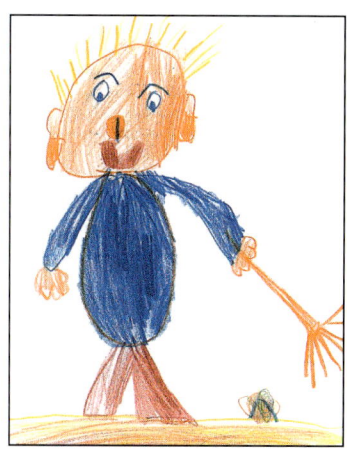

Nicks „Gut-Männchen"

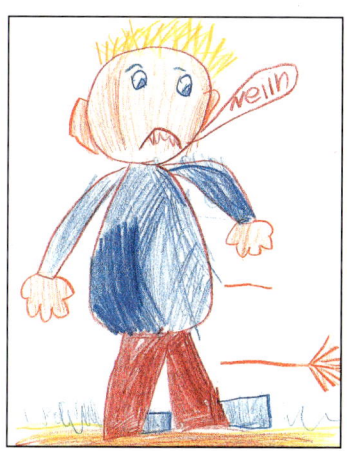

Nicks „Schlecht-Männchen"

war wie immer: Mir kommt eine klasse Idee, die sofort und gleich verwirklicht werden muß. Dabei passiert es nun auch mal, daß ich großen Quatsch mache."

In den Aufklärungs-Gesprächen über seine Spontaneität und seine wenig geplanten Aktivitäten wurden Nick und seinen Eltern die Zusammenhänge deutlich. Seine Impulsivität und sein Ideenreichtum brauchten eine Regie.

Denn eigentlich hatte er bei seinen Streichen nicht viel Böses im Sinn. Er versprach sich davon nur Spaß, neue Erlebnisse, oder daß etwas Spannendes passierte.

Deshalb führten wir einen „Regisseur" ein, das „Aufpaß-Männchen".

Nick lernte anhand der Bilder von seinen „Aufpaß-Männchen", mit seinen Impulsen und Ideen gut umzugehen und sie zu dirigieren. Er mußte sich nur jedesmal, bevor er etwas tun wollte, zwei Minuten Zeit nehmen, um sich über seine Entscheidung klar zu werden. So bekam er seine Impulsivität langsam in den Griff.

Durch das Abwarten-Können fielen ihm dann plötzlich auch Variationen im Handeln ein. Es brauchten nicht unbedingt Blumen zu sein. Nick wurde erfindungsreich und originell und überraschte seine Mutter z. B. einmal mit einem kleinen Block von Gutscheinen, die ihr garantierten, daß er den Müll runter trägt oder die Wasserflaschen aus dem Keller holt – auf Wunsch sofort.

Je öfter er Bestimmer über sein Gut- und Schlecht-Männchen wurde, desto häufiger erlebte er auch positive Überraschungen. Es bestärkte ihn in seinem Selbstwert-Gefühl – er war nicht mehr immer nur der „Bösewicht". Seine inneren Gefühle bewegten sich jetzt auf ruhigeren Gewässern. Er schwankte in seiner Gefühlswelt nicht mehr zwischen Extremen wie totaler Begeisterung und völliger Verzweiflung hin und her. Er lernte auch sich selbst mit seinen verschiedenen Stärken und Schwächen besser kennen.

Nicht nur Nick selbst bekam diesen Einblick in seine Möglichkeiten, sondern seine Eltern unterstützten ihn dabei. Die Tage waren nicht mehr wie früher durch ständiges Schimpfen und Verhindern von Schlimmerem ausgefüllt. Jetzt können die Eltern sogar gemeinsame Aktivitäten mit Nick planen und sich daran freuen. Das ganze Familienleben ist entspannter.

Die 10 wichtigsten Symptome bei A·D·S

Auch wenn wir bei jedem Kind ein individuelles Entwicklungs- und Begabungs-Profil finden und selbstverständlich – wie bei allen anderen Störungen
oder Krankheiten auch – sehr unterschiedliche Ausprägungsgrade des A·D·S
sehen, gibt es Gemeinsamkeiten in den zutage tretenden Auffälligkeiten, die
die **Diagnose „A·D·S mit oder ohne Hyperaktivität"** ausmachen.

Hier eine kurze Zusammenstellung der **zehn wichtigsten Symptome
bei A·D·S:**

1) Unaufmerksam und ablenkbar
 – Driftet mit der Aufmerksamkeit ab
 – Wechselt den Brennpunkt des Interesses
2) Hyperaktiv und/oder verträumt
 – Immer auf dem Sprung
 – Schaut Löcher in die Luft und träumt
3) Impulsiv
 – Handelt, ohne nachzudenken
 – Lebt Gefühle sofort aus
 – Abwarten fällt schwer
4) Vergeßlich und schlechtes Kurzzeitgedächtnis
 – Vergißt schnell, besonders alltägliche Dinge
 – Alles, was nicht spannend ist, ist schnell aus dem Sinn
 – Verliert oft seine Sachen
5) Wirkt zerstreut oder chaotisch
 – Wenig Überblick und geringe Eigenorganisation
6) Regeln einhalten – eine der schwersten Übungen
 – Eigensinnig
 – Will nur seinen Willen durchsetzen
 – Alles und nichts wird endlos diskutiert

7) Arbeitsverhalten läßt zu wünschen übrig
 – Kein Überblick und wenig Strategie
 – Anfang ist schwer – lieber alles auf die lange Bank schieben
8) Stimmungslabil: Berg-und-Tal-Fahrt der Emotionen
 – Schnell gereizt und auf 180 – oder zu Tode betrübt
 – Stehaufmännchen: Kann auch schnell vergessen und
  Enttäuschungen wegstecken
9) Selbstwert-Gefühl im Keller
 – Manchmal nach außen „Powerman" oder Clown –
  allerdings mit hochsensiblem Kern
10) Sozialverhalten – oft eine Katastrophe
 – Mangelnde Einschätzung von sich und den anderen
 – Integration in eine Gruppe – meist schwierig
 – Bekommt schnell die Rolle eines Außenseiters zugeschrieben

Darüber hinaus stößt man oft auf noch weitere mögliche zusätzliche Auffälligkeiten – nämlich **Lern- und Entwicklungs-Probleme** aufgrund von **Wahrnehmungs-Verarbeitungs-Störungen** – zum Beispiel:

● **Auffällige Körper-Wahrnehmung** mit Auffälligkeiten in der Motorik
 (Schrift, Balancieren, Feinabstimmungen)
● **Auffällige Seh-Wahrnehmung** mit Lese- und Schreibproblemen
● **Auffällige Hör-Wahrnehmung** mit Auffälligkeiten in der
 Sprachentwicklung und Sprachverarbeitung und/oder Rechtschreibstörung

Wenn Sie möchten, können Sie sich schon einmal, bevor Sie einen Experten aufsuchen, selbst einen Eindruck verschaffen, ob die aufgelisteten Symptome bei Ihrem Kind zutreffen. Dazu finden Sie in Kapitel 11 am Schluß des Buches den **OptiMind-Check:** Zwei Checklisten – eine für Vorschulkinder und eine für Schulkinder.

Je öfter das Feld „Oft" angekreuzt ist, um so wahrscheinlicher ist es, daß A·D·S als Ursache der Auffälligkeiten in Frage kommen kann. Das ist allerdings keineswegs schon sicher oder gar die Diagnose. Sie sollten diese Listen als Denkanstoß verstehen. Sie ersetzen in keinem Fall ausführliche Untersuchungen und

Tests durch Fachleute, die sich mit der Diagnose A·D·S und mit Entwicklungs-Auffälligkeiten auskennen und Ihnen bei der Interpretation der Auffälligkeiten helfen. Die Feststellung der Diagnose A·D·S ist der Anfang und die Voraussetzung dafür, sich Gedanken über eine notwendige Unterstützung machen zu können.

Der Weg zur Diagnose

Jule und Max sind zwar sehr unterschiedlich, haben aber ein Problem gemeinsam: eine Aufmerksamkeits-Störung. Bei beiden gestaltet sich der Weg zur Diagnose gleich. Die kennzeichnenden Symptome von A·D·S – Ablenkbarkeit, Impulsivität, motorische Unruhe, Verträumtsein oder auch andere Auffälligkeiten – sind, jedes für sich genommen, bei vielen, besonders jüngeren Kindern zu beobachten. Zum Glück trifft nicht bei allen die Diagnose A·D·S zu. Wie unterscheidet man aber den sogenannten „ein bißchen aufgedrehten und temperamentvollen Jungen", den „ungezogenen Flegel" oder den „Witzbold" von einem A·D·S-Kind?

Wo hört das „ein bißchen zu unruhig" auf – und wo fängt das neurobiologische Syndrom A·D·S an?

Entscheidend für die Diagnose ist ein Gesamtbild des Kindes – zusammengefügt aus vielen Mosaiksteinen:
- Die bisherige Lebensgeschichte
- Das Verhalten in verschiedenen Situationen
- Das Wie und Wann der Entwicklungs-Schritte
- Die Arbeits-Strategien beim Lösen von Aufgaben
- Das Ergebnis-Profil der psychologischen Testung
- Die neurologische und körperliche Untersuchung
und eventuell ergänzend:
- Die neurophysiologischen Untersuchungen mit Messung der elektrischen Hirnaktivität und der evozierten Potentiale

Es gibt keinen einzelnen Test, mit dem allein die Diagnose A·D·S möglich wäre. Auch eine elektrische Messung der Hirnaktivität oder einzelne Video-Aufnahmen oder einzelne psychologische Test-Ergebnisse sind allenfalls Mosaiksteine bei der Beurteilung. Der Weg zur Diagnose A·D·S gleicht einem Puzzlespiel, bei dem viele verschiedene Aspekte sich zu einem Bild zusammenfügen. Wenn man nicht vorschnell das Verhalten eines Kindes in eine „Diagnose-Schublade" steckt, sondern sich durch die verschiedenen Puzzleteile ein umfassendes Bild macht, erhält man die beste Grundlage für eine Beurteilung und für eine individuelle Therapie-Planung. Ein solches Vorgehen verhindert, daß A·D·S als Modekrankheit in Verruf kommt und schnell jedes hektische und lernunlustige Kind unter eventuell falscher Diagnose eingruppiert wird. Natürlich werden bei diesem Weg auch andere Ursachen für Entwicklungs-Probleme erkannt und abgegrenzt.

Sicherlich ist es bei den Gesprächen, Testungen und Untersuchungen sehr wichtig, eine Erklärung für Entwicklungs- und Verhaltens-Auffälligkeiten zu bekommen und eine Diagnose zu stellen. Aber genauso entscheidend ist es, sich ein Bild über die vorhandenen Ressourcen und Talente der Kinder zu machen. Wir lernen dabei die Kinder in ihrer Individualität und ihren persönlichen Begabungs-Strukturen kennen. Wir erfahren, über welchen Sinneskanal sie am besten lernen können, und welche Wege sie bisher beschritten haben, um ihre Aufmerksamkeits-Störung zu kompensieren.

Denn die Diagnose A·D·S bedeutet nicht automatisch, daß eine Therapie nötig ist. Ob und welche Unterstützung hilfreich sein könnte, wird am Ende der diagnostischen Phase mit dem betroffenen Kind selbst und seinen Eltern zusammen diskutiert (siehe Kapitel 6 und 7: „OptiMind-Konzept").

Die bisherige Lebensgeschichte

Der Weg zur Diagnose beginnt damit, die Vorgeschichte zu besprechen – wie übrigens bei jeder anderen Krankheit auch. Das Gespräch über die Geburt, über den Entwicklungsverlauf, über eventuell zusätzliche Risikobedingungen oder Erkrankungen und über das Verhalten des Kindes in verschiedenen Situationen ist zunächst der erste Schritt und der Schlüssel bei der Diagnosefindung. Hierbei entsteht aus den Schilderungen des Kindes, seiner Eltern und – wenn möglich – auch aus der Beurteilung von LehrerInnen, ErzieherInnen oder anderen TherapeutInnen ein **Bild über das alltägliche Leben des Kindes mit seinen Höhen und Tiefen:**

- Wie nachhaltig beeinträchtigen die Auffälligkeiten im Verhalten und eventuell in der Entwicklung das Familienleben, die Freundschaften, die Schulleistungen und das Gefühlsleben?
- Welche Sorgen stehen im Vordergrund?
- Welche Familien-Situation und welche Schulbedingungen liegen vor?
- Welche Strategien, welche Erziehungs-Maßnahmen und welche Behandlungen wurden bisher ausprobiert?

Die Eltern von **Marlena** (6 Jahre alt) berichten:

„Marlena ist ein Wunschkind. Wir haben uns in der Schwangerschaft schon intensiv mit unserer neuen Rolle als Eltern auseinandergesetzt. In der Schwangerschaft und bei der Geburt lief alles nach Plan und ohne Komplikationen. In den ersten Monaten und Jahren als Eltern wurden wir dann aber auf eine harte Probe gestellt: Marlena war ein Schreikind, das kaum zu beruhigen war. Wir sind stundenlang mit ihr auf dem Arm herumgelaufen, hatten in der Regel schlaflose Nächte und viele Zweifel, ob wir richtig mit ihr umgehen.

Andererseits waren wir immer besonders stolz, wie neugierig, agil und wissensdurstig sie war. Sie lernte alles schnell. Mit neun Monaten lief sie schon drauflos und fand alles interessant. Wir konnten sie nicht aus den Augen lassen. Sie erkundete natürlich auch schon mit zwei Jahren die hohen Klettergerüste etc. Obwohl sie den ganzen Tag in Aktion war, brauchte sie nur einige Stunden Schlaf.

Im Kindergarten imponierte sie mit ihren Ideen, ihrer Begeisterungs-Fähigkeit und ihrem Temperament. Andererseits aber strapazierte sie die Nerven der Erzieherinnen, weil sie immer bestimmen wollte und neue Beschäftigungen brauchte. Im Stuhlkreis war sie immer besonders zappelig und ungeduldig. Beim Tanzen, Singen und Geschichten-Erfinden war sie in ihrem Element. Mit den gleichaltrigen Kindern konnte es gutgehen, aber manchmal auch nicht. Wenn sie nicht das Kommando führte, konnte sie ungemütlich werden, zanken oder alles blöd finden. Ihre Launen wechseln von einer Minute zur anderen. Das macht das Umgehen mit ihr besonders anstrengend.

Es gibt auch Zeiten, in denen sie sich sehr ausgiebig mit ihren Puppen oder anderen Spielsachen beschäftigen kann. Sie führt laut Selbstgespräche und Dialoge mit den Puppen, erfindet Lieder oder bastelt neue Kleider oder andere Dinge. Sie kann alles gebrauchen und sammelt soviel Krimskrams, daß ihr Zimmer voll davon ist.

Nun ist sie seit acht Wochen eingeschult. Jetzt machen wir uns große Sorgen, weil sie nicht immer alles mitbekommt, was die Lehrerin sagt, vergeßlich ist und den Unterricht stört. Darüber hinaus leidet sie sehr, weil sie es noch nicht geschafft hat, ihre Blase unter Kontrolle zu halten und rechtzeitig zur Toilette zu gehen. Sie näßt manchmal tagsüber, aber regelmäßig nachts ein."

Die Mutter von **Lars** (13 Jahre alt) ist so verzweifelt, daß sie möglichst schnell Hilfe bekommen möchte. Sie listet Besonderheiten in der bisherigen Lebensgeschichte auf:

- *Als Baby blieb Lars nie im Buggy sitzen*
- *Willensstark*
- *Aufbrausend, impulsiv*
- *Oft beleidigt*
- *Oft eifersüchtig*
- *Stur, bockig*
- *Schlechtes Sozialverhalten, oft rücksichtslos*
- *Jeden Mittag Motzerei beim Essen*
- *Diskussionen um alles – jeden Tag neu (ins Bett gehen, Zähne putzen, duschen, lernen...)*
- *Beim Lernen keine Ausdauer*
- *Unordentlich*
- *Chaotisch, wenn er Fragen schriftlich beantworten soll. Weiß oft mit den Fragen nichts anzufangen*
- *Hört nicht zu*
- *Kann unter Zeitdruck überhaupt nicht arbeiten*
- *Vergißt vieles*

- *Regeln, die zu Hause durchgeführt werden, müssen jeden Tag neu durchgekämpft werden*
- *Pflichten erledigt er nur, wenn er zigmal dazu aufgefordert wird oder mit Sanktionen gedroht wird*
- *Lars ist gut gelaunt und im nächsten Moment bei der kleinsten Kleinigkeit beleidigt und bockig*
- *Fühlt sich oft angegriffen und ungerecht behandelt; reagiert dann gereizt und auch aggressiv*
- *Wir gehen schon nicht mehr mit ihm zu Freunden und Bekannten, weil er dort auch meist unkontrolliert reagiert und uns in peinliche Situationen bringt*
- *Man kann oft den ganzen Tag nicht vernünftig mit ihm reden*
- *Grundschule problemlos geschafft*

Der Alltag in Lars' Familie ist für alle sehr belastend. Den Eltern fällt nach dieser Auflistung der Schwierigkeiten kaum etwas ein, was ein Lob verdient. Erst in weiteren Gesprächen können sie über diese anderen Seiten nachdenken und auch Positives entdecken.

Was die Sorgen angeht, stehen bei den älteren Kindern zunächst meist die Probleme in der Schule und beim Lernen im Vordergrund.

Die Eltern von **Stefan** beschreiben diese Probleme in einem kurzen Anschreiben, in dem sie um einen Vorstellungstermin bitten:
„*Stefan ist sieben Jahre alt und besucht die erste Grundschulklasse. Die Schulleiterin hat uns empfohlen, Stefan wegen seiner Auffälligkeiten und seines Verhaltens in der Schule untersuchen zu lassen. Er ordnet sich im Unterricht nur schwer ein. Er sieht nicht ein, daß er den Anweisungen der Lehrerin folgen muß. Er macht vor allem das, was ihm Spaß macht und was er machen möchte. Er malt z. B. das, was er sich gerade ausgedacht hat, und läßt sich überhaupt nicht auf das Thema der Lehrerin ein. Sie fühlt sich ständig von Stefan provoziert. Er trödelt herum und folgt nur widerwillig den Anweisungen. Er diskutiert im Übermaß und sperrt sich beim Lesen und*

Schreiben. Auf dem Schulhof benimmt er sich auffällig. Er neigt zu unüberlegten Aktionen und gefährdet dadurch andere Kinder.

Stefan ist meist dominant im Umgang mit Gleichaltrigen und Jüngeren. Er versucht, ausschließlich seinen Willen durchzusetzen. Er geht mit dem Kopf durch die Wand, auch wenn er alle gegen sich hat und keine feste Freundschaft hat. Er hat häufig verbale Ausraster, beschimpft die anderen und gebraucht dabei Wörter, die eigentlich nicht zu unserem Wortschatz in der Familie gehören.

Zu Hause ist er weniger problematisch. Er hat drei ältere Geschwister, mit denen er leidlich gut auskommt. Außer der Streß-Hausaufgabenzeit geht es im Umgang mit ihm zu Hause recht gut."

Oder die Mutter von **Larissa** erzählt:

„Meine Tochter leidet unter ihrer eigenen inneren Unruhe. Sie beginnt viele Dinge und bringt sie nur dann zu Ende, wenn es gerade ihrer Laune und Lust entspricht. Sie läßt sich durch alles ablenken (Natur vorm Fenster, Hunger, kleine Schramme) – besonders dann, wenn von ihr Organisation und Struktur verlangt wird. Sie weint dann schnell und fühlt sich völlig mißverstanden. Die Ablenkbarkeit ist nicht nur ein Hemmschuh beim Lernen, sondern auch täglich im häuslichen Miteinander, z. B. beim Zähneputzen, Zahnspange versorgen, sich schnell anziehen.

Ihre Trödelei macht sie selbst tief traurig. Sie sagt selbst: ,Ich bin halt ein Schussel'. Obwohl wir uns zu Hause bemühen, sie und ihr Selbstbewußtsein aufzubauen, bekommt sie in der Schule strenge Sanktionen – oder sie erntet das Gelächter ihrer Klassenkameraden. Die Schule ist ihr ein Greuel, wobei sie eigentlich intensive und gute soziale Kontakte zu Freundinnen pflegt, z. B. im Sport. Sie kann aber auch extrem aufbrausend reagieren und sich für andere sehr stark bei sozialen Ungerechtigkeiten einsetzen. Sie bezieht alles auf sich und ist schnell beleidigt.

Ihre Schulleistungen sind sehr schwankend. Sie kann in allen Fächern eine 1 oder 2 schreiben, aber genausogut eine Woche später eine 5. Die Arbeiten sind im Keller bei Desinteresse oder schlechtem Draht zum Lehrer. Beim Üben zu Hause hat sie den Stoff schnell gelernt, allerdings darf sie nicht ab-

gelenkt werden. Bei Arbeiten ist sie oft sehr nervös und steht unter Druck. Sie will unbedingt mit ihren Freundinnen zur weiterführenden Schule. Ist meine Tochter intellektuell überfordert? Ist die Struktur, die ihr immer wieder vorgegeben wird, zu rigide? Leidet sie unter dem Druck von außen (Schule etc.), oder ist es ihre Unkonzentriertheit, die sie oft so tief traurig macht?"

Oder die Mutter von **Christopher:**

"Christopher ist äußerst zappelig, laut, chaotisch, explosiv, teilweise aggressiv, verspielt, unkonzentriert und oft unmotiviert. Dadurch gibt es im Familienleben und auch in der Schule zunehmend Schwierigkeiten. Gleichzeitig ist er sehr sensibel, gefühlvoll, hilfsbereit und kreativ. Eine Strukturierung und Einhaltung abgesteckter Grenzen gelingt nur bedingt. Mißerfolge verarbeitet er nicht. Er gibt anderen die Schuld, resigniert oder redet und diskutiert stundenlang. Ihm fehlen Spielkameraden. Er ist ,fernsehsüchtig', nicht selbstsicher genug und daher für negative Dinge beeinflußbar. Sein Verhältnis zu seiner älteren Schwester, einer ,Superschülerin', ist sehr gespannt.

Er besucht auf eigenen Wunsch das Gymnasium. Seine Aufmerksamkeits-, Konzentrations- und Rechtschreib-Probleme schlagen sich in den Noten nieder, so daß er die 5. Klasse nicht schaffen wird. Er ist mittlerweile mutlos, fast depressiv. Er ist immer enttäuscht, weil er sich doch angestrengt hat und den Stoff für die Arbeit vorher zu Hause beherrscht hat.

Unsere Hilfe kommt nur teilweise an, er blockt oft ab und hat starke Stimmungs-Schwankungen. Wir sehen und fühlen seine Nöte, können aber nicht entsprechend helfen. Wir fühlen uns überfordert. Wir sind selbst mit den Nerven fertig, zumal Christopher sehr anstrengend ist. Er kann nicht abwarten und reagiert aggressiv, wenn er etwas als ungerecht empfindet. Sein Vergessen von Terminen, Aufgaben etc. bringt ihn fast jeden Tag in Schwierigkeiten.

Er verspricht immer, wieder sich zu bessern. Aber das hält nur kurzfristig an. Er hat aber große Ausdauer, Ruhe und Spaß beim Bauen mit Lego und beim Modellbau. Bezüglich seiner Körper-Beherrschung gibt es immer wie-

der Probleme. Ihm geht nichts zu schnell, er stößt oft an, wirft Gläser und andere Dinge runter und verletzt sich häufig. Wir können zahlreiche Unfälle aufzählen: Schädelbruch, Schädelprellung mit Platzwunde am Auge, Armbruch, Schnittverletzung und viele blaue Flecken.
Seine Sprachentwicklung ist ebenfalls nicht ganz glatt gelaufen. Er kommt nicht auf den Punkt und antwortet nicht sachbezogen. Bei Rückfragen reagiert er dann unwirsch. Auch heute noch hat er keine klare Satzbildung beim Erzählen."

Die Beschreibungen der Eltern und das Zusammenfassen der bisherigen Lebensgeschichte sollten auf jeden Fall durch **Kommentare und Beurteilungen von ErzieherInnen und LehrerInnen** ergänzt werden, weil Kindergarten und Schule für jedes Kind einen anderen Erfahrungsraum bilden als das Zuhause. Dort zeigt das Kind daher auch andere Verhaltensweisen oder Auffälligkeiten, die wichtig für das Gesamtbild sind.

Die Erzieherin von **Sarah** (5 Jahre alt) kennt Sarah schon seit zwei Jahren. Sie ist so nett und schreibt ihre Beobachtungen kurz in Stichworten auf:
Sarah...
- *stolpert häufig, fällt immer wieder über Stühle, Schwellen, Spielzeug, andere Kinder usw.*
- *hat fast panische Angst bei abschüssigem oder unebenem Gelände, z. B. Waldwegen*
- *verschüttet immer wieder Getränke, Kleber, Wasser usw.*
- *hortet Spielsachen, Papier u. a.*
- *kann kaum ruhig sitzen oder stehen, wirkt „zappelig", fahrig*
- *schafft es kaum, in der Reihe zu stehen, ohne ein Kind anzustoßen*
- *hat große Angst vor Verletzungen und Ärzten, jammert stark bei geringfügigen Verletzungen*
- *reagiert heftig, wenn sie zufällig angestoßen wird*
- *hat große Kommunikations- und Kontakt-Probleme*
- *ist leicht verletzbar, hat niedrige Frustrations-Toleranz*
- *hat oft plötzliche Gefühlsausbrüche*

- *zeigt immer wieder „Fehlverhalten" bzw. nicht der Situation oder ihrem Alter angemessene Reaktionen*
- *versichert stereotyp „Ich mach' das nicht mehr", um es dann – manchmal sogar schon nach fünf Minuten – wieder zu tun*
- *versucht permanent Regeln zu umgehen*
- *muß Dinge möglichst rasch tun, langsames Arbeiten bereitet ihr große Schwierigkeiten*
- *vermittelt den Eindruck, daß sie sich keine Mühe gibt*
- *bringt nur geringe Konzentration und Ausdauer auf, ist leicht ablenkbar*
- *sucht immer wieder Bestätigung; alle fünf Minuten: „Bist du meine Freundin?" – „Schenkst du mir das?" – „Kann ich das haben?"*
- *reagiert bei Verneinung mit Wut, Aggressivität, Treten, Kratzen, Beißen, Kneifen, an den Haaren Ziehen*
- *lehnt neue Kinder entweder kategorisch ab („Die ist doof!") oder vereinnahmt sie regelrecht: Es darf sich kein anderer nähern*
- *geht keine längeren Beziehungen ein, wechselt häufig Spiel und Spielpartner*
- *zeigt „Schwarz-weiß"-Empfinden*

Natürlich gibt es bei vielen A·D·S-Kindern im Kleinkindalter nicht so viele besorgniserregende Besonderheiten wie vielleicht bei Marlena oder Sarah. Oft wird erst im Schulalter das Anderssein deutlicher registriert und zum Problem.

Bei Schulkindern kann man – neben den Beschreibungen der LehrerInnen – auch durch die **Zeugnisse** vieles über das Verhalten, die Konzentrations-Fähigkeit und das Lernvermögen erfahren.

Im Zeugnis von **Emma** aus der 1. Klasse steht z.B.:
„Emma ist eine immer fröhliche Schülerin, die es jeden Tag gar nicht abwarten kann, ihre Geschichten zu erzählen. Dabei formuliert sie sehr lebendig und anschaulich. Dieses spontane Verhalten zeigt sie allerdings auch in allen Unterrichts-Situationen, was zu erheblichen Störungen führt. Immer achtet und reagiert sie auf die Aktivitäten der anderen und möchte stän-

dig helfen und eingreifen, um sich nicht auf ihre eigenen Aufgaben konzentrieren zu müssen. Ihre Leistungs-Bereitschaft hält oft nur wenige Minuten an. Sie lenkt sich selbst stark ab und braucht ständig Ermunterungen zu arbeiten. Mit viel Mühe und häufiger Hilfe hat sie die Druckbuchstaben weitgehend gelernt. Die Schreibschrift ist noch ungelenk und kostet sie große Mühe. An Sachunterrichts-Themen beteiligt sie sich lebhaft, muß aber auch lernen zuzuhören. Emma nimmt zu allen Kindern Kontakt auf. Feste Freundschaften in der Klasse müssen aber noch wachsen."

Oder als Beispiel das Zeugnis von **Laurenz**, 1. Klasse:
„Lieber Laurenz, Du kommst jeden Morgen fröhlich und gut gelaunt und voller Mitteilungs-Drang zur Schule. Oft gelingt es Dir dann nicht, Dich an unsere Regel zu halten, und Du fällst mir und anderen Kindern immer wieder ins Wort. Auch mußt Du noch lernen, ruhiger zu werden und nicht ständig aufzustehen oder herumzulaufen. Wenn Du manchmal von Deinen Erlebnissen erzählst, haben wir Schwierigkeiten, Dich zu verstehen, weil Du so schnell und temperamentvoll redest. Du bist an allen Bereichen des Unterrichts sehr interessiert und arbeitest auch mit, nur passen Deine Beiträge nicht immer zum Thema. Leider schwätzt Du oft und gern mit Deinem Nachbarn und weißt dann nicht, über was wir gerade reden. Ich glaube, Du mußt im nächsten Schuljahr die Schule doch etwas ernster nehmen. Schriftliche Arbeitsaufträge kannst Du zwar selbständig erledigen, aber da Du sehr unkonzentriert bist, arbeitest Du sehr langsam und wirst oft nicht fertig..."

Bei **Jasmin** gab es seit der Grundschule schriftliche Kommentare über ihr Verhalten in der Schule. Sie hat schon zwei Schulwechsel hinter sich. Auch jetzt auf der neuen Realschule in der 6. Klasse gibt es massive Beschwerden, und es droht ein Schulverweis. Folgende Aktennotiz wurde den Eltern zugesandt:
- **12. 9.:** *„Ihre Tochter hat sich in der Vergangenheit schon mehrfach nicht ordnungsgemäß verhalten. Alle pädagogischen Maßnahmen haben sich als wirkungslos erwiesen.*

- **20. 9.:** *Das Arbeits- und Sozialverhalten wird beanstandet. Der Unterricht wird gestört. Die Arbeitshaltung im Deutschunterricht ist mangelhaft. Sie stört den Unterricht. Keine Hausaufgaben am 15.09. und 18.09., die Hausaufgabe vom 19.09. ist mangelhaft.*
- **22. 9.:** *Sie provoziert einen Mitschüler im Deutschunterricht, wird von diesem geschlagen, und Jasmin beschimpft ihn daraufhin in ordinärster Weise.*
- **25. 9.:** *Hat kein Arbeitsmaterial für den Arbeitslehre-Unterricht dabei, stört fortlaufend den Unterricht und erbringt keine Leistung.*
- **30. 9.:** *Jasmin schreit im Matheunterricht Schimpfwörter herum. Behauptet später, nicht die Lehrkraft, sondern einen Mitschüler gemeint zu haben.*
- **1. 10.:** *Jasmin setzt sich eigenmächtig auf andere Sitzplätze, stört den Unterricht, wird frech und anmaßend, unterbricht den Lehrer und stellt lauthals dar, sie sei völlig unschuldig.*

Weder die Aktennotizen noch zahlreiche Ermahnungen oder Gespräche haben eine Änderung ihres Verhaltens herbeigeführt. Ihr Arbeits- und Sozialverhalten ließen bereits im vergangenen Schuljahr zu wünschen übrig. Ihrer Tochter wird durch die Klassenkonferenz zum Vorwurf gemacht, den Unterricht in erheblichem Maße zu stören. Sie beeinträchtige den Erziehungs- und Bildungsauftrag der Schule. Es müsse ihrer Tochter deutlich gemacht werden, daß ihr Verhalten nicht mehr länger hingenommen werden kann und sie sich in Zukunft ordnungsgemäß führen muß, wenn es nicht zu noch einschneidenderen Maßnahmen kommen soll. "

Der DSM IV-Fragebogen

Neben den Erzählungen und Beobachtungen der Eltern und anderer Bezugspersonen können die einzelnen Punkte zusätzlich durch einen Fragebogen angesprochen werden. Es gibt international anerkannte Kriterien für A·D·S (nach DSM IV), die im folgenden Fragebogen aufgeführt sind, den wir auch in unseren Praxen für Schulkinder verwenden:

Diagnostische Kriterien der Aufmerksamkeits-Hyperaktivitäts-Störung nach DSM – IV (Diagnostisches und Statistisches Manual Psychischer Störungen IV, 1996)

1) Unaufmerksamkeit

Der/die Betroffene...	Ja	Nein
1) ...kann oftmals seine Aufmerksamkeit nicht auf Details richten oder macht Flüchtigkeitsfehler bei den Schularbeiten, bei Hausaufgaben oder anderen Aktivitäten	☐	☐
2) ...hat oft Schwierigkeiten, bei Aufgaben oder Spielaktivitäten längere Zeit die Aufmerksamkeit aufrechtzuerhalten	☐	☐
3) ...scheint oft nicht zuzuhören, wenn andere ihn ansprechen	☐	☐
4) ...führt häufig Anweisungen anderer nicht vollständig durch und kann Schularbeiten, andere Arbeiten oder Pflichten am Arbeitsplatz nicht zu Ende bringen (nicht aufgrund oppositionellen Verhaltens oder von Verständnis-Schwierigkeiten)	☐	☐
5) ...hat häufig Schwierigkeiten, Aufgaben und Aktivitäten zu organisieren	☐	☐
6) ...vermeidet häufig, hat eine Abneigung gegen oder beschäftigt sich nur widerwillig mit Aufgaben, die länger andauernde geistige Anstrengung erfordern (wie Mitarbeit im Unterricht und Hausaufgaben)	☐	☐
7) ...verliert häufig Gegenstände, die für die Aufgaben oder Aktivitäten (z. B. Spielsachen, Hausaufgaben-Hefte, Stifte, Werkzeug) benötigt werden	☐	☐
8) ...läßt sich öfter durch äußere Reize ablenken	☐	☐
9) ...ist bei Alltagstätigkeiten häufig vergeßlich	☐	☐

2) Hyperaktivität

Der/die Betroffene...	Ja	Nein
1) ...zappelt häufig mit Händen oder Füßen oder rutscht auf dem Stuhl herum	☐	☐
2) ...steht in der Klasse oder in anderen Situationen, in denen Sitzenbleiben erwartet wird, häufig auf	☐	☐
3) ...rennt häufig umher oder klettert exzessiv in Situationen, in denen das unpassend ist (bei Jugendlichen oder Erwachsenen kann das auf ein subjektives Unruhegefühl beschränkt bleiben)	☐	☐
4) ...hat häufig Schwierigkeiten, ruhig zu sprechen oder sich mit Freizeit-Aktivitäten ruhig zu beschäftigen	☐	☐
5) ...ist häufig „auf Achse" oder handelt oftmals, als wäre er/sie „getrieben"	☐	☐
6) ...redet häufig übermäßig viel	☐	☐

Impulsivität

	Ja	Nein
7) ...platzt häufig mit den Antworten heraus, bevor die Frage zu Ende gestellt ist	☐	☐
8) ...kann nur schwer warten, bis er/sie an der Reihe ist	☐	☐
9) ...unterbricht und stört häufig (platzt z. B. in Gespräche und Spiele anderer hinein)	☐	☐

Bei der **Auswertung** ist u. a. Folgendes zu beachten: Punkt 1 (Unaufmerksamkeit) oder Punkt 2 (Hyperaktivität, Impulsivität) treffen zu, wenn jeweils sechs (oder mehr) der aufgeführten Symptome während der letzten sechs Monate beständig in einem mit dem Entwicklungsstand des Kindes nicht zu vereinbarenden und unangemessenen Ausmaß vorhanden gewesen sind.

3) Untersuchungen und Tests

Nachdem wir uns mittlerweile ein gutes Bild von der bisherigen Lebensge-schichte des Kindes gemacht haben, können wir die speziellen Untersuchun-gen und weitere Tests planen.

Selbstverständlich sind eine **körperliche und neurologische Untersuchung** unabdingbar, um Informationen über die körperliche Entwicklung, die Körper-Beherrschung und über die uneingeschränkte Funktion aller Sinnesorgane zu erhalten. Andere Krankheiten, die auch mit Aufmerksamkeits-Störungen ein-hergehen können, lassen sich so abgrenzen. Ihr Kind muß gut sehen und hören können, um überhaupt Informationen aus seiner Umwelt aufnehmen zu kön-nen; deshalb wird ein normaler Seh- und Hörtest verlangt. Meistens sind die-se Überprüfungen schon bei den Vorsorge-Untersuchungen beim Kinderarzt erfolgt. Ergänzt werden sollten die Untersuchungen durch eine EEG-Ableitung (Elektro-Enzephalo-Graphie), die uns etwas über die „elektrische Hirnreifung" sagt und andere Störungen (z. B. Absencen) als Ursache von Verträumtsein ausschließt. Über weitere diagnostische Maßnahmen, wie z. B. die Aufzeich-nung evozierter Potentiale, entscheidet der Arzt bzw. die Ärztin.

Der nächste Schritt führt uns in den Bereich der **Entwicklungs-Beurteilung**. In den Testungen machen wir uns ein umfassendes Bild über Defizite in der Entwicklung, über besondere Talente, über das Verhalten im Spiel und bei An-forderungen, über die Belastbarkeit und Aufmerksamkeits-Spanne. Welches individuelle Leistungs-Profil liegt vor, und welche Arbeits-Strategie wird an-gewandt? Welcher Sinneskanal wird zum Lernen am optimalsten genutzt, und welche Aufgaben werden gemieden?

Bei den Kleinkindern können wir schon im Spiel, beim Malen, beim Erzählen und beim Lösen kleiner Aufgaben ein Bild von den einzelnen Entwicklungs-Parametern bekommen:

- **Denkentwicklung** (kognitive Entwicklung), die das logische Denkvermö-gen, die Merkfähigkeit, die Mengenerfassung, die Form-, Farb- und Größen-wahrnehmung etc. umfaßt
- **Sprachentwicklung**, die die sprachliche Ausdrucksfähigkeit aufzeigt. Wer-den z. B. schon alle Laute gesprochen und längere Sätze formuliert?

- **Bewegungsentwicklung** (motorische Entwicklung), die beinhaltet, ob sich Ihr Kind koordiniert bewegt oder eher tolpatschig ist. Wie steht es mit der Feinabstimmung von Bewegungen, z. B. Malen und Spielen?
- **Sozial-emotionale Entwicklung**, unter der das altersgemäße Kontakt- und Arbeitsverhalten, sein Selbstbewußtsein und seine Lernmotivation zusammengefaßt sind. Wie steht es mit dem Selbstbewußtsein? Wie kann Ihr Kind Anforderungen meistern? Wie selbständig und ausgeglichen ist es? Hat es besondere Ängste? Wie lange kann das Kind sich mit einer Sache beschäftigen? Wie gut ist es in der Gruppe integriert?

Bei **Sarah** finden sich schon in der ausführlichen und genauen Auflistung ihres Verhaltens im Kindergarten viele sehr typische Merkmale für A·D·S im Kleinkindalter. Neben ihren Aufmerksamkeits-Problemen und der Sprunghaftigkeit in Spiel und Kontakt werden Probleme in den verschiedenen Entwicklungs-Bereichen angedeutet.

In den ausführlichen Untersuchungen und Testungen sehen wir, daß Sarah unsicher in ihrer Körper-Wahrnehmung ist und dadurch auch in ihrer Bewegungs-Abstimmung. Sie stolpert, ist unsicher in unebenem Gelände, beim Klettern und hat eine auffällige Schmerzempfindung. Die Informationen über die Körper-Antennen werden nicht adäquat registriert. Daraus resultieren Unsicherheiten. (Im 5. Kapitel zeigen wir Ihnen noch genauer die Zusammenhänge zwischen A·D·S und der anderen Wahrnehmung.) In ihrer emotionalen Stabilität und ihrer Sozialentwicklung steht Sarah hinter Gleichaltrigen deutlich zurück.

Schauen Sie sich das von Sarah gemalte Bild an (nächste Seite, oben). Sie malt sich selbst – einmal mit Schmetterling und einmal mit Schlange. Sie können leicht sehen, daß besonders ihr Selbstbildnis sehr unreif wirkt. Der gezeichnete Mensch erinnert eher an einen Wurm oder einen sogenannten „Kopffüßler", der typischerweise dem Malalter von 3–4jährigen Kindern entspricht und nicht einer Fünfjährigen wie Sarah. Auch beim Malen demonstriert Sarah also wenig Genauigkeit und insgesamt auch wenig Geduld. Wenn man zur Beurteilung nur den sogenannten „Mann-Zeichen-Test" herangezogen hätte, müßte man ihr eine allgemeine Entwicklungs-Verzögerung bescheinigen. Dies ist aber keineswegs so. Sie ist in ihrer Denkentwicklung und in ihrem Allgemeinwissen gut altersentsprechend entwickelt und glänzt sogar in einigen Bereichen.

Insgesamt ergibt sich bei Sarah nach allen Untersuchungen die Diagnose „A·D·S mit Hyperaktivität". Dazu kommt gleichzeitig eine Wahrnehmungs-Verarbeitungs-Störung mit Entwicklungs-Verzögerung nur in einzelnen Bereichen. Sarah ist clever, sehr ideenreich und hat wunderbare Spieleinfälle, die sie für sich auch gut umsetzen kann. Sie ist sehr interessiert und fragt einem Löcher in den Bauch.

Im unteren Bild sehen Sie, wie sich Sarahs Aufmerksamkeit nach drei Wochen Therapie verbessert hat: Sie kann jetzt ausdauernder und genauer malen und findet sogar Spaß daran. Sie probiert neuerdings viele ihr früher verhaßte

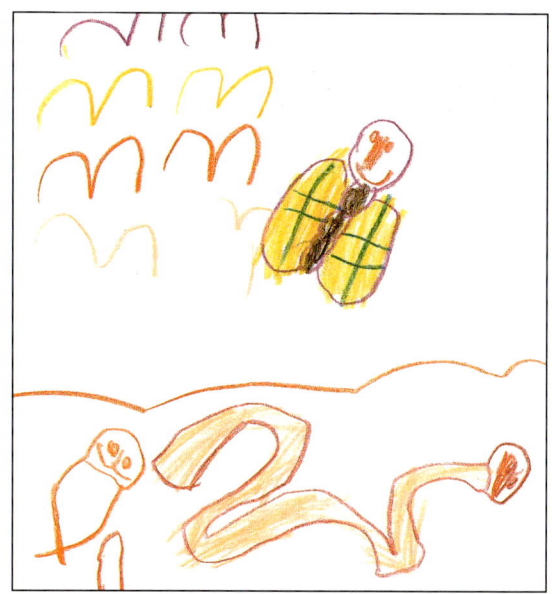

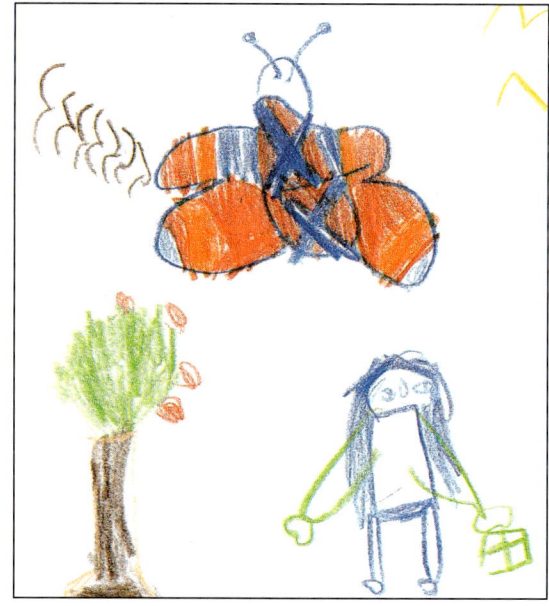

Dinge aus und bringt genügend Ausdauer dafür auf. Auch in den anderen Wahrnehmungs-Bereichen zeigt sich eine deutlich bessere Aufnahme, so daß sich viele Entwicklungs-Auffälligkeiten kompensieren.

An diesem Beispiel von Sarah können Sie sehen, wie stark ein Aufmerksamkeits·Defizit·Syndrom die Entwicklung beeinflussen kann. Bei dem einem Kind kann das besonders deutlich werden in der Körper-Beherrschung und beim Malen, bei anderen eventuell in der Sprachentwicklung. Durch wissen-

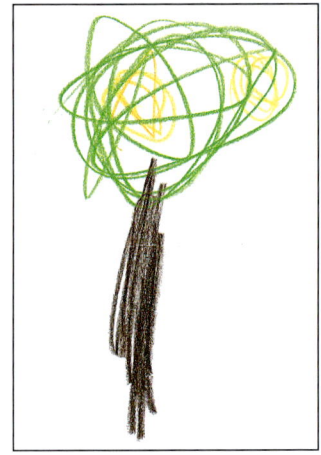

schaftliche Untersuchungen wissen wir, daß ca. 40 % der Kinder mit einer verzögerten Sprachentwicklung viele Anzeichen für das Vorliegen von A·D·S aufweisen. Das hängt mit den Schwierigkeiten zusammen, genau hinzuhören und Laute oder Satzteile richtig abzuspeichern. (Hierzu mehr in den Kapiteln 4 und 5.)

Durch die unterschiedliche Ausprägung von A·D·S und die mehr oder weniger vorhandenen Probleme in der Entwicklung ist es bei jedem Kind wichtig, sich – auch wenn es noch so zeitaufwendig ist – aus den verschiedenen Puzzlesteinen der Untersuchungen ein Gesamtbild zu machen.

Hier ist noch ein weiteres Beispiel – von **Chris**:

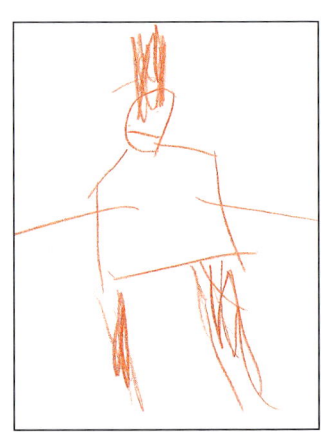

Chris geht es beim Malen ähnlich wie Sarah. Er verweigert eigentlich schon, den Stift in die Hand zu nehmen. Nicht nur seine Erzieherin, sondern auch die Eltern haben große Bedenken, ihn in diesem Sommer trotz Schulpflichtigkeit einzuschulen. Seine Kindergarten-Mappe ist fast leer geblieben. Zwei Bilder von einem Baum und einem Menschen haben mir die Eltern mitgebracht.

Sie können sich unschwer vorstellen, wie das Abschreiben von Zeichen und Buchstaben bei ihm aussehen könnte, wenn er es aufgrund seines motzigen Verhaltens nicht sowieso komplett verweigern würde. Wegen seiner Unfähigkeit, den Stift altersentsprechend zu benutzen, wurde bereits eine Ergotherapie eingeleitet. Aber die boykottierte er genauso wie alle anderen Anforderungen, die an ihn gestellt wurden.

Im Test zur Überprüfung motorischer und visuomotorischer Fähigkeiten (Test: DMB nach Prof. Dr. D. Eggert) produzierte Chris folgendes:

Beim ersten Blatt (unten links) sollte Chris nur zwei Dinge tun: Die Dreiecke mit dem roten Stift nachfahren und die Vierecke mit dem grünen. Rot schaffte er, bei Grün hörte dann seine Mitarbeit auf. Beim nächsten Blatt (unten rechts) sollte er die Punktfiguren kopieren. Er fing kurz an, aber schon nach einer Minute verkritzelte er das ganze Papier.

Man muß sich hüten, hieraus und allgemein aus seinen Malansätzen ein Urteil über seine geistige Entwicklung zu fällen. Es ist wichtig, sich nicht nur

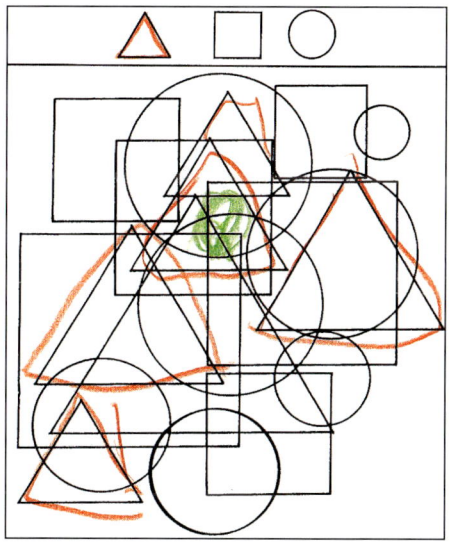 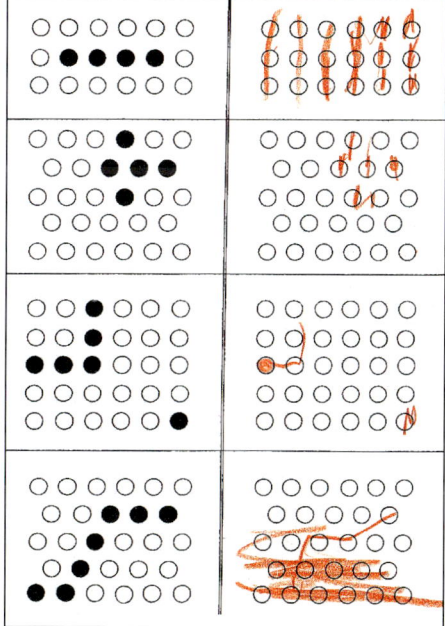

auf einzelne Tests zu verlassen. Chris zeigte z. B. im ausführlichen Intelligenz-Test deutlich mehr Interesse und Aufmerksamkeit. Er konnte sehr wohl komplizierte Symbole erfassen und sich merken. Seine Auffassungsgabe und sein logisches Denkvermögen sind altersentsprechend gut entwickelt. Allerdings braucht er aufgrund seines ausgeprägten A·D·S eine schnelle Unterstützung, sonst wird er wohl die Schulanforderungen nicht meistern können – trotz guter Intelligenz.

Alina (3. Klasse) weiß alles über Hunde. Sie bekommt es nur nicht vernünftig aufs Papier. Die Lehrerin kann ihre Antworten zum Teil nicht lesen, bekommt die Krise wegen der Heftführung, der Schrift und der Rechtschreibung. Deshalb kann sie ihr einfach keine gute Note in der Sachkundearbeit geben. So ähnlich sieht auch das Deutsch- und Matheheft aus. Kein Wunder, daß Alina sich viele Klagen anhören muß und immer mehr die Lernmotivation verliert. Es scheint ihr in der Schule wenig zu nützen, daß sie eigentlich gut logisch denken und sich auch komplizierte Sachverhalte merken kann. Sie muß es einfach auch aufs Papier bringen. Dabei aber stehen ihr das A·D·S und ihre Teilleistungs-Störung (Rechtschreibschwäche) im Weg.

Bei einigen Schulkindern mit A·D·S sieht man schon auf den ersten Blick in ihr Heft das Dilemma – so wie bei Alina (nächste Seite).
Bei Schulkindern umfaßt die Beurteilung der Denkentwicklung immer eine Intelligenz- und Leistungs-Diagnostik. Es kommt nicht so sehr auf den Gesamtwert des IQ an, sondern vielmehr auf das Leistungs-Profil mit seinen Stärken und Schwächen. Der sogenannte IQ-Wert ist der errechnete Summenwert aus den Untertests und sagt im Prinzip nicht sehr viel darüber aus, wie Aufgaben gelöst werden und welche besonders gut oder auch schlecht klappen.
Aber genau diese Informationen sind wichtig. Deshalb benutzen wir in unseren Praxen Intelligenz-Tests, die aus zahlreichen unterschiedlichen Untertests bestehen und die verschiedenen Sinneskanäle und Verarbeitungs-Funktionen ansprechen. Es ist entweder der Test **K-ABC** (Kauffman Assessment Battery for Children) oder der **HAWIK-R**-Test (Hamburg-Wechsler-Intelligenztest für Kinder).

Sachkundearbeit

1.) Von welchem Tier stammt der Hund ab?
Antwort: Wolf ✓

2.) Welche weiteren Tierarten gehören zur
Familie der Hundeartigen? ✓
A:

3) Nach welchen Gesichtspunkten züchtete der Mensch
Hunde? Jagen für Blinden, Polizei,
A: rauschgift

4) Welche Aufgaben erfüllen ein Hund?
Freundlich A:
angst
unterwürfichkeit
5) Welche Möglichkeiten hat der Hund, sich auszudrücken?
freude A: Mundichkeit, Aufmerksamkeit,
Ergebenheit Aufmerksamkeit
6) Wie mußt du einen Hund pflegen?
Schlechtlaune A: viel spielen gassigehen

7) Was benötigt man für die Hundepflege?
A: Vel in Enfrelzungskam
8) Was muss ein Hund machen?

A:

9) Was darf ein Hund nicht machen? beissen
Wachhund, schbalgeferten,

Viele A·D·S-Kinder haben nämlich ein „gezackeltes Leistungs-Profil" – wie z. B. **Jule** (hier ein Ausschnitt aus ihrem K-ABC-Test):

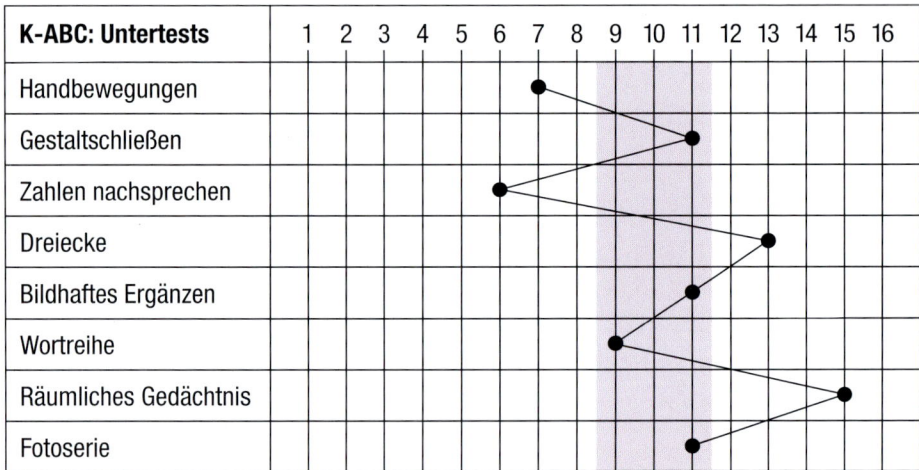

K-ABC: Untertests	1	2	3	4	5	6	7	8	9	10	11	12	13	14	15	16
Handbewegungen							7									
Gestaltschließen											11					
Zahlen nachsprechen						6										
Dreiecke													13			
Bildhaftes Ergänzen										10						
Wortreihe								8								
Räumliches Gedächtnis														14		
Fotoserie										10						

Der Gesamt-IQ-Wert liegt bei Jule mit 102 im altersentsprechenden Normalbereich. Wie Sie an der Kurve sehen können, hat sie Höhen und Tiefen, die sich in dem Profil durch die unterschiedlichen Skalenwerte aufzeichnen lassen. Die Skalenwerte unter 10 weisen auf Defizite hin, die über 10 auf Leistungs-Stärken (9–11: markierter Bereich = altersentsprechender Durchschnittswert).

Die Untertests „Handbewegungen", „Zahlen nachsprechen" und „Wortreihe" geben Aufschluß über die Aufmerksamkeits-Fähigkeit und das Kurzzeitgedächtnis. Die Werte in diesen Tests fallen bei Jule und auch bei vielen anderen Kindern mit A·D·S oft niedrig aus. Die übrigen Untertests geben Aufschluß über die Fähigkeit, logisch schlußfolgernd zu denken. Das kann Jule gut. In den weiteren Untertests „Lesen" und „Rechnen" (in diesem Test-Ausschnitt nicht dargestellt) liegt sie im guten Durchschnitt. Es besteht also in diesen Bereichen kein Hinweis auf eine sogenannte Teil-Leistungsstörung. Ansonsten würde zusätzlich z. B. ein standardisierter Rechtschreibtest nötig.

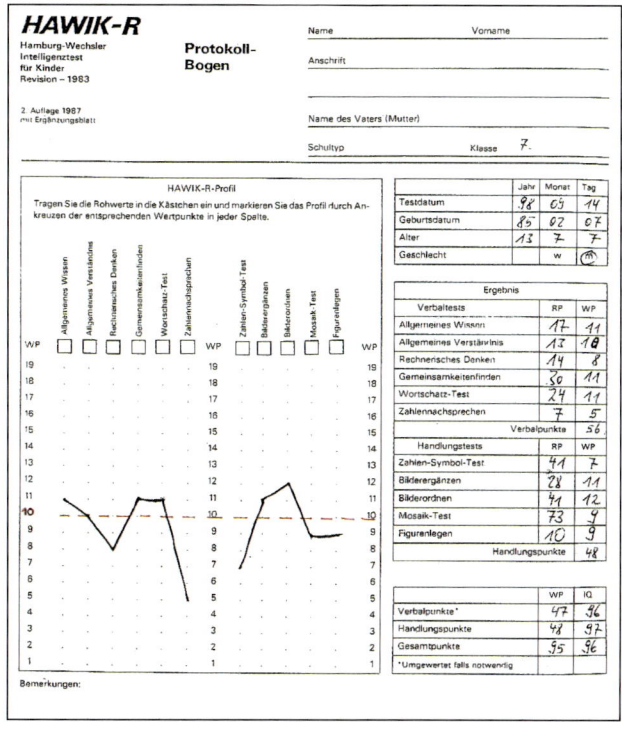

Hier noch ein Beispiel von **Clemens** (13 Jahre alt):

Bei diesem Test werden verbale Fähigkeiten und Handlungs-Fähigkeiten getrennt gemessen und in zwei Zackenprofilen dargestellt. Die beiden Ergebnisse werden zu einem Gesamtergebnis zusammengefaßt. (RP: Rohwert-Punkte, WP: Wert-Punkte).

Auch bei Clemens zeigt sich ein für einige A·D·S-Kinder typisches Zackenprofil – sowohl mit unterdurchschnittlichen als auch mit überdurchschnittlichen Werten.

Bei der Durchführung der Tests und auch schon bei den Gesprächen kann man sich ein Bild über das Arbeitsverhalten und das Umgehen mit Schwierigkeiten machen. Wird alles schnell gelöst, ohne lange nachzudenken? Braucht das Kind viel Motivation, sich auf die Aufgabe einzulassen? Zappelt es ständig auf dem Stuhl rum? Hört es gut zu, und schaut es gut hin? Läßt es sich schnell durcheinander bringen? Hat es selbst ein realistisches Einschätzungsvermögen? Wie lange kann es sich konzentrieren? Trödelt es und findet keinen Anfang?

Dieser Test wird durch visuelle und auditive Konzentrations-Tests ergänzt. Bei denen schneiden A·D·S-Kinder in der Regel deutlich schlechter ab als Gleichaltrige ohne A·D·S. Kinder mit A·D·S arbeiten meist sehr impulsiv und oberflächlich, wodurch viele Fehler produziert werden. Oder sie schaffen von den

Aufgaben nur sehr wenig, weil sie sich ständig durch andere Dinge ablenken lassen.

Wie steht es um die **emotionale Entwicklung**, das **Selbstbewußtsein** und die **sozialen Kontakte**? Wie Sie schon in vielen Beispielen gesehen haben und auch in den weiteren Kapiteln erfahren werden, haben es die meisten A·D·S-Kinder schwer. Sie erleben meist täglich irgendwelchen Ärger: zu Hause, in der Schule und auch mit Freunden. Einige von ihnen haben keine Kontakte oder Freunde, sie ecken mit ihrem Verhalten zu oft an.

Samuel schreibt z. B. im **Satzergänzungs-Test**:

- Keiner – *will mit mir spielen*
- Ich bin – *faul*
- Ich fühle mich – *elend*
- Hoffentlich – *finde ich auch mal einen Freund*
- Ich bin – *schlecht*
- Ich wünsche – *ich wäre nie geboren*
- Ich kann – *nicht aufpassen*
- Immer – *gibt es Ärger, Ärger, Ärger*
- Am liebsten – *würde ich abhauen*

Oder **Catharina**:

- Am liebsten – *wäre ich gut in der Schule*
- Ich bin – *die Dümmste*
- Mein größtes Problem – *ist die Träumerei*
- Am meisten wünsche ich mir – *ein ganz normaler Mensch zu sein*
- Ich möchte – *auch mal eine gute Note schreiben*

Für uns ist es immer wieder erstaunlich, wie ernst viele Kinder ihre Situation nehmen und auch oft über sich selbst traurig sind. Sie treten manchmal als Clown auf oder als „ cooler Powerman", aber meist haben sie einen sehr sensiblen Kern. Ihr Selbstbewußtsein ist meist im Keller, und sie haben Versagerängste. Einige zeichnen ihre Gefühle und Wünsche:

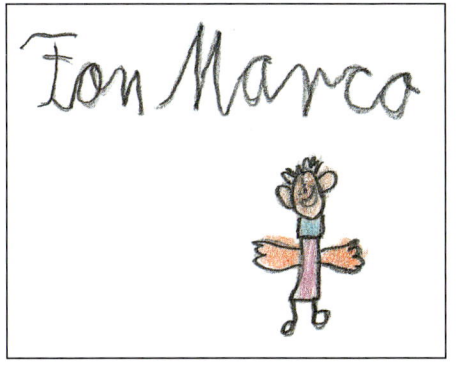

Beispiele von Kindern mit A·D·S und einer Selbstwert-Problematik

Beispiel 1:
„So klein fühle ich mich"

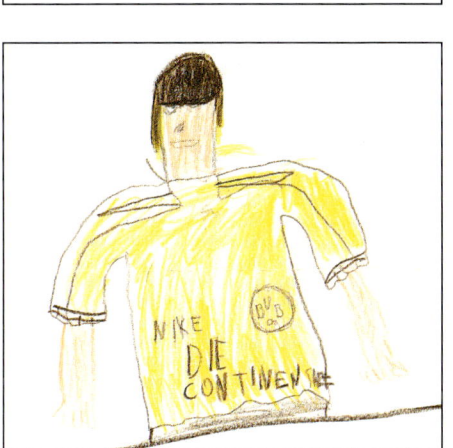

Beispiel 2:
„So groß und erfolgreich möchte ich auch mal sein"

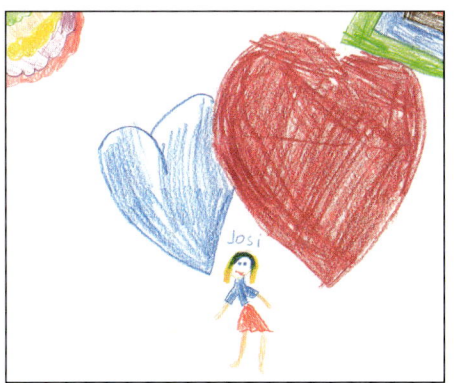

Beispiel 3:
„So liebevoll müßte die Welt um mich herum sein"

Das Streß-Barometer

Lehrer, Mitschüler, Eltern und Geschwister können das empfundene Streß-Barometer in die Höhe treiben. Im folgenden eine Auflistung von Situationen, die A·D·S-Kinder als extreme Streß-Situation beschreiben:

Streß in der Schule

100 % Streß	Ich werde bestraft, auch wenn ich es diesmal nicht war
100 % Streß	Mitschüler und Lehrerin quatschen während der Klassenarbeit
100 % Streß	Mein Lehrer sagt gemeine Dinge zu mir, und alle anderen lachen über mich
100 % Streß	Die meisten Lehrer quatschen und quatschen. Das ist öde. Warum können wir nicht mit Folien, Dias oder Videos arbeiten und mehr Versuche machen?
90 % Streß	Der Lehrer schreit ständig
90 % Streß	Durch die blöde Sitzordnung muß ich immer meinen Kopf verdrehen, um an die Tafel sehen zu können. Mein Genick tut schon ganz weh
80 % Streß	Unser Lehrer hat kein Konzept. Erst kündigt er etwas an, dann macht er irgendwas anderes. Zu dem, was er angekündigt hat, kommt er nicht
80 % Streß	Meine Lehrerin redet so leise und eintönig, daß ich mich dauernd kneifen muß, um nicht einzuschlafen
80 % Streß	Mein Lehrer teilt Kopien aus, die kaum lesbar sind. Ich setze mich dann hin, um sie zu lesen. Doch wenn ich immer wieder Wörter nicht erkennen kann, packt mich die Wut – und manchmal schmeiße ich die Kopien dann einfach weg

Streß zu Hause

100 % Streß	Meine Mutter erklärt nicht, sie predigt
100 % Streß	Niemandem kann ich es recht machen. Wie ich es mache, ist es falsch
100 % Streß	Meine Eltern reden nie mit normaler Stimme mit mir. Was sie sagen, ist nur immer Gezeter
100 % Streß	Ich hasse es, im dunklen Zimmer zu liegen und nicht einschlafen zu können. Meine Eltern wollen nicht kapieren, daß ich besser schlafen kann, wenn ich noch lese
90 % Streß	Mit meiner Mutter die Hausaufgaben erledigen
90 % Streß	Ständig höre ich: „Nimm dir ein Beispiel an...."
80 % Streß	Mein Bruder lacht mich wegen meiner schlechten Schulnoten aus

Kapitel 3: Das Wichtigste in Kürze

- Von außen betrachtet stehen bei A·D·S-Kindern die besonders anstrengenden Verhaltensweisen im Vordergrund.
  Entsprechend schnell wird der Ruf nach strenger Erziehung laut.
- Erst der Blick hinter die Fassade offenbart das hohe Maß an Kreativität, Ideenreichtum und Sensibilität der A·D·S-Kinder.
- Auch wenn jedes A·D·S-Kind sein individuelles Entwicklungs- und Begabungs-Profil hat und die A·D·S-Symptomatik sehr unterschiedlich ausgeprägt sein kann, gibt es doch gemeinsame Erkennungs-Merkmale.
- Es gibt keinen einzelnen Test, mit dem allein die Diagnose A·D·S möglich wäre. Entscheidend ist ein Gesamtbild des Kindes, zusammengefügt aus vielen Mosaiksteinen.

4

A·D·S-Kinder: Ungezogen und unerzogen – oder einfach nur unerkannt?

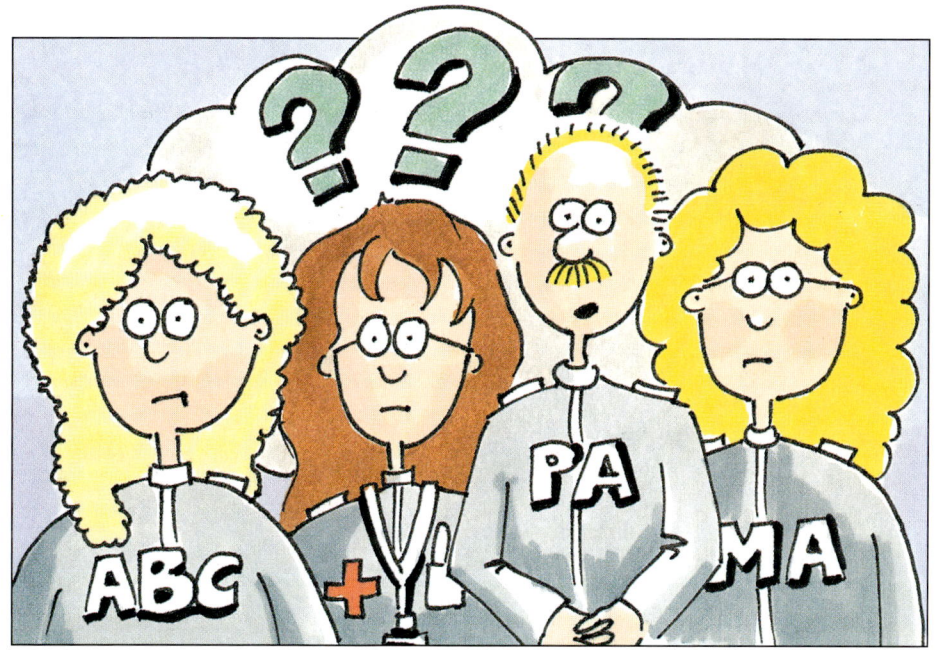

In diesem Kapitel erfahren Sie, …

- wie Sie sich in dem Wirrwarr von Erklärungs-Modellen und Therapie-Angeboten für A·D·S besser orientieren können
- wie die Informations-Verarbeitung in unserem Gehirn funktioniert
- wie andersartig die Informations-Verarbeitung bei A·D·S ist – und wie sich das auf das Verhalten auswirkt.

A·D·S: Charakterzug, Erziehungs-Problem oder neurobiologische Besonderheit?

A·D·S – nur ein Erziehungsproblem?

Fallen Ihnen auch so viele Kommentare und Erklärungs-Modelle ein, wenn Sie an die Geschichten von Max, Jule und den anderen Kindern in den ersten Kapiteln denken? Sicherlich kennen Sie auch Bemerkungen wie *„Julius ist zwar ein noch größerer Unruhegeist als sein Vater früher, aber so sind Jungen nun mal"*. So wohl man einem solchen „Unruhegeist" anfangs auch gesonnen sein mag – irgendwann ist die Geduld zu Ende. Und dann wird sein Verhalten nicht mehr toleriert. Spätestens in der Schule bekommt Julius Ärger, wenn er nicht auf seinem Platz sitzen bleibt und die Klassenregeln ignoriert. Dann könnten sich Bemerkungen häufen, wie: *„Flegel! Schlecht erzogen! Er braucht mal eine richtig strenge Hand!"* Oder die alleinerziehende Mutter von Pia wird belehrt: *„Ist ja kein Wunder, daß Pia in der Schule so unkonzentriert und aggressiv ist, wenn die Mutter nicht genügend durchgreift!"* Oder über Jule wird gesagt: *„Wenn unser Kind so spät ins Bett ginge, wäre es auch so transusig und müde. Außerdem wollen die Eltern einfach nicht glauben, daß ihre Tochter nun einmal kein Genie ist. Sie ist eher ein bißchen dumm."*

Wenn Max mit seinen acht Jahren immer noch nicht hören gelernt hat, in der Schule nicht genügend aufpaßt, viel Quatsch macht und jeden Tag die gleichen Strafpredigten heraufbeschwört, platzt den Eltern schon mal der Kragen. *„Was sollen wir denn noch tun? Bringt er uns extra auf die Palme, oder hat er psychische Probleme? Vererbt sich der cholerische Charakterzug vom Opa? Oder machen wir in der Erziehung wirklich alles falsch?"* Auch die Eltern von Jule sind sehr besorgt: *„Ist sie in der Schule überfordert? Warum hängt sie ständig ihren Gedanken nach? Hat sie seelische Belastungen, z. B. den Tod der Oma, nicht verkraftet? Warum kann sie sich bei Arbeiten nicht zusammenreißen?"*

Was ist der Grund für das Verhalten dieser Kinder – und was steckt hinter ihren Schulproblemen? Warum sind Max, Jule, Robert, Lara unkonzentriert, manchmal motzig und reagieren wie ein Pulverfaß? Warum ist es so schwer, mit den Hausaufgaben anzufangen, und warum zeigen sie so wenig Einsicht und diskutieren immer wieder stundenlang? Warum scheint ihr Seelenleben aus dem Lot geraten zu sein?

Eine schnelle und pauschale Beurteilung ist in der Regel immer fehl am Platz. Gemeinsam ist Max, Jule und den anderen beschriebenen Kinder, daß sie nicht adäquat reagieren. Obwohl es ihnen schon tausendmal gezeigt und gesagt worden ist, klappt vieles immer noch nicht. Sie scheinen Regeln einfach zu vergessen oder „auf Durchzug zu schalten". Sie machen immer wieder „Schusselfehler", sind unkonzentriert, hören nicht richtig zu oder schauen nicht genau hin, obwohl sie es sich ganz fest vornehmen.

Warum können sie nicht lange genug aufpassen? Warum zeigen sie so wenig Übersicht und Einsicht, sind vergeßlich und ecken mit ihrem Verhalten ständig an?

Bei Max, Jule und anderen liegt es sicherlich **nicht** daran, daß vielleicht Spielregeln in der Familie und in der Schule nicht klar genug festgelegt, gesagt und durchgesetzt werden. Im Gegenteil: Diese Kinder bekommen die Regeln am Tag zigmal gepredigt. Und jedes Mal passiert wieder das Gleiche: Beim Anziehen, beim Zähneputzen, beim Aufräumen und bei den Hausaufgaben gibt es regelmäßig einen Aufstand, und für „Kleinigkeiten" werden Auseinandersetzungen heraufbeschworen.

Meistens tun den Kindern diese „Nein-Demonstrationen" und Auftritte des „Wut-Männchens" nachher leid. Nur sind am nächsten Tag leider alle guten Vorsätze wieder vergessen.

Und das alles soll wirklich nur an den Eltern liegen? – Nein! Aber mit Schuldzuweisungen an die Eltern sind alle schnell bei der Hand, wenn Kinder sich „schlecht benehmen". In die gleiche Kategorie werden Schul- und Konzentrations-Probleme gepackt. Wir kennen in unseren Praxen kaum Elternpaare, die sich nicht selbst „an die Nase fassen" und die Schuld für das „Versagen" und die Probleme ihrer Kinder erst einmal bei sich selbst suchen. Diese Eltern suchen Hilfestellungen und Erklärungen dafür, warum ihre Erziehungs-

Maßnahmen anscheinend ständig „boykottiert" werden und sich so schwer einüben.

Viele suchen deshalb bei den verschiedensten Fachleuten Rat. Es passiert nicht selten, daß sie mit sehr unterschiedlichen Antworten und Ratschlägen konfrontiert werden – je nachdem, aus welchem Blickwinkel der „Fachmann"/die „Fachfrau" das Problem betrachtet.

Egal, welcher Fachrichtung der Experte angehört, gibt es eine unumstrittene Tatsache: **Gedanken, Gefühle oder Handlungen haben ihren Ursprung alle in unserem Kopf.**

Damit Sie sich in dem Wirrwarr von Erklärungs-Modellen und Therapie-Angeboten besser orientieren können, sollten Sie über die Grundbedingungen und die Funktionsweise unserer „Denk- und Lernmaschine" Gehirn etwas wissen. Sie werden dann auch besser verstehen, warum ein Kind mit A·D·S so und nicht anders reagiert – und wie Sie seine Entwicklung sinnvoll und positiv unterstützen können.

A·D·S-Kinder haben eine andere Art, Informationen aufzunehmen, zu sortieren, zu verarbeiten und abzuspeichern – und deshalb reagieren sie bei bestimmten Anforderungen so anders.

Wenn Sie das wissen, dann wissen Sie auch, was **A·D·S nicht** ist: A·D·S ist

- kein Erziehungsproblem
- keine Bösartigkeit
- kein schlechter Charakter
- keine Dummheit

Beispiel **Max**: Wie sieht die andere Art der Informations-Verarbeitung bei ihm aus? Sie erinnern sich: Max bekommt eine Information, z. B. die Aufforderung der Lehrerin, sein Mathe-Buch auf Seite 16 aufzuschlagen. Er reagiert gar nicht, kippelt auf dem Stuhl und schwätzt weiter mit seinem Nachbarn. Beim Diktat scheint er die Endungen einfach zu überhören, so daß er über zehn Rechtschreibfehler produziert. Er ist so vergeßlich, daß man ihm manches hundertmal sagen muß. Oder er handelt, ohne zu überlegen. Trotz mehrmaliger Belehrung ruft er weiter seine Antworten in die Klasse, ist flip-

pig, macht auf dem Schulhof nur Quatsch und mischt bei jeder Rauferei mit. Max scheint die Grenzen nicht zu kennen (zum Beispiel wann er aufhören muß), und er reagiert oft zu heftig. **Eins haben alle seine Reaktionen gemeinsam: Sie sind nicht besonders gut an die Situation angepaßt.**
Aber warum? Macht er das alles extra, weil er keine Lust hat, oder weil er die Lehrerin ärgern will? Nein, er nimmt sich täglich aufs neue vor, heute aufzupassen und genauso zu funktionieren wie seine Mitschüler. Ihm ist es nicht egal, wenn er im Diktat schon wieder „blöde Fehler" macht oder einen Rüffel bekommt, weil er seine Sportsachen vergessen hat. Aber es klappt einfach nicht so, wie er es gern möchte. Er kann mit seiner Aufmerksamkeit nicht am „Ort des Geschehens" bleiben und der Lehrerin konzentriert zuhören. Er läßt sich ablenken, bekommt wichtige Dinge nicht mit und reagiert impulsiv. Die Ursache für dieses Dilemma sitzt im Kopf: **Der Aufnahme-Filter für die Informationen und das Teamwork in der Verarbeitungs-Zentrale Gehirn funktionieren nicht optimal.**

Der Aufnahmefilter: Um gezielt etwas an Information aufzunehmen, ist es notwendig, aus der Vielzahl der angebotenen Reize eine Auswahl zu treffen. Die Reize müssen gewichtet und kanalisiert werden, damit man nicht von ihnen überflutet wird. Diesen „Check" machen wir normalerweise automatisch jeden Moment und unglaublich schnell. Bei Max und anderen A·D·S-Kindern aber ist der Aufnahme-Kanal in der Regel zu weit gestellt. Sie nehmen mehr Information auf, als sie gerade in der Situation gebrauchen können. Sie sind abgelenkt durch unwichtige Dinge, wie z. B. das Geräusch eines Autos auf der Straße oder das Quatschen des Nachbarn. Andererseits gibt es bei A·D·S-Kindern in manchen Situationen auch die Konstellation: Aufnahme-Kanal besonders eng gestellt. Das ist z. B. bei Max beim Lego-Bauen oder Computerspielen der Fall: Er bekommt dann von seiner Umgebung nichts mit, er ist total abgetaucht in seine Spielwelt. Im Fachjargon nennen wir das „hyperfokussieren". Die optimale und angepaßte Einstellung des Aufnahme-Kanals gelingt Max und anderen A·D·S-Kindern nicht gut.
Klar: Wenn durch mangelnde Selektion pausenlos eine Unmenge von Informationen anflutet, kann unsere Verarbeitungs-Zentrale – das Gehirn – sie nur

schwer bewältigen. Die Folge: Ein hektisches Durcheinander oder auch ein Absturz des „Rechners". Bei A·D·S-Kindern führt das dann zu motorischer Unruhe, innerer Hektik, Verwirrtsein, mangelnder Übersicht und Blockade bei den Arbeiten.

Das Gehirn-Teamwork im neuronalen Netzwerk: Unserer Gehirn ist ein unglaublich umfangreiches Netzwerk von Nervenzellen und Leitungsbahnen, die sich zu Teams zusammenfinden und sehr eng miteinander kommunizieren (Neuronales Netzwerk). Hier werden alle Informationen verarbeitet, miteinander verschaltet, archiviert und wieder reaktiviert. Wir nennen diese Vorgänge auch „Wahrnehmungs-Verarbeitung". Je besser der Aufnahmefilter die Informationen auswählt und nach ihrer Wichtigkeit sortiert, um so besser kann das Netzwerk damit arbeiten. Und um so gezielter und genauer können die Informationen weitergeleitet und umgestaltet werden. Bei A·D·S-Kindern kann Wahrnehmungs-Verarbeitung zum Problem werden – oft schon deshalb, weil die Informationen zu ungenau aufgenommen werden (dazu mehr in Kapitel 5: „A·D·S – die andere Wahrnehmung").

Das gezielte Handeln: Wahrnehmungs-Verarbeitung, Vorausschau und gezieltes Handeln hängen eng miteinander zusammen. Hakt es an einer Stelle, wirkt sich das auf das Endergebnis aus.

Bei A·D·S-Kindern macht sich die „andere Informations-Verarbeitung" im Handeln bemerkbar. Das Produkt des „Teams Neuronales Netzwerk" sind unsere Reaktionen. Sie teilen sich als sprachliche oder schriftliche Äußerungen mit oder über unsere Motorik und unser Handeln. Wir reagieren gelassen und mit Übersicht oder spontan impulsiv. Oder wir sehen zum Beispiel eine gestochen schöne Handschrift oder eine katastrophale Heftführung. A·D·S-Kinder, die in ihrer Hörverarbeitung ein Problem haben, zeigen manchmal Auffälligkeiten in ihrer Sprachentwicklung oder im Umsetzen von Laut- in Schriftsprache (Rechtschreibung). Ähnliches gilt für die Körper-Wahrnehmung und die Körper-Beherrschung (Kapitel 5).

Wenn Sie noch mehr darüber wissen wollen, wie unser neuronales Netzwerk bei der Umbildung von Informationen zu Gedanken, Gefühlen und Handlungen arbeitet, dann tauchen Sie in die spannende Welt der Wissenschaft ein und lesen die nächsten Seiten.

Das neuronale Netzwerk und die Informations-Verarbeitung

Die Interaktionen zwischen Mensch und Umwelt finden tagtäglich in jedem Augenblick unseres Lebens statt. Erfahrungen, Erinnerungen und Reaktionen bestimmen unser Denken, Fühlen und Handeln und sind der Motor unserer Entwicklung. Was ist die Basis dieser Interaktionen? Was brauchen wir als Grundbedingung für eine harmonische Entwicklung? Wie lernen wir schreiben, lesen, rechnen und komplizierte Anforderungen zu meistern? Wie lernen wir, adäquat zu reagieren, uns zu integrieren und ein gesundes Selbstbewußtsein zu entwickeln? Was kann zum Stolperstein in der Entwicklung werden? Was kann als Hilfe sinnvoll sein? Wir sind nicht die ersten, die sich mit diesem Thema beschäftigen. Die Frage nach den Wurzeln und der Entstehung von Gedanken und Handeln begleitet unsere Kulturgeschichte seit vielen tausend Jahren. Philosophen und Wissenschaftler sind seit jeher von dieser komplexen Frage und ihrer Beantwortung gefesselt – und immer wieder fasziniert von neuen Erkenntnissen.

Dank der Hirnforschung in den letzten Jahrzehnten können Wissenschaftler heute genau sagen, wo und wie im Gehirn Gedanken, Bilder, Erinnerungen und Handlungen geplant und produziert werden. Wir bekommen nicht Wellen und Bilder eingetrichtert, sondern wir nutzen unser hochkompliziertes Netzwerk aus Nervenzellen zur Informations-Verarbeitung, Abspeicherung und zum Wiederaufrufen der Gedanken.

Denken, Empfinden, Lernen und Handeln sind das Ergebnis einer gut funktionierenden Teamarbeit dieses neuronalen Netzwerkes Gehirn. Es ist in seiner Funktionalität und seinem Leistungsvermögen jeder Maschine und jedem noch so komplizierten Computer überlegen. Über Nervenfasern werden 15–20 Milliarden Nervenzellen miteinander koordiniert. Jede Nervenzelle ist mit bis zu 10.000 anderen Nervenzellen verbunden – eine gigantische Dimension! Das Netzwerk repräsentiert eine „Gesamt-Kabelstrecke" von 500.000 Kilometern Länge mit Millionen von Schaltstellen – zusammengeknüllt zu exakt sortierten und organisierten Gehirnwindungen hinter unserer Stirn.

Die Frage ist: **Wie funktioniert dieses gigantische Netzwerk?**
Gefüttert wird das neuronale Netzwerk mit Informationen von unseren Sinnes-Systemen. Wir nehmen Eindrücke über unsere Augen, Ohren und andere Körper-Antennen auf. Damit wir nicht von einer gigantischen Informationsflut überrollt werden, werden Informationen wie durch einen Filter vorsortiert, ehe sie ins Bewußtsein gelangen, um weiter verarbeitet

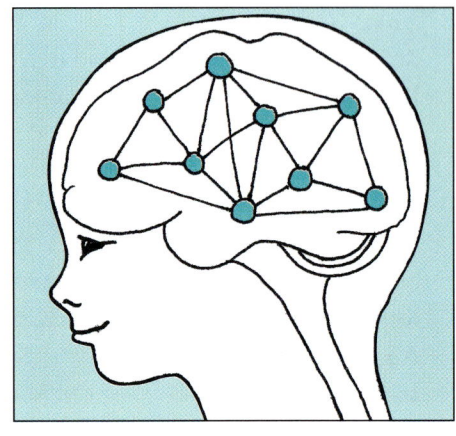

zu werden. Diese Auswahl aus der Vielzahl der angebotenen Reize treffen wir laufend, in jedem Moment.

Hierzu ein **Beispiel:** Während Sie dieses Buch lesen, fährt vielleicht gerade ein LKW draußen vorbei, in der Küche brummt die Spülmaschine, der frische Kaffeeduft verbreitet sich, und Ihre Kinder singen lauthals einen Hit aus dem Radio mit. Wenn Sie sich von dem Text, den Sie jetzt gerade lesen, und Ihren Gedanken zum Thema fesseln lassen, dann bekommen Sie von den übrigen Reizangeboten nicht viel mit und lassen sie im Hintergrund „unbewußt" mitlaufen. Sie richten Ihre Aufmerksamkeit selektiv und bewußt auf das Buch. Das kann sich natürlich ändern: Wenn Ihre Motivation oder Ihr Interesse nicht so groß sind, überlegen Sie vielleicht, jetzt eine Tasse Kaffee zu trinken, oder lauschen dem Gesang Ihrer Kinder oder nehmen das LKW-Geräusch oder das Brummen der Spülmaschine zum Anlaß, genervt zu sein. In diesen Momenten haben sich die Prioritäten der Reiz-Aufnahme verändert: Entweder sind die Hintergrund-Geräusche so intensiv, daß Sie sie nicht einfach ignorieren können, oder Sie können den Brennpunkt Ihres Interesses momentan nicht ausschließlich auf das Buch richten.

Aufmerksamkeit basiert

- einerseits auf **Interesse und Motivation**
- andererseits auf der **Fähigkeit**, den **Brennpunkt des Interesses** auf wenige Eindrücke und Informationen **einzuengen**

Laura und **Max** besuchen beide die zweite Grundschulklasse. Sie sind beide clever. Der Hauptunterschied liegt in ihrer Konzentrations-Fähigkeit. Laura beherrscht ihren Job blendend, dem Unterricht aufmerksam zu folgen. Sie hat Spaß am Lernen und sammelt einen Belohnungs-Stempel nach dem anderen. Sie ist eine „Vorzeigeschülerin".

Bei Max ist das leider anders. Alle beschweren sich, daß er im Unterricht unkonzentriert ist, sich schnell ablenken läßt und stört. Er kann mindestens genau so schnell denken wie Laura, und sein Wissen von Zusammenhängen im Sachkunde-Unterricht ist manchmal phänomenal. Aber ein Lob oder eine Anerkennung lassen trotzdem meist auf sich warten, weil die Lehrerin sich auch im Sachkunde-Unterricht über ihn ärgert und weil Max seine Antwort schon wieder einfach in die Klasse ruft und nicht abwartet, bis er aufgerufen wird. Ganz zu schweigen von seinem Heft, in dem er nur Bruchstücke seiner Ideen hingekrakelt hat und eine chaotische Heftführung demonstriert. Die letzten Arbeitsvorlagen sind überhaupt nicht mehr vorhanden. Ein Teil fristet sein Dasein im Wust der übrigen losen, verknitterten und auch teilweise verschmierten Zettel im Ranzen.

Max hat **zwei Handicaps:** Er kann den Brennpunkt seines Interesses nicht auf das momentan Wichtige einengen – und er bekommt wegen seines impulsiven Verhaltens selten ein Lob. Dadurch läßt seine Motivation für das Lernen in der Schule mehr und mehr nach. Je weiter das Interesse absinkt, um so schlechter kann er aufpassen. Dieser **Teufelskreis der negativen Lernerfahrung** dreht sich immer weiter.

Bei **Laura** ist es genau umgekehrt. Sie bekommt oft Anerkennung für ihre schöne Schrift und das Erledigen ihrer Aufgaben. Bei ihr steigt die Motivation und „puscht" ihre Aufmerksamkeits-Funktionen. Sie profitiert von der **positiven Lernerfahrungs-Spirale.**

Der Unterschied im Meistern der Schulanforderungen liegt also bei Laura und Max nicht an ihrer unterschiedlichen Cleverness, sondern an ihrer unterschiedlichen Konzentrations-Fähigkeit und der Fähigkeit, sich und seine Arbeit zu organisieren. Unser **Lern-Motor „Motivation"** läuft ständig weiter. Bei Laura sorgt er für das Ankurbeln, bei Max dagegen für das Abbremsen weiterer Lernerfahrungen (wegen ausbleibender Anerkennung). Der Unterschied zwischen den beiden im Erfahrungsfeld „Lernen" ist nach kurzer Zeit frappierend.

Um zu verhindern, daß Max immer mehr negative Lernerfahrungen macht, ist ihm zu wünschen, daß er sich in seiner Konzentrations-Fähigkeit verbessert und daß er eine Lehrerin findet, die einen guten Draht zu ihm hat und sein Interesse wecken kann. Mit Spaß am Lernen und guter Motivation funktioniert das Aufpassen besser, und auch Anstrengendes läßt sich meistern.

Was passiert nun weiter mit den aufgenommenen und gefilterten Eindrücken? Nach der **selektiven Informations-Aufnahme** kann die **Weiterverarbeitung** rasch fortgesetzt werden. Zunächst passieren diese Informationen im neuronalen Netzwerk den **Arbeitsspeicher**, der für die weitere Planung und Koordination des Prozesses „Aufgabenlösung" unabdingbar ist. Er ist im Prinzip eine Art Empfangshalle und Sortierzentrum gleichzeitig. In dieser Zwischenstation „Arbeitsspeicher" werden die neuen Daten analysiert, mit den vorhandenen verglichen und erneut zu Gedanken verknüpft, die dann abgespeichert und/oder gesagt und aufs Papier gebracht werden.

Vom Sortierzentrum aus geht es dann in die verschiedenen „Fachabteilungen", die zahl-

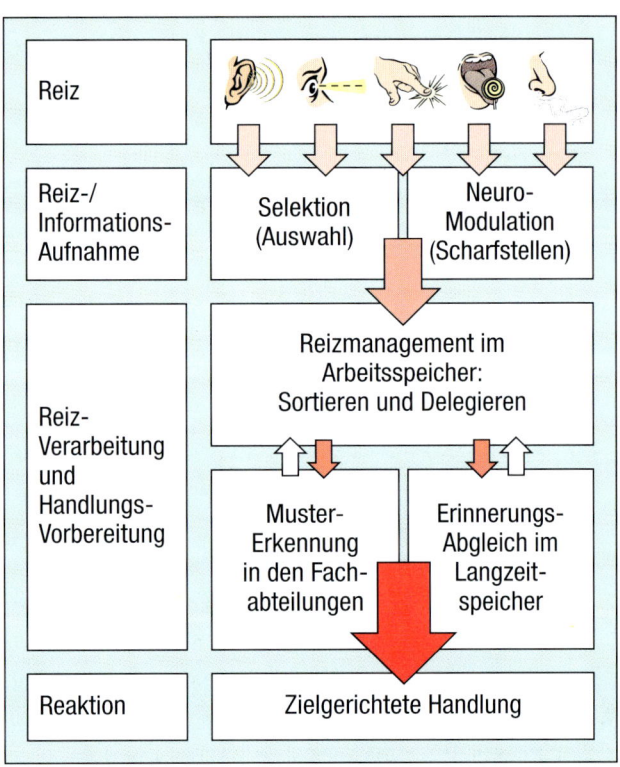

reichen **Zentren im neuronalen Netzwerk.** Unsere Nervenzellen im Netzwerk Gehirn sind wahre Kommunikations-Künstler: Sie pflegen einen leidenschaftlichen Kontakt miteinander, ordnen sich zu Verbänden und Zentren, die sich auch ständig untereinander austauschen – z. B. das Sprachzentrum mit dem Hörzentrum, das Sehzentrum mit dem Sprachzentrum und beide mit den motorischen Bereichen.

Je öfter wir diesen Prozeß der Informations-Verarbeitung durchlaufen, um so reibungsloser und schneller geht er vonstatten. Die einzelnen Schritte laufen dann wie von selbst ab. Wir erkennen bei bestimmten Reiz-Konstellationen feste Beziehungen und Muster. Wir profitieren von einem schnelleren Verarbeitungs-Weg, indem wir eingespielte Verschaltungs-Wege nutzen.

Wir erfassen schnell einen Zusammenhang und ordnen ihm „ohne viel nachzudenken" automatisch eine Bedeutung zu. Laute werden zum Beispiel in Sekundenschnelle zu Wörtern. Bedeutungs-Zusammenhänge oder Zeichen werden zu Buchstaben und Geschichten.

Beispiel: Wenn Sie z. B. nach 20 Jahren ein Klassentreffen besuchen, erkennen Sie Fritz gleich wieder, obwohl er mittlerweile eine Glatze hat und 20 Kilo zugelegt hat. Sie haben die für Fritz typischen Gesichtszüge als festes Bild in Ihrem Gedächtnis abgespeichert. Sie verbinden es augenblicklich mit der Zuordnung „Das ist Fritz". Oder anders formuliert: Sie erkennen das „Informations-Muster Fritz".

Durch diese automatisierten Vorgänge können Sie auch mit nur wenig Information eine Reihe von Mustern aktivieren.

Freunde klassischer Musik werden keine Mühe haben, beim Hören einiger Takte z. B. die „Kleine Nachtmusik" von Mozart wiederzuerkennen. Oder sie aktivieren durch einen „Ohrwurm" z. B. eine Kaskade von Bildern, die sich zu Szenen und Erinnerungen aneinanderreihen.

Wie reibungslos der Weg bis zur Muster-Erkennung abläuft, das erfahren wir in der Praxis unter anderem im psychologischen Entwicklungs-Test.

Ein Beispiel für die „Gestaltbildung" oder Muster-Erkennung in der visuellen Wahrnehmung: Rechts oben sehen Sie ein weißes Dreieck, obwohl nur Striche und Kreise mit kleinen Ausschnitten gedruckt sind. Rechts unten können Sie nur eine Interpretation auf einmal sehen: Entweder die Vase oder die zwei Gesichter.

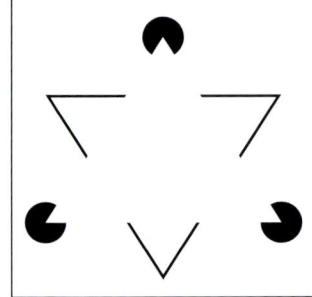

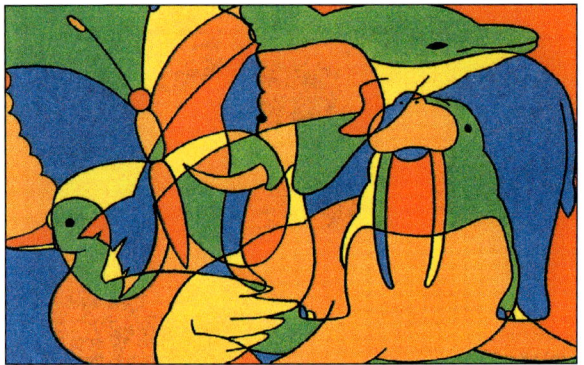

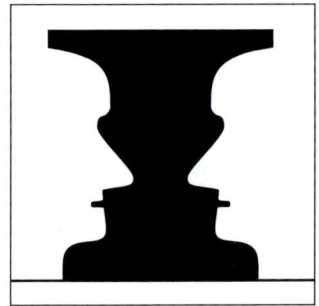

Auch schon Vorschulkinder erkennen aus einem Wirrwarr von Informationen in Form von Strichen, Flächen, Farben und Zeichen Muster und ihre Bedeutung – im linken Bild zum Beispiel den Schmetterling, das Walroß oder die Ente.

Wie die meisten Erstkläßler kann auch Laura schon schnell ein Wort und seine Bedeutung erfassen, ohne daß sie Buchstabe für Buchstabe analysieren und aneinanderreihen muß. Die zunächst „komischen Zeichen" gewinnen immer mehr feste Bedeutungen und können als „Muster" (z. B. Buchstabe A) oder als ein „Wortbild" im Gedächtnis abgelegt und abgerufen werden.

Schon nach kurzer Zeit kann sie gut lesen und schnell abschreiben. Sie muß sich nicht mehr mit jedem Buchstaben einzeln aufhalten.

Diese immer schneller werdenden Abläufe von einer bestimmten Informations-Aufnahme (Input) zu einer gewünschten Reaktion (Output) nennen wir **Lernen.** Je stabiler und organisierter dieser Ablauf stattfindet, um so schneller ist er automatisiert und zur Routine geworden. Wir sind einen Schritt weitergekommen in der Entwicklung und im Erlernen einer Fähigkeit. Ein spanisches Sprichwort charakterisiert das so: *„Gewohnheiten sind erst Spinnweben, dann Drähte"*. Diese Beschreibung kann man im wahrsten Sinne des Wortes auf die neurobiologischen Vorgänge übertragen: Im neuronalen Netzwerk werden die Verknüpfungen – oder „Spinnweben" – neu ausgebildet, gebahnt und mit der Zeit stabiler. Sie werden zu festen Verbindungs-Kabeln oder „-Drähten". So wird unser Netzwerk im Laufe der Entwicklung immer umfangreicher und besser ausgestaltet.

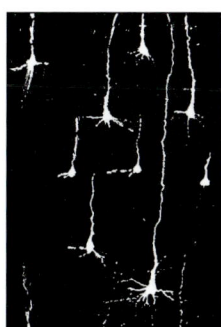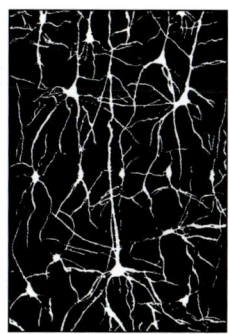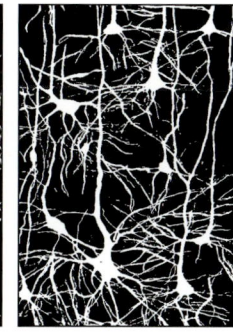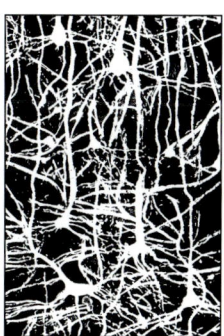

Dies sind Ausschnitte aus dem Kabelwerk des Gehirns zum Zeitpunkt der Geburt, im Alter von 3 Monaten, mit 15 Monaten und mit 3 Jahren (*Vester: Denken, Lernen, Vergessen,* Deutsche Verlags-Anstalt)

Die Information, die den oben beschriebenen Reaktions- und Lernprozeß in Gang setzt, kann sehr unterschiedlich sein. Sie wird über unsere verschiedenen Sinnes-Systeme übertragen:

- …visuell in Form von Zeichen, die wir durch den Lernprozeß als Buchstaben, Wörter, Geschichten und Handlungs-Zusammenhänge begreifen
- …auditiv als Laute, die über unsere Hörwahrnehmung in Sprache und Verstehen münden
- …als Körper-Signale, die in komplexe Bewegungs-Abläufe und Fähigkeiten umgesetzt werden, um den Körper mit seinen Gelenken und Muskeln harmonisch zu steuern

Ebenso funktioniert auch der **Lernprozeß im Verhalten.** Bei der Einübung be-
stimmter Verhaltensweisen und in der Erziehung besteht die zu verarbeitende
Information aus Vorgaben oder Anweisungen, die nach einer Zeit in ge-
wünschte Reaktionen umgesetzt werden sollten. Auch das ist ein Lernprozeß,
der sich automatisieren kann.

A·D·S und die Besonderheiten der Informations-Verarbeitung

Dank intensiver wissenschaftlicher Forschungen über die Gesetzmäßigkeiten und Bedingungen der Informations-Verarbeitung im neuronalen Netzwerk kennen wir heute nicht nur die Grundlagen von Entwicklung, Lernen und Verhalten – sondern wir wissen auch mehr über viele Besonderheiten und die damit verbundenen Auffälligkeiten, die zu Krankheiten, Entwicklungs- und Verhaltens-Problemen führen können.

Eine dieser Auffälligkeiten ist A·D·S. Aufgrund vieler Beobachtungen und Erfahrungen von Ärzten und Psychologen wird A·D·S schon seit mehr als 50 Jahren diagnostiziert und therapiert. In den letzten Jahrzehnten konnten die umfassenden Erkenntnisse laufend durch wissenschaftliche Untersuchungen ergänzt werden. Untersucht wurden die neurobiologischen Grundbedingungen für Auffälligkeiten im Verhalten und beim Lernen bei der Diagnose A·D·S. Die zahlreichen Komponenten des Phänomens A·D·S mit seinen unterschiedlichen Facetten und Problemen lassen sich dadurch besser erklären. Darüber hinaus haben sie unser Verständnis und die Unterstützungs-Möglichkeiten für Kinder und Erwachsene mit A·D·S revolutioniert. Wir begreifen nicht nur besser die Eigenarten, den anderen Lernstil und das Verhalten, sondern wir können auch effektive Hilfen anbieten.

Die Besonderheiten in der Informations-Verarbeitung lassen sich in einem Satz zusammenfassen: **„Der Aufnahme-Filter für die Informationen und das Teamwork in der Verarbeitungs-Zentrale Gehirn funktionieren nicht optimal."**

Das Bild auf der nächsten Seite kennen Sie schon. Aber es ist nicht ganz das gleiche Bild. Hier sehen Sie, wie A·D·S die Informations-Verarbeitung ändert, was dabei im neuronalen Netzwerk passiert – und warum manchmal nicht das „Richtige" erfolgt.

Bei der Informations-Auswahl stoßen wir auf das erste Problem: Die optimale und angepaßte Einstellung des Aufnahme-Kanals gelingt A·D·S-Kindern nicht gut. In den „Aufnahme-Trichter" gelangen meist mehrere Reizeindrücke.

Der Fokus der Aufnahme ist bei A·D·S-Kindern eher mit einem Weitwinkel-Objektiv vergleichbar. Für das genaue Zuhören und/oder das genaue Hinschauen brauchten sie aber eher ein Teleobjektiv mit Zoomeinstellung und einem Vergrößerungs-Effekt für die wichtigen Informationen. Bei Max z. B. kommen viele verschiedene Informationen gleichzeitig und unsortiert im Arbeitsspeicher an. Er hört das Quatschen seines Nachbarn genau so

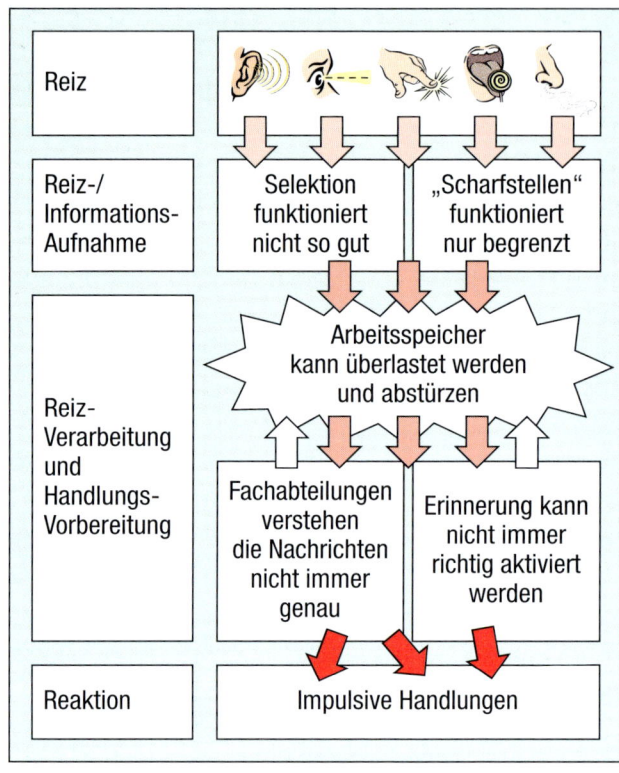

laut wie das Auto draußen und die Anweisung der Lehrerin. Kein Wunder, daß die Worte der Lehrerin im Informations-Dschungel oft auf der Strecke bleiben. Neben der „Zoom-Einstellung" für Informations-Aufnahme gibt es im neuronalen Netzwerk noch den Verband der Nervenzellen, der die Kontrast-Einstellung bewerkstelligt. Diese Zellen regeln Kontrast, Helligkeit und Farbsättigung – vergleichbar mit der Bildeinstellung beim Farbfernseher. Im Fachjargon benutzen wir dafür den Begriff Neuromodulation. Je klarer sich ein Eindruck von den übrigen abgrenzt, um so besser kann ich ihn erkennen. Und genau an dieser Stelle stoßen wir auf ein weiteres Problem bei A·D·S: Die Kontrast-Einstellung funktioniert nicht immer optimal.

Glücklicherweise können wir diese Feineinstellung beeinflussen – unter anderem durch Medikamente (Stimulantien). Die Zellverbände, die für den Kontrast sorgen, kommunizieren unter anderem über die chemischen Botenstoffe Dopamin und Noradrenalin. Unter ihrem Einfluß kommt es zur Verstärkung eines starken Signals oder zur Dämpfung schwacher Signale. Damit bewirken sie eine Verstärkung des Kontrasts. Hintergrund-Reize werden als unwichtig eingestuft und entsprechend zurückgedrängt. Die wichtigen Signale oder Informationen heben sich deutlicher ab. Hier liegt unter anderem der Schlüssel zum Verständnis der medikamentösen Therapie bei A·D·S. Denn Stimulantien beeinflussen unter anderem das System der Botenstoffe Dopamin und Noradrenalin und optimieren die neurobiologischen Bedingungen bei der Informations-Übertragung im neuronalen Netzwerk.

Aus einer Vielzahl an **Seh-Eindrücken** müssen wir den Blick z. B. gezielt auf ein Kind richten und das Gesicht genau anschauen. Wenn unser Aufnahme-Filter scharf eingestellt ist – wie z. B. ein Teleobjektiv – fällt es uns leicht, die Eindrücke mit bereits vorhandenen inneren Bildern und Mustern (Wahrnehmungs-Verarbeitung) zu vergleichen und schnell zu sehen: *„Ah, das ist Felix!"* Einem A·D·S-Kind könnte es passieren, daß die Augen abschweifen und es alles mögliche auf dem Photo oder um sich herum registriert. Wenn dann auch noch der Kontrast für die Reiz-Aufnahme schlecht ist, dann könnte die Reaktion – das Wiedererkennen von Felix – durchaus verzögert sein.

Ähnliches passiert auch bei **Hör-Eindrücken:** Durch unsere Hörantennen – unsere Ohren – nehmen wir Laut-Frequenzen auf. Am besten „spitzen wir die Ohren" und hören genau zu. Das klappt besser, wenn sich der Höreindruck – zum Beispiel die Anweisung der Lehrerin – von den übrigen Geräuschen deutlich abhebt und das „Hintergrund-Rauschen" unterdrückt wird, zum Beispiel durch unseren Kontrast-Regler (Neuromodulation).

In diesem Fall bestehen unsere Informationen aus Lauten, die wir als Tonsignal durch einen Oszillographen sichtbar machen können. Die Weiterverarbeitung der Geräusch-Eindrücke ist um so schwerer, je mehr Rauschen und Nebengeräusche mitregistriert werden. So kann es einem A·D·S-Kind gehen – und es versteht manches nicht richtig oder nur undeutlich und bruchstückhaft.

Aber jetzt wieder zurück zur **Informations-Verarbeitung bei A·D·S:** Was passiert weiter mit den aufgenommenen Eindrücken? Zunächst landen sie in der Zwischenstation „Arbeitsspeicher", der die weitere Planung und Koordination der Informations-Verarbeitung übernimmt. Für die bei A·D·S beklagte Informationsflut wäre ein besonders großer Arbeitsspeicher hilfreich. Aber genau den gibt es nicht. Im Gegenteil: Bei A·D·S ist der Arbeitsspeicher im neuronalen Netzwerk leider auch noch kleiner als bei Menschen ohne A·D·S. Das kann zu folgenden Dilemmas führen: **Bei Überlastung und zu großer Informationsflut stürzt er einfach ab**, d. h. alle Daten werden

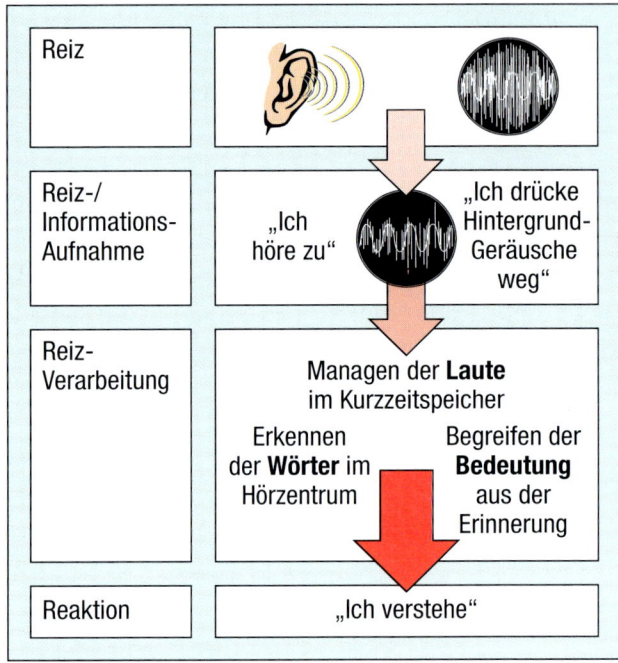

(Oszillogramme aus *Spitzer: Geist im Netz, Spektrum Akademischer Verlag*)

vernichtet, ehe sie überhaupt auf der Festplatte (andere Verarbeitungs-Zentren und Langzeit-Gedächtnis) landen. Wir **vergessen** das gerade Aufgenommene.

Wenn man **Max** zwei Aufträge gibt – z. B. den Abfall hinauszutragen und auf dem Rückweg aus dem Keller eine Flasche Mineralwasser und eine Flasche Orangensaft mitzubringen – könnte er es schaffen, wenn er vielleicht schnurstracks zur Mülltonne ginge und sich durch lautes Vorsagen noch mal die Information „1 Flasche Wasser und 1 Flasche Saft" in sein Gedächtnis (Arbeitsspeicher) holte. Wenn er allerdings durch andere Reize – wie z. B. das Entdecken eines großen Käfers auf dem Weg zur Mülltonne oder ein kurzes Schwätzchen mit dem Nachbarn – abgelenkt wird, könnte er sein eigentliches Vorhaben vergessen. Der Abfall bleibt am Weg stehen, und Max betreibt Beobachtungs-Studien mit dem Käfer. Erst die Rufe der Mutter veranlassen ihn, ins Haus zurückzukommen. Nur: Seinen Auftrag, in den Keller zu gehen und Getränke zu holen, den hat er völlig vergessen.

Jedem von uns passiert es einmal, daß wir gerade einen unbequemen Auftrag vergessen. Aber Max und anderen Kindern mit A·D·S passiert so etwas ständig. Sie lassen sich von anderen Reizeindrücken schneller ablenken und in den Bann ziehen (sprunghafte Aufmerksamkeit) und haben zusätzlich noch ein kleines Kurzzeitgedächtnis (Arbeitsspeicher).

Jule vergißt bei Klassenarbeiten regelmäßig das, was sie gerade zu Hause intensiv gelernt hat. Sie beschreibt es als das berühmte „Brett vor dem Kopf". Sie hat so viele Gedanken im Kopf, ist so verwirrt und angespannt, daß sie die momentan wichtige Information – z. B. den eingeübten Rechenweg – nicht in ihren Arbeitsspeicher laden kann. Wir nennen so etwas: Blockade bei der Klassenarbeit.

Wenn der Arbeitsspeicher zu klein ist, wird die Informations-Verarbeitung schwierig.

Im Arbeitsspeicher befindet sich das an Information, was einem gerade bewußt ist und zum Verständnis eines längeren Satzes oder eines Handlungsplans wichtig ist. Ohne diesen zwischengeschalteten Arbeitsspeicher würden wir jeden Buchstaben direkt nach dem Lesen vergessen und könnten weder mehrere Buchstaben aneinanderreihen noch Wörter und Sätze verstehen.

Max liest ungern. Eigentlich kennt er alle Buchstaben, und er liest auch Wörter und kurze Sätze. Leider vergißt er zu schnell, was er im letzten Satz gelesen hat, so daß der Sinn der Geschichte für ihn schwer nachvollziehbar ist. Er favorisiert eher Comics als Bücher mit längerem Text, weil er hierbei zum Verständnis Bilder zur Verfügung hat und nur kurze Textpassagen abspeichern muß. Rechnen liegt ihm viel mehr. Er hört kurz eine Aufgabe – und schon platzt er mit dem Ergebnis raus. Zum logischen Schlußfolgern braucht er in diesem Fall keinen großen Arbeitsspeicher. Die drei Zahlen kann er sofort nach Aufnahme zur Weiterverarbeitung in sein „Rechenzentrum" weiterleiten. Schwieriger wird es nur bei Textaufgaben und langen Kopfrechenaufgaben. Denn vor der Lösung muß er erst mal wieder mehrere Informationen im Arbeitsspeicher abspeichern.

Deshalb muß Max sich Notizen machen und auch Zwischenergebnisse aufschreiben. Das schützt ihn vor dem Absturz seines Arbeitsspeichers.

Den Arbeitsspeicher brauchen wir nicht nur zum Abspeichern von Wörtern und Zahlen, sondern auch für die Planung und Organisation von „Aufgabenlösungen". Wir strukturieren nicht nur Arbeits- und Lernprozesse, sondern auch uns selbst, unsere **Gefühle und Handlungen.**

In unserem Arbeitsspeicher verknüpfen wir nicht nur Buchstaben und Wörter, Ziffern und Zahlen. Ebenso verknüpfen wir Informationen mit Gedanken, Gefühlen und Erinnerungen und halten einen Moment inne, ehe wir reagieren. Wir lenken unsere Reaktion durch Reflexion. Das bedeutet nichts anderes, als vor dem Handeln einen Moment innezuhalten, Gedanken und Gefühle kurz zu sortieren, um dann kontrolliert und gezielt zu reagieren. **So steuern wir mit Hilfe unseres Arbeitsspeichers unser Verhalten.**

Bei ungenügendem Abspeichern der Gedanken können wir jedoch nur schwer abwägen, bekommen keinen guten Überblick über uns und die aktuelle Situation und reagieren zu schnell und impulsiv. In vielen Situationen beleben diese spontanen Reaktionen, und man glänzt durch Esprit und Witz. Allerdings kann diese Art der „Handlungsplanung" auch zur Katastrophe führen – durch impulsive, unüberlegte und wenig auf die Situation abgestimmte Reaktionen.

Max eckt durch sein Verhalten besonders an, wenn er in großen Gruppen ist und die Spielregeln für ihn noch nicht klar sind. Er verliert den Überblick und kann dadurch völlig inadäquate Reaktionen an den Tag legen, die die Eltern von ihm zu Hause nicht kennen. In der überschaubaren 1:1-Situation mit nur einem Freund gibt es selten Streit, sondern erst dann, wenn er sich mit mehr als zwei Kindern arrangieren muß.

Im Unterricht ruft er auch noch am Ende des 2. Schuljahres einfach seine Antworten in die Klasse dazwischen. Eigentlich sollte er jetzt schon wissen, daß er sich melden muß. Er kann aber überhaupt nicht abwarten und schauen, ob die Lehrerin ihn auffordert etwas zu sagen. Er würde ja auch seinen Gedanken vergessen, wenn erst jemand anderes etwas erzählt.

Jennifer hat letzte Woche mal wieder ihre Mutter in eine sehr peinliche Situation gebracht: Sie trafen ihre Nachbarin, die stolz mit ihrer zwei Wochen alten Tochter spazierenging. Anstatt das niedliche Baby zu bewundern, fiel Jennifer nichts besseres ein, als lauthals zu verkünden: *„Die ist aber häßlich! Mit so einem dicken und verschrumpelten Kopf!"* Hätte sie nicht ihren Kommentar fünf Minuten lang aufsparen können? Muß sie immer gleich losplatzen? Warum nimmt sie überhaupt keine Rücksicht auf die Situation?

Viele Ärzte, Psychologen und Wissenschaftler, die sich seit Jahren mit A·D·S auseinandersetzen, sehen in der Störung des Arbeitsssspeichers ein Hauptproblem der A·D·S-Kinder. Diese Kinder können ihr Denken und Handeln weniger zielgerichtet planen. Wir nennen diese Art zu handeln **Impulsivität.**
Der mangelnde Überblick schlägt sich unter anderem auch nieder in einem **schlechten Zeitgefühl**, in einer **chaotischen Vorausplanung und Einteilung von Arbeiten** und in der **Schwierigkeit, sich in Gruppen gut zu integrieren. Ein A·D·S-Kind lebt im Hier und Jetzt.** Wer sein Verhalten abwägen und dosieren will, braucht eine innere Vorausschau. Und genau die ist im Denk- und Handlungs-Programm von A·D·S-Kindern nicht gut eingebaut. Alles muß sofort passieren. Sicherlich kennen Sie auch „kleine Nervensägen", die jedes Versprechen sofort in dem Moment eingelöst haben möchten, wenn es ausgesprochen ist. Abwarten geht nicht. Bei sehr jungen Kindergarten-Kindern regt sich niemand darüber auf, es entspricht dem Entwicklungsstand. Aber von einem älteren Kind erwartet man einfach, daß es schon soviel Überblick hat, eine Situation einzuschätzen und einen Moment abzuwarten.
Das mangelnde Zeitempfinden und das schlechte Vorausplanen-Können lassen in vielen „A·D·S-Familien" täglich den Familiensegen schief hängen. Meist zur Mittagszeit geht der tägliche Kampf um die Hausaufgaben los.

Wie oft wiederholt **Antons** Mutter jeden Mittag die Aufforderung: *„Anton, fang doch jetzt endlich an, mach voran mit den Hausaufgaben, sonst kannst du nicht raus zum Fußballspielen. Ich sage es dir jetzt zum letzten Mal, ich werde gleich böse.“* Und sie wird immer lauter und wütend, weil Anton es keinen Tag schafft, sich ohne großes Theater an seinen Schreibtisch zu setzen und seine Arbeit einfach zu erledigen. Ihm fällt immer etwas Neues ein, um sich zu drücken. Es macht auch keinen Unterschied, ob Anton viel oder wenig auf hat. Für ihn ist es immer nur ein riesiger Berg, auch wenn wirklich nur drei Sätze zu schreiben sind. Im Kopf hat er, daß die schrecklichen Hausaufgaben sowieso immer den ganzen Nachmittag dauern. Sein mangelndes Zeitgefühl steht ihm wieder einmal im Weg.

Wie Anton und andere Kinder mit A·D·S diese Klippe „Zeiteinteilung und Aufgaben-Planung“ besser gemeistert bekommen, erfahren sie in Kapitel 7. Auch für diese mißliche Situation, die Ihr Nervenkostüm auf die Probe stellt, gibt es praktische Hilfen, die man schnell lernen kann. Hausaufgaben werden dann zu einem überschaubaren Job und führen nicht täglich zum Kampf.

Schauen wir uns jetzt den Ablauf der Informations-Verarbeitung im neuronalen Netzwerk weiter an: Sobald die Informationen über die Zwischenstation Arbeitsspeicher verteilt sind, landen sie zur Weiterverarbeitung in den verschiedenen Hirnzentren. Viele dieser Zentren pflegen einen regen Austausch untereinander. Manchmal brauchen wir nur ein einzelnes Photo zu sehen oder den Anfang einer Melodie zu hören – schon wird eine Kaskade von inneren Bildern freigesetzt, die einen Film mit vielen Erinnerungen abspielen lassen. Wir kommen ins Träumen und spinnen Gedanken und Gefühle weiter.

Oder wir entwickeln bei bestimmten Informationen einen schnelleren Verarbeitungs-Weg, indem wir eingespielte Verschaltungs-Wege nutzen und sogenannte „Muster“ erkennen. Dadurch machen wir uns vieles einfacher. Das Tempo für Erkennen und Umsetzen der Informationen wird immer schneller. Laute werden in Sekunden-Schnelle zu Wörtern, und Bedeutungs-Zusammenhänge oder Zeichen werden zu Buchstaben und Geschichten.

Dieser Informations-Verarbeitungs-Prozeß klappt z. B. bei **Max** in vielen Bereichen besonders gut. Er ist mit einer guten Begabung ausgestattet, schnell logische Zusammenhänge zu erfassen und Zahlen mathematisch sofort richtig zu verarbeiten. Allerdings muß die Information – in diesem Fall die Zahlen und die Aufgabenstellung – im Rechenzentrum landen. Wenn es eine gut überschaubare hingeschriebene Aufgabe ist, landet sie in „Null-Komma-Nix" im Rechenzentrum, und er kann das Ergebnis wie aus der Pistole geschossen sagen. Bei einer nötigen Zwischenspeicherung – z. B. bei langen Kopfrechenaufgaben oder langen Textaufgaben – kann es trotz guter logischer Denkfähigkeit hapern. Die Information kommt nicht genau genug, verzerrt oder unsortiert im Verarbeitungs-Zentrum an. Je nach Tag und Aufgabenstellung werden dann die typischen Leistungsschwankungen deutlich – typisch für A.D.S, aber oft unerklärlich für Lehrer, Eltern und Schüler.

Darüber hinaus kann ein schon verzerrtes Ankommen der Information in den Verarbeitungs-Zentren für weitere Probleme sorgen. Wir registrieren dann sogenannte **Wahrnehmungs-Verarbeitungs-Störungen**, die zu weiteren Handicaps in der Entwicklung führen können.

Am Ende dieses Kapitels über die Funktionsweise unseres neuronalen Netzwerkes und seiner Besonderheiten bei A·D·S können Sie sich gut erklären, warum ein A·D·S-Kind wie Max oft impulsiv, überhastet, ablenkbar, vergeßlich und chaotisch ist und überwiegend spontan reagiert – ohne lange nachzudenken oder vorauszuplanen.

Die Besonderheiten in der Informations-Verarbeitung bei A·D·S:

- **Die Feineinstellung des Aufnahme-Kanals und des Kontrastes bei der Informations-Aufnahme ist ungenügend.**
- **Das Sortieren der zahlreichen Informationen und die Übersicht zu gewinnen ist schwierig.**

● **Durch verzerrte und verlorengegangene Information ist die
Weiterverarbeitung manchmal in den Spezialabteilungen erschwert
(Wahrnehmungs-Verarbeitungs-Störung).**
● **Die Reaktionen sind nicht immer adäquat, wodurch Mißerfolg,
Motivations-Verlust und mangelndes Selbstbewußtsein
vorprogrammiert sind.**

Sie werden sich jetzt sicherlich nicht mehr so schnell verwirren lassen durch
die Vielzahl von Ansichten über A·D·S. Sie werden besser mit einem A·D·S-
Kind umgehen lernen und nicht ständig an Ihrer Kompetenz als Eltern oder
Lehrer zweifeln.

Natürlich kann die Problematik sich bei einem A·D·S-Kind verstärken, wenn
es keine Orientierung in der Erziehung oder beim Lernen erfährt. Sie können
sich denken, daß besonders für ein A·D·S-Kind ein „chaotisches Informations-
Angebot" – sprich: ungenaue oder inkonsequente Anweisungen und wenig
überschaubare Vorgaben – im Chaos enden muß. Denn A·D·S.-Kinder haben
ja schon mit klaren Anweisungen ihre Probleme. Erziehung und pädagogische
Hilfen können schon vorab die aufzunehmende Information strukturieren und
damit die gezielte Aufmerksamkeit unterstützen. Je verwirrender das Angebot,
um so deutlicher wird die A·D·S-Problematik.

Wir haben inzwischen in vielen Beispielen gesehen, zu welchen Problemen
A·D·S in der Informations-Verarbeitung führen kann. Aber gibt es vielleicht
auch **Vorteile**? – Ja, sogar eine ganze Menge!

Erinnern Sie sich an Kapitel 3 und unseren Blick hinter die Fassade? Wir haben gesehen: Viele A·D·S-Kinder sind besonders kreativ und haben viele Ideen.
Wie läßt sich das mit der so anderen Informations-Verarbeitung erklären?

Die Einengung und Filterung der Information brauchen wir in vielen Bereichen, aber für Ideenreichtum ist sie eher hinderlich. Um Innovationen voran-
zubringen, ist zum Beispiel so etwas wie „Brainstorming" hilfreich. Dabei werden möglichst viele Informationen zugelassen und miteinander verknüpft, so
daß etwas ganz Neues, eine Idee entsteht. Neue Assoziationen und Gedanken-
fetzen tauchen nebeneinander auf, können wieder verschwinden oder Phanta-
sie-Szenen spinnen. Sie sind oft nicht auf etwas Bestimmtes gerichtet; aber ge-

rade daraus kann eine „zündende Idee" entstehen. Viele Eindrücke gleichzeitig zu sammeln und weiter mit vielen, vielleicht auch zunächst scheinbar unsinnigen Gedanken aufzufüllen – das liegt A·D·S-Kindern. Sie haben die tollsten Einfälle und eine beeindruckende Phantasie.

Die Chance, daß durch assoziatives Denken spontan etwas Ungewöhnliches entsteht, ist groß. Berühmt sind Geschichten von Forschern, denen die entscheidende Idee selbst durch intensives Grübeln nicht kam, sondern durch einen plötzlichen „Geistesblitz" Gestalt annahm und dann weitergesponnen wurde.

Als **Newton** grübelte, was wohl den Mond auf seiner Bahn hält, fiel ihm – laut der Legende – ein Apfel auf den Kopf. Blitzartig sei ihm die Idee gekommen, daß der kreisende Mond und der fallende Apfel denselben Bewegungs-Gesetzen gehorchen könnten. Dieser Einfall sei die Initialzündung für die Formulierung des Gesetzes von der Erdanziehungskraft gewesen.

Ähnliche Beispiele haben Sie bereits in der Einführung kennengelernt: Max und andere A·D·S-Kinder haben auch viele neue Ideen. Aber leider fällt Max in der Schule durch seine phantastischen Einfälle oft negativ auf. Ihm fällt natürlich auch viel Blödsinn ein, den er sofort ausprobieren muß. Außerdem sind viele Fächer in der Schule nicht gerade auf Kreativität angelegt: Es geht häufig nur darum, Wissensinhalte aufzunehmen, abzuspeichern und wieder zu reproduzieren – und das auch noch in der von der Lehrerin gewünschten Form. Beim Lernen des Einmaleins oder etwa beim Vokabel-Test bleiben nicht viele Gedanken-Freiräume.

Wenn Max und seine „A·D·S-Kollegen" die Schule gemeistert haben sollten, werden sie sicherlich einen Beruf wählen, in dem ihr besonderer Informations-Verarbeitungsstil mehr gefragt ist. In den führenden Positionen in der Wirtschaft, im Fernsehen und in der Kunst finden sich viele Menschen mit A·D·S und assoziativem Denkstil. Gerade dieser ist für neue Ideen und Weiterentwicklung sehr gefragt und oft unabdingbar. Diese Menschen bekommen in ihrem beruflichen Umfeld dann auch genügend Hilfen beim Sortieren ihrer Gedanken und dem Abwickeln von Routinearbeiten.

Kapitel 4: Das Wichtigste in Kürze

- A·D·S ist weder eine Frage des Charakters noch der Erziehung.
- Alle unsere Gedanken, Gefühle und Handlungen haben ihren Ursprung in unserem Kopf. Sie sind das Ergebnis einer gut funktionierenden Teamarbeit in unserem neuronalen Netzwerk Gehirn.
- Unser Gehirn filtert alle Eindrücke, die von außen kommen, selektiert sie nach Wichtigkeit, sortiert sie nach Themengebieten und schickt sie zur Weiterverarbeitung an die „Fachabteilungen".
- A·D·S-Kinder haben eine andere Art, Informationen aufzunehmen, zu sortieren, zu verarbeiten und abzuspeichern. Deshalb reagieren sie bei bestimmten Anforderungen anders.
- Bei A·D·S-Kindern funktionieren der Aufnahme-Filter für die Informationen und das Teamwork in der Verarbeitungs-Zentrale Gehirn nicht optimal. Die Folge: Gezieltes Handeln wird schwierig.

5

A·D·S-Kinder:
Chaos im Kopf –
und kein Selbstwert-Gefühl

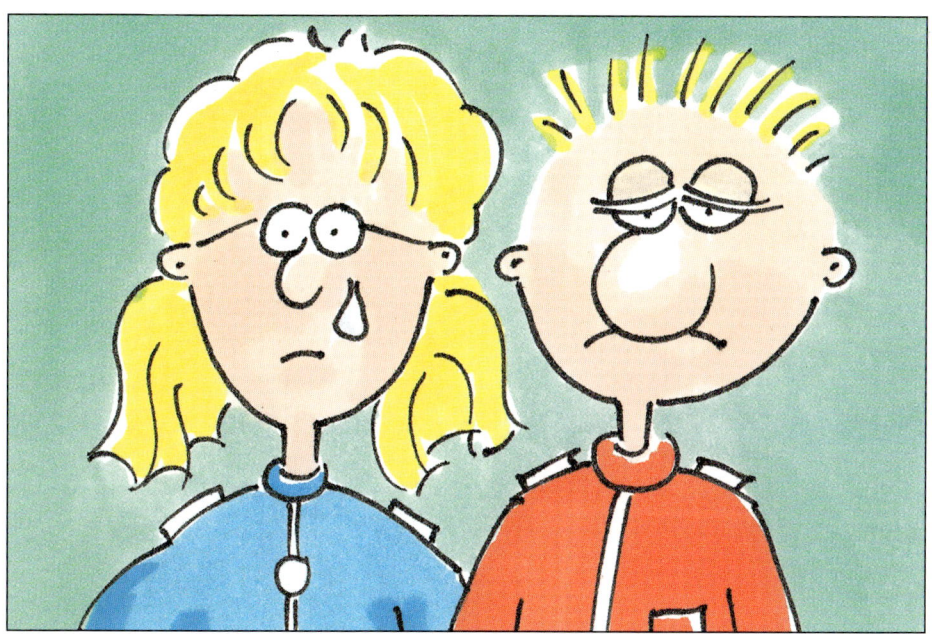

In diesem Kapitel erfahren Sie, ...

- welchen Einfluß die Wahrnehmungs-Verarbeitung auf das Lernen und die Entwicklung hat
- welche Schwierigkeiten A·D·S-Kinder durch ihre andere Wahrnehmung haben
- wie sich A·D·S auf das Lernen und die Persönlichkeits-Entwicklung auswirkt.

A·D·S – die andere Wahrnehmung

Ungefiltert sehen, hören und fühlen

In den vergangenen zwei Kapiteln haben Sie einen Einblick in die theoretischen und wissenschaftlichen Überlegungen zur Funktionsweise unserer Denkmaschine „Gehirn" bekommen. Die gut abgestimmten Abläufe unseres neuronalen Netzwerks sind die Basis für Entwicklung und Lernen. Sie haben auch erfahren, daß bei A·D·S Besonderheiten in der Informations-Verarbeitung bestehen, die eine Menge Probleme machen können. Vor diesem wissenschaftlichen Hintergrund möchten wir Ihnen die alltäglichen Stolpersteine aufzeigen, die den Entwicklungs-Weg eines A·D·S-Kindes möglicherweise beschwerlich machen können.

Entwicklung lebt von neuen Erfahrungen. Jeden Tag erfassen wir ein Teil der Welt und uns selbst neu, indem wir Eindrücke, Gefühle, Erinnerungen und Gedanken miteinander kombinieren. Wir kommunizieren mit unserer Umwelt, aber auch mit unserer inneren Bilder- und Gedankenwelt. Am deutlichsten werden uns diese Zusammenhänge, wenn wir uns an unsere Kindheit zurückerinnern oder ein kleines Kind beim Erkunden und Begreifen der Welt beobachten. Die Kleinen nutzen alle Körpersinne sehr intensiv, um sich und die Welt

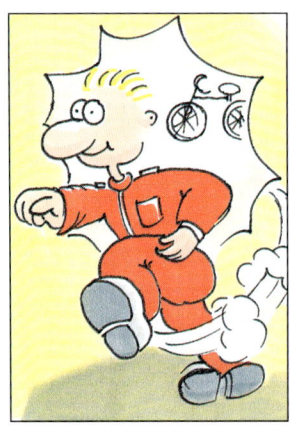 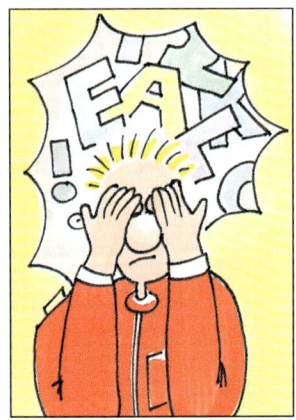 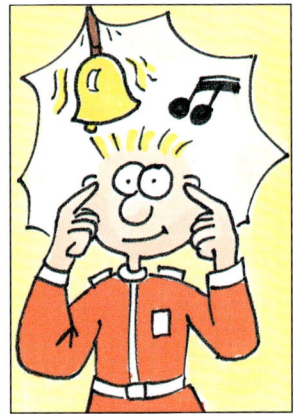

um sich herum zu erfassen und zu begreifen. Sie hören und sehen nicht nur, sondern sie setzen besonders ihren Körpersinn ein, um neue Erfahrungen zu machen.

Wenn wir uns jetzt daran erinnern, daß bei A·D·S-Kindern gerade oft das genaue Registrieren von Signalen (sei es über die Sinneskanäle Augen und Ohren oder über den Körper) schwierig ist, liegt es nahe, daß die Wahrnehmungs-Verarbeitung ebenfalls erschwert sein kann – und somit auch das Lernen. Die Beeinträchtigungen sind natürlich nicht bei jedem A·D·S-Kind gleich und betreffen auch nicht immer jeden Wahrnehmungs-Bereich.

Welche Auswirkungen diese andere Wahrnehmung bei A·D·S haben kann, sehen Sie auf den nächsten Seiten anhand von konkreten Beispielen.

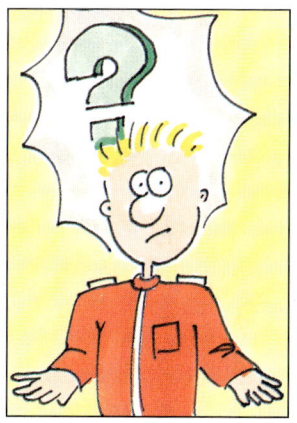 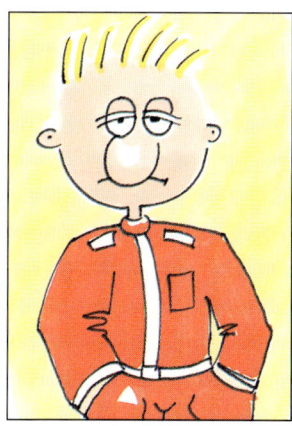

Bei Max haben Sie schon in mehreren Beispielen erfahren, daß er vieles „im Vorbeilaufen" und auf die Schnelle erledigt. Er registriert viele Dinge nur oberflächlich, schaut nicht richtig hin, hört oft nur ungenau zu, ist vergeßlich und letztendlich unzufrieden.

Genau hinschauen – ein Problem

Was beim „flüchtigen, hektischen Blick" passiert:
Auswirkungen beim Schreiben, Lesen
und in der nonverbalen Kommunikation

Was fällt Ihnen als erstes bei dem Begriff „Sinneseindruck" ein? Ist es ein Bild?
Dann geht es Ihnen wie den meisten von uns. Wir sind in unserer Kulturgeschichte allmählich zu „Augenmenschen" geworden, und unsere Seh-Wahrnehmung (visuelle Wahrnehmung) steht zumindest in unserem Bewußtsein an
erster Stelle, wenn es um Informations-Aufnahme und -Verarbeitung geht.
In Millisekunden filtert unser Sehsystem aus dem Übermaß der Bildreize die
subjektive Welt-Anschauung. Ein Viertel der Großhirnrinde ist ausschließlich
mit der Verarbeitung visueller Information befaßt. So verschafft die Seh-Wahrnehmung Überblick, Einblick, Durchblick.
In jedem Moment, in dem wir unsere Augen als Antennen der Seh-Wahrnehmung öffnen, registrieren wir Konturen, Schatten, Rundungen oder Farben, die
zu einer Szene zusammengefügt werden. Denn wir können mehr als ein Computer: Wir erfassen nicht nur, daß das Auto blau ist, sondern es ranken sich um
diese Information sofort weitere Empfindungen, die eine Szene gestalten. Der
Computer ist schon fertig, wenn er das Ergebnis abgeliefert, also die Struktur
eines Gesichtes mit den zuvor gespeicherten Daten verglichen hat. Er bleibt
bei einer nur „mathematischen Wahrnehmung".
Wir aber sehen darüber hinaus, daß das blaue Auto schnell fahren und Gefahr
bedeuten könnte. Oder ein freundliches Gesicht verbindet sich mit den inneren Bildern: Sympathie, Interesse, Lust etwas miteinander zu unternehmen, mit
einander zu sprechen etc. Die über das Sinnessystem „Augen" erfaßte Information wird in der Wahrnehmungs-Verarbeitung unmittelbar mit Bedeutungen
belegt, die unsere Reaktionen steuern. Dieses Zusammenspiel ist aus der zwi-
schenmenschlichen Kommunikation nicht wegzudenken.

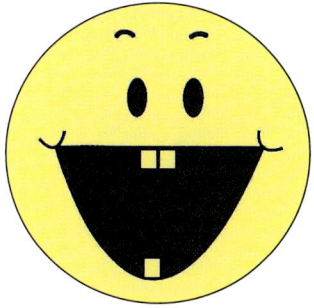
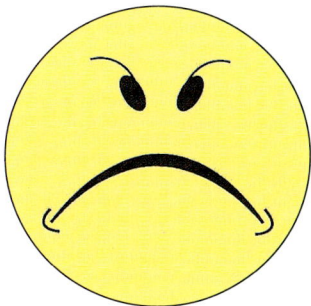

Was empfinden Sie, wenn Sie dieses Bild ansehen?

Und wie fühlen Sie sich, wenn Sie dieses Bild anschauen?

Sehen Sie – Sie sehen nicht einfach nur einen gelben Kreis mit schwarzen Punkten und Strichen. Sie bekommen die Informationen „Freundlich lachendes Gesicht" und „Grimmig, böse schauendes Gesicht". Die Bilder lösen bei Ihnen eine Emotion aus. Bei einem lachenden Gesicht sind Sie sicherlich entspannter und freundlicher gestimmt, als wenn Sie sich einem grimmigen Blick aussetzen müssen. Sie werden sich dreimal überlegen, ob Sie den böse Schauenden ansprechen und ihn zum Beispiel um eine Auskunft bitten. Die freundliche Mimik dagegen signalisiert eher, daß wir mit einer Antwort auf unsere Frage rechnen können, so daß wir uns auch trauen und ein Gespräch wagen.

Können Sie sich ein Gespräch ohne Mimik und Gestik vorstellen? Diese unausgesprochenen optischen Botschaften und Signale sind unendlich wichtig für uns. Denn sie beeinflussen unsere Reaktionen, unsere Art, Kontakt aufzunehmen oder ein Gespräch zu führen. Wir müssen nur hinschauen und die Signale registrieren.

Bei vielen Kindern mit A·D·S ist das Hinschauen ein Problem. Sie vermitteln oft den Eindruck, uninteressiert, besonders „cool", verwirrt oder gleichgültig zu sein. Dabei können sie einfach nicht genau registrieren und wahrnehmen, was um sie herum vorgeht. Sie sind entweder ständig mit den Augen unterwegs und sehen alles gleichzeitig oder können aus dem Fenster schauen, sich in ihrer Traumwelt verlieren und „innerlich" abschalten.

So ähnlich geht es auch **Max**. Durch seine Aufmerksamkeits-Störung schaut Max häufig nicht genau hin und registriert weder einen freundlichen noch einen grimmigen Gesichtsausdruck. So bekommt er nicht mit, daß die Lehrerin die Stirn kraus zieht, streng guckt und kurz vor dem Platzen ist. Er macht einfach weiter und provoziert immer massivere Reaktionen. Anschließend wundert er sich dann, wenn die Lehrerin wütend ist und das durch nicht mehr zu übersehende und überhörende Signale klarmacht: Sie haut kräftig auf den Tisch und sagt laut: *„Jetzt ist endlich Schluß. Mach sofort... "*. Dann endlich kapiert es auch Max.

Max muß über diese Art der anderen Wahrnehmung Bescheid wissen und üben, dem Gegenüber im Gespräch ins Gesicht zu schauen. So schafft er es dann immer besser, auch die subtilen Botschaften mitzubekommen, die ihm vorher verborgen geblieben sind. Gerade die aber sind für das reibungslose Funktionieren im Zusammenleben mit anderen Menschen unerläßlich.
Wo wird die andere Seh-Wahrnehmung und das nicht genaue Hinschauen sonst noch zum Problem? Natürlich beim **Schreiben und Lesen**.

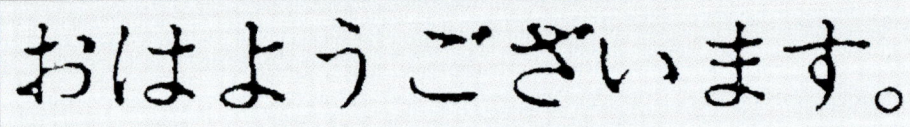

Wenn Sie versuchen wollten, diese japanischen Schriftzeichen abzuschreiben, würden Sie es mit viel Mühe und Zeit schaffen. Sie hätten es nicht so leicht wie die Japaner. Die haben die Muster der Zeichen schon so gut abgespeichert und automatisiert, daß es sie kaum noch Mühe kostet. Sie aber müssen Ihre Augen ständig in kleinen Sprüngen zwischen den vorgeschriebenen Zeichen und Ihrem Papier hin und her springen lassen, damit Ihnen eine genaue Abschrift gelingt. Dafür müssen Sie immer wieder die „Anschlußstelle" wiederfinden und fortlaufend Ihr Gemaltes ergänzen. Es wird um so schwieriger, je komplexer die Zeichen sind, und wenn Ihre Augen nicht für einen kurzen Moment „haften" bleiben. Es könnte dann passieren, daß Sie einen kleinen Haken oder eine Schleife vergessen. Für einen Japaner wäre es dann schwer zu lesen.

So ähnlich geht es einem Erstkläßler, der z. B. die Buchstaben „le" in Schreibschrift schreiben soll.

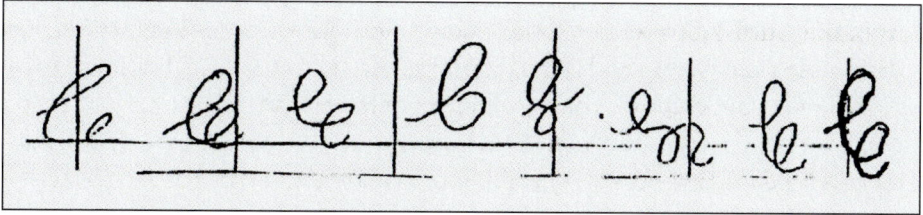

Das *le* ist nach einigen Zeichen nicht mehr gut zu erkennen. Man könnte auch
ein etwas schiefes *b* daraus lesen.

Und so geht es auch
Philipp, der „*Ali*" und
„*Lila*" schreiben soll:
Die Worte „Ali" und
„Lila" sind nicht auf
Anhieb zu entziffern.
Das Zusammenspiel
von visueller Wahr-
nehmung in Kombi-
nation mit dem mo-
torischen Umsetzen
klappt nicht besonders
gut.

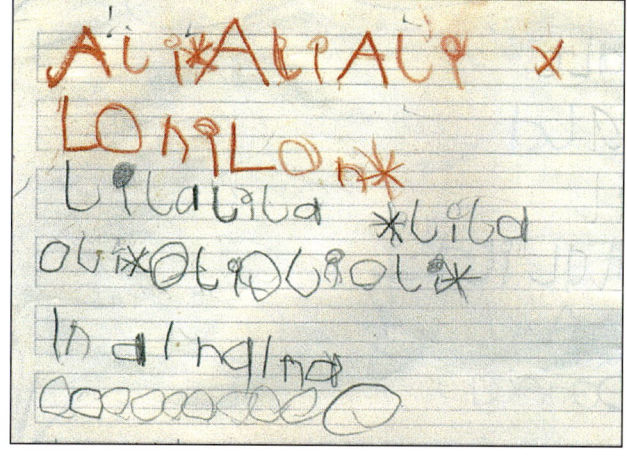

Wenn ich aber schon weiß, wie Buchstaben aussehen – zum Beispiel die Form
von *l* und *e* oder sogar ganze Wortbilder wie *Ali* und *Lila* – kann ich sie schneller aus dem Kopf abrufen und hinschreiben, ohne jeden Kringel genau abschauen zu müssen.

Damit wir „richtig" lesen und schreiben können, müssen wir die Zeichen gut
anschauen, ihre „Muster" wiedererkennen, sie behalten und mit dem Stift auf
das Papier bringen.

Zur **Sehwahrnehmung beim Schreiben** gehören:

- Das „Abgreifen" einer Figur, eines Buchstaben oder „Wortbildes" mit gleitender Blickführung
- Das bewegliche Springen mit den Augen von einem Punkt zum andern, z. B. zwischen Tafel und Heft
- Das Unterscheiden und Wiedererkennen einer ganzen Figur in verschiedenen Größen und verschiedener Raumlage
- Das Wiedererkennen einer Figur in einem Wirrwarr anderer visueller Informationen (sog. Figur-Grundwahrnehmung)

Im Laufe unserer Entwicklung üben wir diese Wahrnehmungs-Funktionen tagtäglich. Wie gut und wie schnell wir Muster erkennen und zuordnen, versetzt uns schon bei kleinen Säuglingen in Begeisterung. Wenige Wochen nach der Geburt erkennt das Baby das Gesicht von Mama und Papa. Es lächelt und animiert uns dadurch, sich intensiv und mehr mit ihm zu beschäftigen.
Das Kleinkind sitzt gebannt vor einem Bilderbuch, zeigt freudestrahlend auf alle Hunde und ruft dabei „Wau, wau". Später löst es mit Begeisterung die Vorschul-Rätselhefte, wie zum Beispiel dieses:

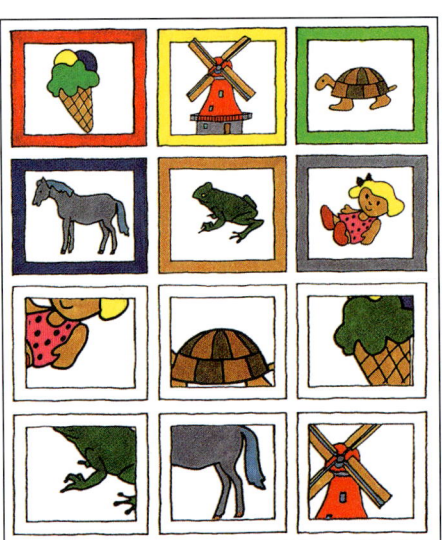

Die Hirnreifung und das visuelle Wahrnehmungs-System sind im Vorschulalter schon so weit fortgeschritten, daß die einzelnen Tiere auch in einem Wirrwarr in ihrer Einzelform wiedererkannt werden.

Für **Marcel** (1. Klasse) ist das Heraussehen von Wörtern aus dem Buchstaben-Salat schwierig. Er schaut nicht lange genug hin und kann sich noch keine Wortbilder merken. Das Abschreiben ist ihm total verhaßt. Er schreibt nur Wortfragmente.

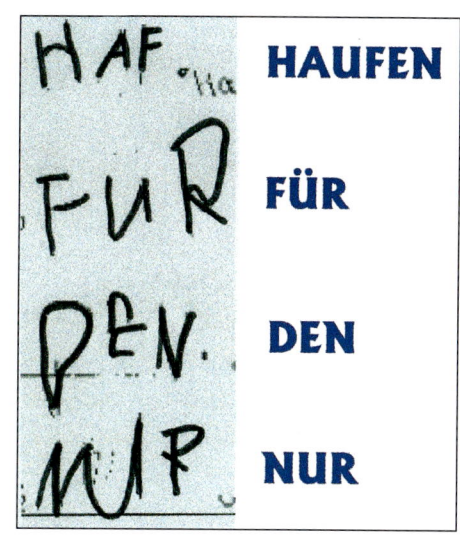

So sieht es bei Marcels Tischnachbarin **Petra** aus, wenn das Zusammenspiel von Seh-Wahrnehmung und Körper-Wahrnehmung mit reifer Feinmotorik gut funktioniert: Petra kann in kurzer Zeit den Text abschreiben, weil sich bei ihr alle Buchstaben automatisiert haben und sie sich auch schon auf Anhieb ein ganzes Wort (z. B. Hund) merken kann. Sie muß nicht mehr Buchstabe für Buchstabe abschauen. Sie hat sogar Zeit, ihr Heft noch zu verschönern, indem sie den Hund Toto malt. Dafür bekommt sie ein Extra-Lob von der Lehrerin.

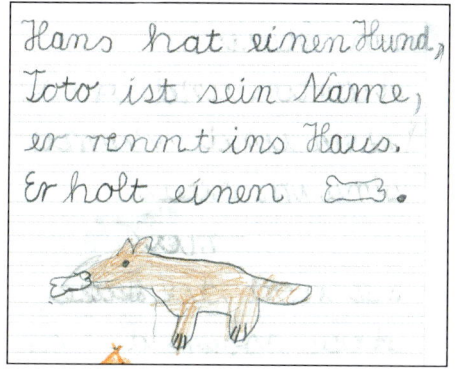

Ähnlich wie beim Abschreiben müssen wir beim Lesen Buchstaben und Wörter entziffern und in Sprache umkodieren. Auch wenn Max alle Buchstaben kennt und einzelne Wörter erlesen kann, hat er wenig Lust, längere Sätze zu lesen. Er überliest oft die Endungen oder verrutscht in der Zeile, so daß er den Satz eigentlich gar nicht versteht. Er bewegt seine Augen einfach zu schnell und zu wenig zielgerichtet über das Papier.

So sollte die **Blickfolge beim Lesen** optimal sein:

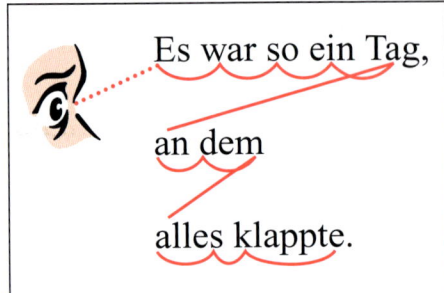

- Blick gezielt gerichtet
- Blick bleibt auf einer Zeile
- Blickfolge langsam
- Jeden Buchstaben erkennen
- Wortbild erkennen
- Richtig lesen

Bei **Max** sieht das auf Grund seines A·D·S und seines impulsiven, oberflächlichen Arbeitsstils so aus:

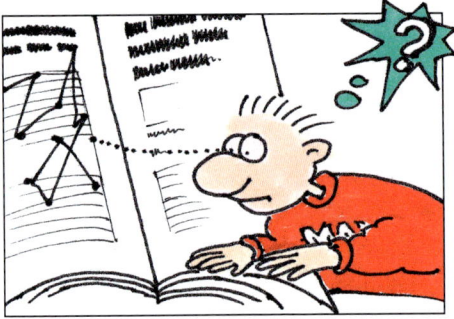

- Blick schweift ab
- Blick nicht auf eine Zeile gerichtet
- Blickfolge zu schnell
- Übersehen von Buchstaben
- Wortbild erkennen: schwer
- Verwirrt sein, Sinn nicht verstehen

Sie können jetzt sicherlich gut verstehen, warum Max und auch viele Kinder mit A·D·S zusätzliche Lernprobleme haben können.

Genau hinhören – ein Problem

Sind die Ohren auf Durchzug geschaltet?

Aus gutem Grund ist unser „Hörautomat" schon im 4. Monat des Embryo-Lebens funktionstüchtig, obwohl wir erst wenige Zentimeter groß sind. Die Ohren sind die Eingangs-Pforte zum hochdifferenzierten Sinnessytem, der **„Hörwahrnehmung"** (auch auditive Wahrnehmung genannt). Es entwickelt sich aus Nerven-Gewebe und liefert unserer Denkmaschine „Gehirn" ständig neue Informationen – auch nachts, wenn andere Sinnessysteme wie die Augen abgeschaltet sind. Für uns ist das schon so eine Selbstverständlichkeit, daß uns diese Tatsache gar nicht bewußt ist. Schon lange vor unserer Geburt stellt unser Hörsystem für uns eine innere Verbindung zur Außenwelt dar. Kommunikation übt sich sehr früh. Wir hören nicht nur einfach Laute oder Wörter, sondern erschließen uns eine Welt, die räumliche Beziehungen, Nähe, Distanz, Gefühle und Sprache beinhaltet.

Eine wichtiger Teilaspekt der Kommunikation ist die Sprache. Jedes Kind – ob in Afrika, China oder Deutschland – erlernt Sprache über das genaue Hören von Lauten und Rhythmen. Es fängt schon mit einigen Monaten an, ihm vertraute Lautverbindungen zu imitieren, bis es dann die ersten uns begeisternden Worte wie „Mama" und „Papa" herausprudelt. Mit zwei Jahren verfügen die meisten Kinder über einen Wortschatz von über 270 Wörtern, der bis zum Alter von 6 Jahren auf ca. 2600 Wörter anwächst.

Die Sprachentwicklung hat im Kleinkindalter ein rasantes Tempo. Gefördert wird sie besonders durch die Anregung zu hören, zu kommunizieren und sie selbst auszuprobieren.

Max hat mit 4 Jahren ganz lustig gesprochen. Er hat statt Kindergarten „Tintertaten" gesagt, statt „gekommen" „detommen" und „Saugschauber" statt Staubsauger. Meist hat er lange Sätze verdreht und manchmal Kauderwelsch gesprochen. Bis zur Einschulung hat sich das gegeben. Heute passiert es immer noch, daß er beim schnellen Erzählen durcheinanderkommt. Wenn er aufgeregt ist, redet er sehr schnell und berichtet Erlebnisse manchmal so wirr, daß man denkt, man sei im „falschen Film". Wenn er ganz hektisch ist, fallen ihm auch oft Begriffe oder Namen nicht ein. Entweder wird er dann sauer, oder er hört auf zu erzählen.

Max ist kein Einzelfall. In den letzten Jahren werden bei über 20 % aller Kindergarten- und Grundschulkinder sogenannte Sprachentwicklungs-Auffälligkeiten beklagt. Ein Grund ist die Vernachlässigung der Hör-Wahrnehmung. Sei es, daß das Zuhören zu wenig geübt wird oder daß die visuelle Welt, zum Beispiel vermittelt durch das Fernsehen, sehr viel Raum einnimmt.

Aber bei Max ist es noch anders. Fernsehen darf er täglich höchstens eine halbe Stunde „Sendung mit der Maus" oder „Sesamstraße". Die Eltern haben Zeichentrickfilme strikt untersagt. Denn jedesmal nach so einem Film ist mit Max nichts anzufangen. Er tobt, wenn er ausschalten soll, er wird flippig und dreht völlig auf. Es waren einfach zu viele Reize und Stimulation auf einmal.
Max hatte genügend Anregung und Förderung bezüglich seiner Hör-Wahrnehmung und Sprachentwicklung: „Wir haben jeden Tip aufgegriffen und uns bemüht, ihm jeden Tag vorzulesen, Lieder zu singen, viel gemeinsam zu unternehmen. Wir haben auch dafür gesorgt, daß er sich mit anderen sprachlich austauschen konnte. Er besuchte etwas murrig, aber regelmäßig die Musik-Früherziehung und bekam fachliche Unterstützung durch eine einjährige logopädische Therapie (Sprachtherapie)."

Bei Kindern wie Max aber funktioniert die Hörwahrnehmung anders. Aufgrund ihres A·D·S bekommen sie nicht immer alles genau mit und können es sich nicht gut merken. Ihr Gedächtnis spielt ihnen manchmal einen Streich. Wörter, die sie sonst kennen, fallen ihnen nicht ein. Oder sie denken schneller, als sie erzählen können, und werfen dann auch schon mal die Reihenfolge der Ereignisse komplett durcheinander. Das liegt an der neurobiologischen Besonderheit in ihrer Informations-Verarbeitung.

Jetzt im zweiten Schuljahr steht Max seine andersartige Hörwahrnehmung doppelt im Weg:

- Er hört oft nicht richtig zu, bekommt vieles Gesagte nicht mit und erlebt nur die negativen Folgen.
- Er kann Feinheiten nicht gut genug heraushören, so daß er ähnlich klingende Laute verwechselt und besonders beim Diktat Probleme hat.

Ein Kommentar der Lehrerin: *„ Max schaltet sowieso gern ab, weil ihm das genaue Zuhören zu anstrengend ist und er sich schnell von der Fliege an der Wand ablenken läßt. Er hat heute natürlich auch mal wieder nicht mitbekommen, als ich alle aufforderte, das Rechenbuch auf Seite 16 aufzuschlagen. Er braucht immer eine Extra-Aufforderung. “*

So sollte **Hörwahrnehmung in der Schule optimalerweise** sein:
Trotz einiger Nebengeräusche wird die Aufmerksamkeit gezielt auf die Lehrerin gerichtet. Die anderen Hörinformationen, z. B. das Auto draußen, das Quatschen des Nachbarn, wird in den Hintergrund geschaltet. So läßt sich die wichtigste Information – nämlich die Lehrer-Anweisung – aus dem Geräusch-Mix herausfiltern, und man kann sich voll darauf konzentrieren. Max allerdings

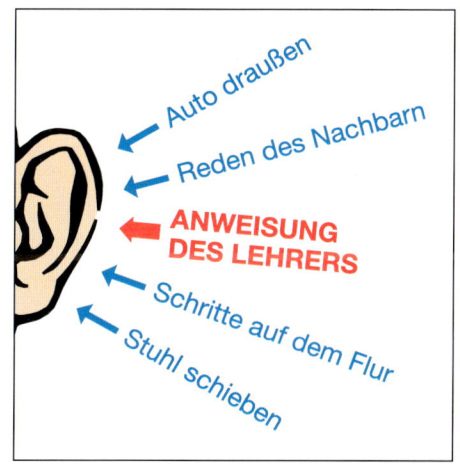

nimmt die Geräuschkulisse in der Klasse genau so intensiv wahr wie die Worte der Lehrerin. Deshalb bekommt er von allem nur Bruchstücke mit.

Bei A·D·S-Kindern wie Max sieht die Hörwahrnehmung in der Schule so aus: Er läßt sich durch das Schwätzen des Nachbarn genauso ablenken wie durch das Motorengeräusch des Lastwagens draußen. Alle Höreindrücke treffen gleichzeitig ein, und er kann nur schwer wichtige und unwichtigen Reize von-

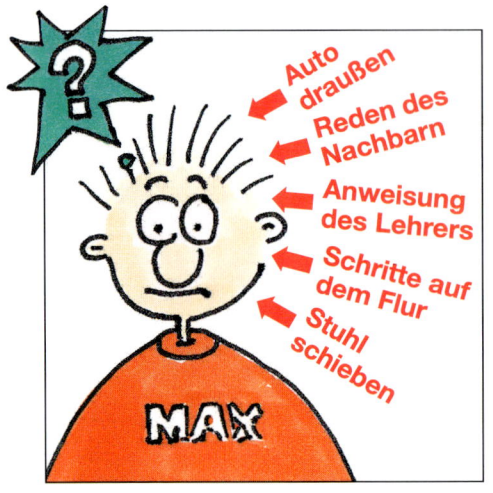

Auto draußen
Reden des Nachbarn
Anweisung des Lehrers
Schritte auf dem Flur
Stuhl schieben
MAX

einander trennen und filtern. Das sogenannte Hintergrund-Rauschen ist zu stark.

Sie können sich unschwer vorstellen, daß solch eine mangelnde Filterung zur Verwirrung beiträgt. Max zum Beispiel verliert im Gesprächskreis, wenn mehrere Kinder erzählen, oft den roten Faden. Oder er muß dazwischenreden, weil er sonst zu schnell vergißt, was er eigentlich sagen wollte.

Je mehr ungefilterte und unsortierte Informationen auf einmal gesammelt werden, um so schneller wird die innere Aufnahmekapazität erschöpft. Es verwundert dann auch niemanden, wenn der aktuelle „Arbeitsspeicher" abstürzt. Wir empfinden dieses „Abstürzen" als Blockade oder wie „ein Brett vor dem Kopf". Dann fallen uns die einfachsten Begriffe nicht mehr ein. So geht es auch Max.

Max lernt in gemeinsamen Gesprächen und im OptiMind-Training mehr über die Besonderheiten in seiner Wahrnehmung und bekommt Tips und Tricks, wie er trotzdem besser aufpassen lernen kann. Zum Beispiel fordert er sein Gehirn zu mehr Teamarbeit auf – indem er beim Zuhören einen zweiten Aufnahme-Kanal aktiviert: die Augen. Weil er die Lehrerin anschaut und seine visuellen Reizeindrücke mit akustischen verbindet, geht ihm weniger Information verloren.

Nun noch eine **zweite Besonderheit in der Hörwahrnehmung bei A·D·S**:
Sie kennen sicher auch das Sprichwort „Gesagt ist nicht gehört – gehört ist nicht verstanden". Kinder mit A·D·S stellen nicht nur häufig die Frage: *„Was hat er eben gesagt?"* oder *„Wie war das noch gleich?"*, sondern verstehen auch nicht immer alles so, wie es gesagt wurde. Sie registrieren die Feinheiten nicht genau.

Schauen sie sich Max' Diktat-Heft an:

Diktatschreiben und Vorlesen ist für Max das Allerschlimmste. Das sieht man auch. Er schmiert die Wörter einfach hin. Fast jedes Wort ist falsch geschrieben. Das liegt nicht nur daran, daß er

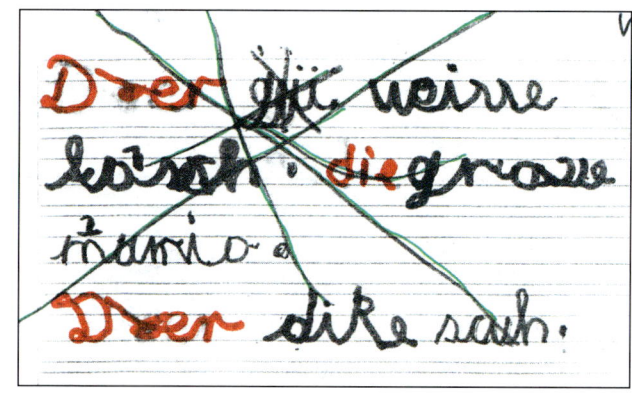

keine Lust zum Schreiben hat, sondern er kann auch nicht die exakte Lautsprache (Diktat) in Schriftsprache umsetzen. Es ist also kein Wunder, daß die Schreiblust nicht gerade groß ist.

Das genaue Heraushören von Lautunterschieden fällt Max schwer. Er kann nicht sofort registrieren, ob die Lehrerin ein B oder P, ein K oder G, F oder V, ein Dehnungs-H oder ein kurzes i statt ie diktiert. Er muß sich an die richtigen „Wortbilder" erinnern und sehen, ob ein Wort wie „Vugs" z. B. komisch aussieht. Für diese Kontrolle steht ihm natürlich sein impulsiver, flüchtiger Arbeitsstil im Weg. Oder ihm läuft beim Test die Zeit davon.

Oder beim Kopfrechnen: Manchmal registriert er statt einer 2 eine 3 und verwechselt Zahlenreihenfolgen. Auch wenn er für sich – also mit „seinen" Zahlen – richtig gerechnet hat, ist das Ergebnis dann leider falsch.

Sie sehen, daß kleine Auffälligkeiten in der Informations-Verarbeitung ein Kind mit A·D·S vor riesige Probleme stellen können.

Ungeschickte Motorik

Werden Körper-Signale ausreichend registriert?

Erinnern Sie sich noch an die Schrift von Max? Er schmiert die Wörter einfach so hin, hält sich nicht an die Zeilen, streicht einfach durch und hat eine insgesamt „krakelige" Schrift. Wenn man ihn beim Schreiben beobachtet, sieht man, daß er unterschiedlich fest auf den Stift drückt. Bei längerem Schreiben tut ihm oft auch die Hand weh. Für ihn ist die Feinabstimmung beim Dosieren von Kraft und Muskelspannung schwierig.

Frank (10 Jahre alt) malt sich selbst so:
Frank ist immer in Aktion. Er sucht immer den „Kick". Für ihn kann es gar nicht aufregend genug sein. Er sucht Sportarten, die viel mit Geschwindigkeit und einer Portion Draufgängertum zu tun haben und ihm dadurch Spaß machen. Rollerblades oder Skateboard fahren und Streethockey spielen könnte er den ganzen Tag. Es fehlt ihm zwar an guten Gleichgewichts-Reaktionen – aber das bügelt er aus, indem er ab und an einen Sturz mit in Kauf nimmt und seine kleinen Schwächen durch Geschwindigkeit wieder wettmacht. Er hat

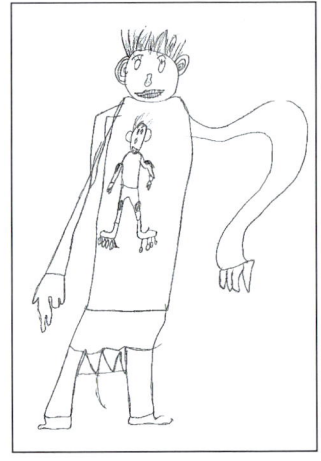

eine niedrige Schmerz-Wahrnehmung und nimmt ein blutendes Knie nicht so ernst – aber nur bei Aktionen, die ihm Spaß machen. Wehe, wenn er mal auf dem Schulhof versehentlich angeschubst wird! Dann kann er sofort sauer werden und zurückboxen.

Auf Franks Selbstbildnis sehen die Körper-Relationen nicht nur komisch aus – er fühlt sich auch so. Bei den neurologischen Tests fällt es ihm z. B. schwer, länger auf einem Bein zu stehen oder einen Hampelmann koordiniert nachzumachen. Er kann „Rechts" und „Links" nicht auf Anhieb sicher unterscheiden. Ihm fehlt die Feinabstimmung in den Bewegungs-Abläufen und in der gezielten Bewegungs-Planung und -Umsetzung. Dafür ist nämlich ein gutes Registrieren der Körper-Signale nötig.

Bevor wir z. B. einen Ball fangen, müssen wir nicht nur den Ball anschauen und seine ungefähre Geschwindigkeit einschätzen, sondern uns auch in abgestimmter Geschwindigkeit auf den Ball zubewegen, Beine und Arme im Zusammenspiel Richtung Ball bewegen und dann im richtigen Moment abstoppen, um mit dem Ball stehenzubleiben. Wenn diese Abläufe nicht aufeinander abgestimmt sind, könnte es passieren, daß wir den Ball verfehlen – etwa weil wir die Hände nicht rechtzeitig nach vorn gebracht haben oder mit den Füßen über einen Stein stolpern, den wir nicht „erspürt" haben.
Die Informations-Meldungen über die augenblickliche Situation unserer Muskeln und Gelenke werden ständig an die Schaltzentrale Gehirn weitergeleitet, auch im Schlaf. Sie setzen Bewegungs-Reflexe in Gang, z. B. das unwillkürliche Niesen beim Kitzeln in der Nase. Für geplante Muskel- und Bewegungs-Aktionen müssen zunächst die ankommmenden Informationen registriert werden, um dann in bewußte Aktionen umgesetzt zu werden.
Eine Aufmerksamkeits-Störung kann uns daran hindern, diese Meldungen von den „Körper-Antennen" genau zu registrieren. Sie gehen manchmal in dem Wirrwarr von unsortierten Eindrücken unter und sind verzerrt. Die Verschaltungs-Zentralen und ausführenden Organe (Muskeln) liefern dann ein „nur grobes" Ergebnis. Die Folgen sind „schusselige" und „tapsige" Bewegungen.

Auch berühmten Leuten kann es so oder ähnlich gehen. Vielleicht kennen Sie die Person, die sich hinter dieser Beschreibung verbirgt: *„Er hatte schon früh den Ruf eines etwas sonderbaren Menschen. Meist schien er tief in Gedanken versunken zu sein. Immer wieder erwähnen Zeitgenossen seine sprichwörtliche Zerstreutheit. Was sein Äußeres betraf, so lachte man in Freundeskreisen darüber und schalt ihn seiner vernachlässigten Kleidung und seiner ungepflegten, struppigen Haare wegen. Ebenso auffällig schien sein Gang: Entweder stolperte er, oder er kam so zögernd daher, als habe er etwas verloren. Rock, Halstuch und Strümpfe waren stets irgendwie zer-*

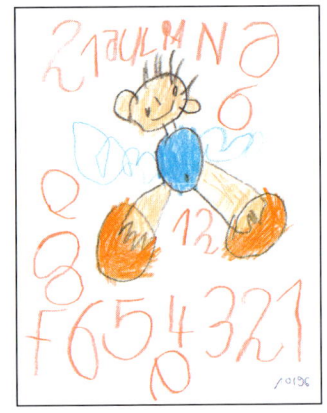

knüllt oder verschoben. Verneigungen glückten ihm nie; wenn er eine ge-
füllte Teetasse ein Stück weit zu tragen hatte, endete das meist in einem Un-
glück. Seine Lehrer rühmten zwar seine Intelligenz, entrüsteten sich aber
über seine Art zu lernen. Orthographie und Interpunktion beherrschte der
sonst sprachgewandte Schüler nur sehr mangelhaft, und die Schrift ließ mehr
als zu wünschen übrig. Seine Studien brach er dann vorzeitig ab...“ Es ist
eine Beschreibung des bekannten Pädagogen **Heinrich Pestalozzi**.

Kennen Sie auch Kinder, die Chaos verbreiten,
zerstreut sind und beim Essen immer das Pech haben, etwas umzuschütten? Oder die nie ordentlich angezogen am Frühstückstisch erscheinen
und deren Schienbeine mit blauen Flecken übersät sind, weil sie mal wieder über die Bordstein-
kante gefallen sind? Oder die, die Sie oft durch
kleine oder auch mal größere Unfälle in Aufregung versetzen? Das alles ist charakteristisch für
Kinder mit A·D·S und eine dadurch bedingte ungenaue Körper-Wahrnehmung.

Julius ist immer unterwegs. Er wird als kleiner, wuseliger und sehr lie-
benswerter Chaot beschrieben. Er ist immer nur schnell. Man hat den Eindruck, daß er sich nur im Laufschritt durchs Leben bewegt oder sogar manchmal wie ein Düsenflugzeug abhebt. Mit der Sorgfalt nimmt er es nicht so
genau: Ordentlich Essen mit Messer und Gabel ist meist unmöglich. Seinen
Pullover richtig herum anzuziehen, gelingt ihm nicht immer. Schuhebinden
ist ein Greuel, er besteht auf Schuhen mit Klettverschluß. Genauso unordentlich sieht auch sein Heft aus. Mal schreibt er über die ganze Seite,
manchmal läßt er Seiten aus oder fängt in der Mitte des Blattes an. Sein
Schriftbild ist ein Konglomerat von schiefen, unterschiedlich großen Zeichen, die die Lehrerin oft nicht entziffern kann.
Durch ein Aufmerksamkeits-Training und Übungen zur Körper-Wahrnehmung – Judo zweimal die Woche – lernt er, ...

- …wie er sich selbst gut steuern kann und nicht nur einen aus der Kontrolle geratenen Rennwagen verkörpert
- …wie er seine Ziele erreichen kann
- …wie er nach dem Start auch sicher ankommen kann
- …wie er auch ruhige Auftankphasen mit einplanen kann.

Inzwischen kann Julius schnell fahren, aber auch abbremsen und Kurven mit Übersicht und genauem Abstimmen der Geschwindigkeit meistern. Er selbst fühlt sich nicht mehr als Chaot, sondern er kann seinen Job (z. B. Schreiben) zielgerichtet erledigen.

Nicht nur für Julius ist Sport wunderbar, um sich auszutoben, „Dampf abzulassen" und ein gutes Körper-Gefühl mit guter Bewegungs-Koordination zu entwickeln, sondern für viele andere A·D·S-Kinder auch. Beim Sport lernen sie, die Steuerung über ihre körperliche Aktivität zu beherrschen, können Pluspunkte für ihr Selbstbewußtsein sammeln und haben einen guten Ausgleich zum langen Sitzen in der Schule. Oft sind sie z. B. beim Fußball besonders einsatzbereit, unermüdlich und erfolgreich. Darüber hinaus gibt es im Verein immer wieder neue Gelegenheiten für Kontakte und Freundschaften.

Welcher Wahrnehmungs-Kanal wie stark von der mangelnden Aufnahme und der schlechten Registrierung von Informationen betroffen ist, ist bei jedem Kind mit A·D·S etwas anders, also individuell verschieden. Bei einigen Kindern ist z. B. die Hör-Wahrnehmung mehr betroffen als die Körper-Wahrnehmung oder auch umgekehrt. Es ist für jedes Kind wichtig, die individuellen Stärken und Schwächen in der Informations-Verarbeitung herauszufinden, um bewährte Wege zu nutzen und Schwächen kompensieren zu lernen.

Man sollte sich nie auf nur eine Information verlassen. Wir brauchen bei jedem Kind ein Gesamtbild von seinen Entwicklungs-Möglichkeiten. Deshalb ist eine ausführliche Testung aller Wahrnehmungs-Bereiche, der besonderen Begabungen und der vorhandenen Handicaps unverzichtbar, um eine effektive und hilfreiche Unterstützung planen zu können.

Es reicht nicht aus, etwa nur die Körper-Wahrnehmung und die Körper-Beherrschung anzuschauen. Natürlich sehen wir bei A·D·S-Kindern mit Hyperaktivität oft auffällige, unkoordinierte Bewegungen. Es gibt aber auch Kinder mit A·D·S, bei denen die Körper-Wahrnehmung recht gut klappt, die z. B. besonders gut turnen können und die wunderschönsten Bilder malen – wie **Alena:**

Alena (9 Jahre alt): Seit dem 3. Schuljahr hat sie zunehmend Probleme. Sie ist unkonzentriert, starrt Löcher in die Luft, arbeitet und schreibt sehr langsam und bekommt vor jeder Arbeit Bauchschmerzen. Oft verhaut sie die Arbeiten wegen Flüchtigkeitsfehlern. Nachdem sie mittlerweile die dritte Fünf kassiert hat, ist es mit ihrer Lust zum Lernen vorbei. Sie zieht sich immer mehr zurück und wirkt

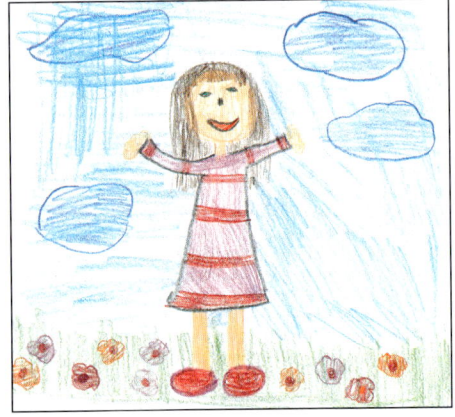

traurig. Dabei war sie früher wegen ihrer Aufgewecktheit und ihrer guten Spielideen immer beliebt. Ihr Selbstbewußtsein ist gleich Null.

Alena hat ein **A·D·S ohne Hyperaktivität** – mit Auffälligkeiten in der Seh- und Hörwahrnehmung. Ihre Körper-Wahrnehmung ist gut, in motorischen Leistungen gehört sie zu den Besten. Das kann man gut an ihrem Bild sehen.

Körper-Wahrnehmung und das Dirigieren der Muskeln (motorische Fähigkeiten) hängen sehr eng zusammen. Das Zusammenspiel der Muskeln können wir in der neurologischen Untersuchung – bei den Gleichgewichts- und Bewegungs-Fähigkeiten und beim Schreiben und Malen – beobachten. Schreiben ist so etwas ähnliches wie Malen: Wir setzen Vorstellungen und Muster durch Stifte und Handbewegungen in Bilder um.

Was verrät uns ein Bild über die motorischen Umsetzungs-Fähigkeiten eines Kindes? Ob ein großer ausführlicher Test durchgeführt oder nur ein kleiner orientierender Blick auf das Können von „Einschulkindern" geworfen wird – ein gemaltes Bild, meist ein Mensch oder Haus, ist immer dabei. Es gibt sogar genau festgelegte Kriterien, die darüber entscheiden, ob ein sogenannter „Mensch-Zeichen-Test" altersentsprechend ist.

Hier sind zwei Bilder von **Felix** und **Kim**. Beide sind 5 Jahre alt und möchten im nächsten Sommer zur Schule gehen.

Es ist unschwer zu erkennen, daß Felix schon besser in der Lage ist, einen recht kompletten Menschen zu malen, der Augen, Ohren, Nase, Mund, Arme, Hände, Beine und Füße hat.

Kim ist mit dem Stift noch nicht so lange vertraut und beschränkt sich auf die Darstellung von Kopf und Körper mit angedeuteten Beinen. Bei der Untersuchung wird weiterhin deutlich, daß sie kein gutes Körper-Gefühl hat. Ihre Hände und Finger kann sie nicht gut koordiniert einsetzen. Den Stift nimmt sie noch mit 3 bzw. 4 Fingern und drückt so fest darauf, daß die Finger weh tun und die Spitze abbricht. Sie möchte ganz schnell fertig werden und hat kaum fünf Minuten Geduld. Sie ist immer auf Achse, springt sofort wieder auf und beschäftigt sich mit etwas Neuem. Beim Malen läßt sie sich so schnell ablenken, daß sie noch nicht einmal merkt, daß sie die Arme des Männchens vergessen hat.

Bei Kim stellt sich durch eine ausführliche Untersuchung ein A·D·S heraus. Aus der Aufmerksamkeits-Störung und der damit verbun-

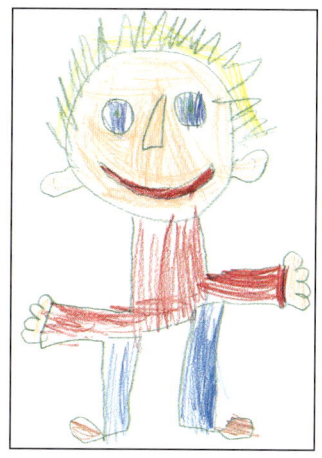

Felix (5 Jahre alt)

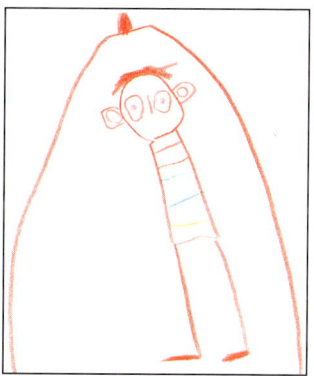

Kim (5 Jahre alt)

denen eingeschränkten Wahrnehmungs-Verarbeitung resultieren Defizite in der Entwicklung. Sie hat eine normale Intelligenz-Entwicklung, kann gut logisch denken und kombinieren. Allerdings zeigt sich das nicht immer, weil sie meist zu hektisch ist. Sie bringt z. B. auch nicht die Geduld auf, mit dem Stift umgehen zu lernen. Um fit für die Schule zu werden, braucht Kim dringend Hilfe.

Zwei Bilder eines hochbegabten Kindes:

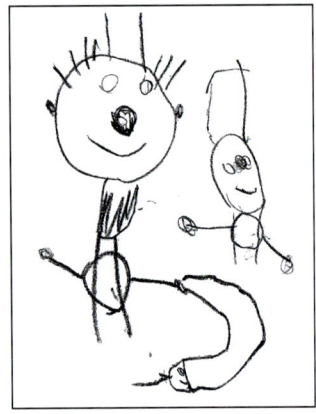 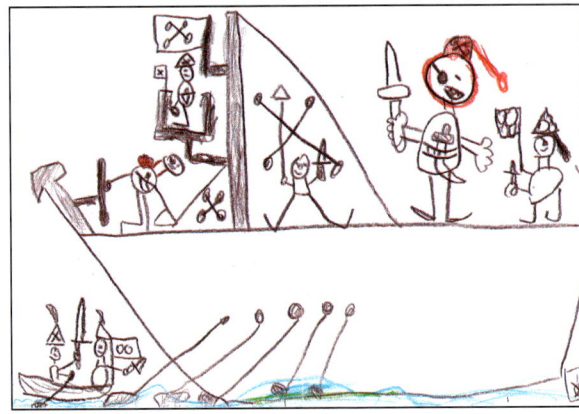

Dennis (6 Jahre alt)   Dennis (8 Jahre alt)

Dennis (6 Jahre alt) hat keine Lust ausdauernd zu malen. Er „schmiert" einfach ein Männchen hin. Beim ersten Blick könnte man meinen, er sei deutlich entwicklungsverzögert. In den weiteren Untersuchungen und Testungen kommt man aber aus dem Staunen nicht mehr heraus: Er weiß über Tiere, technische Dinge und Raumschiffe mehr als manche Erwachsene. Er kann tolle und sehr phantasievolle Geschichten erfinden und erzählen. Manchmal etwas zu schnell, so daß man Probleme hat, sie mitzuverfolgen. Aber in seinem allgemeinen Wissen und seinen kognitiven Fähigkeiten ist er seinen Altersgenossen weit voraus. Er gehört zu den „hochbegabten Kindern".

Leider ist er aber so unruhig und ungesteuert, daß er meist durch sein Verhalten erst einmal abgelehnt und falsch eingeschätzt wird. Um seine Kreativität und seine Begabungen schätzen zu können, muß man viel Geduld mit ihm haben. Besonders den Erzieherinnen im Kindergarten macht er es nicht immer einfach. Jedes Bastel- oder Malangebot lehnt er ab. Sein Kommentar: „*Langweilig*". Außerdem wirbelt er in der Gruppe herum und bringt auch für die anderen Kinder viel Unruhe. Manche Tage, meist in den Wintermonaten, verbringt er überwiegend vor der Tür des Gruppenraumes. Er ist immer enttäuscht, weil keiner seine tollen Ideen würdigt. Seine Ideen bringt er in ungünstigen Augenblicken an – oder er versinkt in seiner „phantastischen Welt". Dann hört er nicht mehr, daß aufgeräumt werden soll und alle Kinder zur Teepause gehen. In so einer Situation provoziert er geradezu massivere Aufforderungen. Manchmal eskaliert dann die Situation – und das Geschrei ist vorprogrammiert.

Wenn Dennis nun z. B. allein aufgrund seines Malens nicht eingeschult würde, wäre das eine Katastrophe. Das Angebot im Kindergarten ist ihm jetzt schon zu langweilig. Die Entscheidung zur Einschulung kann nur auf einer ausführlichen Untersuchung und Beleuchtung aller entwicklungsrelevanten Aspekte aufbauen.

An diesem Beispiel sieht man deutlich, daß ein „Mann-Zeichen-Test" allein sicher nicht zur Entwicklungs-Beurteilung ausreicht.

Im zweiten Bild sieht man, daß Dennis mit acht Jahren Menschen mittlerweile etwas kompletter abbildet, aber immer noch sehr flüchtig und ungenau. Die Einzelheiten sind ihm einfach nicht wichtig, er möchte in kürzester Zeit seine tolle Geschichte von kämpfenden Piraten auf das Papier bringen. Sicher können sie sich die Geschichte vorstellen: Sie ist voller Action. Leider sieht sein Schreibheft nicht anders aus. Alles ist kreuz und quer durcheinander. Die Lehrerin verzweifelt.

Dennis hat neben seiner Hochbegabung ein **A·D·S mit Hyperaktivität**.

Unter der Behandlung (OptiMind-Methode), einschließlich medikamentöser Therapie, schafft er es jetzt gut, sich soweit zu steuern und zu konzentrieren, daß er auch „langweilige Aufgaben" gut meistern kann. Er bringt im Unterricht sein Wissen an der richtigen Stelle an und ist für alle eine Bereicherung. Mittlerweile schreibt er fast fehlerfrei und gut lesbar. Rechnen ist sowieso kein Problem. Nachdem er seine Tests aufmerksamer und weniger flüchtig erledigt, kann er seine zahlreichen Flüchtigkeits-Fehler auf ein Minimum reduzieren.

Vor Abschluß des 2. Schuljahres wurde den Eltern vorgeschlagen, ihn eine Klasse überspringen zu lassen.

Manchmal dient die **Verbesserung der Feinmotorik** (Schrift) als gutes Beispiel für den Therapie-Erfolg durch Medikamente (siehe Kapitel 10). Wie hier bei **Marvin**. Seine Lehrer verzweifelten. Die Aufsätze waren nicht zu entziffern.

Bei Marvin kann man die Wirkung der medikamentösen Behandlung mit Stimulantien sehr gut sehen. Zwischen diesen zwei Texten liegen ganze zwei Tage.

So anschaulich können wir die positive Wirkung und den Therapie-Erfolg nicht immer demonstrieren. Bei einigen Kindern bleibt die Schrift auch trotz guter Kompensation des A·D·S krakelig. Es nützt dann auch nicht viel, immer wieder Schönschreibübungen zu fordern und den Kindern dadurch die letzte Lust am Schreiben und Lernen zu nehmen. Unter Umständen kann eine Absprache mit den Lehrern auf den weiterführenden Schulen hilfreicher sein. Für einige Schüler ist es z. B. eine große Entlastung, wenn sie zumindest die längeren Ausarbeitungen in Sozialkunde oder Biologie mit dem Computer und seiner Textverarbeitung erstellen dürfen.

Die Verbesserung in der Bewegungs-Abstimmung ist nicht das ausschlaggebende Kriterium für eine gute Kompensation des A·D·S, sondern die bessere Aufmerksamkeit.

Wenn wir die Auswirkungen von A·D·S im Hinblick auf das mangelnde Registrieren der Körper-Signale betrachten, gibt es noch einen anderen Aspekt: **Die verzögerte Sauberkeits-Entwicklung.**

Moritz ist schon 8 Jahre alt und besucht die 2. Klasse. Aber seine Blase hat er noch nicht im Griff. Er hat schon einige Erfahrung mit Ärzten und Therapeuten: *„Zunächst wurden viele Untersuchungen gemacht, dann unterschiedliche Versuche, ob mein Einnässen verschwindet, wenn ich Medikamente einnehme. Eine Spieltherapie und sogenannte Familiengespräche zusammen mit meinen Eltern habe ich auch schon hinter mir. Ganz zu schweigen von den peinlichen Situationen, wenn meine Hose*

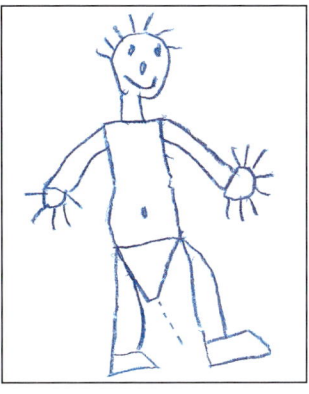

auch mal in der Schule naß ist. Ich merke es einfach erst immer auf den letzten Drücker. Wenn ich dann nicht sofort ein Klo finde, ist es passiert."
Er selbst und auch seine Eltern sind am Verzweifeln. Es ist nicht nur das Einnässen – auch seine Schulprobleme bieten jeden Tag neuen Diskussions-Stoff. Er ist unkonzentriert, macht viele Fehler und ist dann auch noch manchmal laut und frech. Moritz kommentierte sein Bild: *„Hoffentlich lerne ich bald zaubern, und meine Hose bleibt endlich trocken."*
Bei unseren Untersuchungen und Testungen stellte sich als Diagnose ein A·D·S mit Auffälligkeiten in der Wahrnehmungs-Verarbeitung heraus. Er achtete beim Spielen nicht auf das Signal „Blase voll", weil alles andere spannender war, als zur Toilette zu gehen. Das ging nicht immer gut. Nach Aufklärung und Therapie wurde seine Aufmerksamkeit deutlich besser, und er verstand die Zusammenhänge. Jetzt konnte er sich auch auf feste Absprachen bezüglich des Toilettengangs einlassen. Das Einnässen war nach kurzer Zeit kein Problem mehr.

(Mehr zum Thema „Einnässen" finden Sie in dem Buch: *„Wie Kinder trocken werden können"* von Gabriele Haug-Schnabel.)

Verwirrung der Gefühle

Endet Gefühls-Wahrnehmung im Chaos?
Das innere Erleben von Kindern mit A·D·S

Max und andere Kinder mit A·D·S verbreiten schnell Chaos um sich herum, weil es ihnen an Vorausplanung und Übersicht fehlt. In den letzten Beispielen haben wir gesehen, welche Auswirkungen der impulsive, oberflächliche Wahrnehmungsstil im Miteinander und beim Lernen haben kann.

Aber das ist nicht alles. Auch die innere Gefühlswelt kann schnell durcheinandergeraten. Die verschiedenen Eindrücke, Gedanken und Emotionen sind nämlich im Kopf auch nicht immer wohl sortiert, sondern wirbeln herum und enden manchmal im Chaos. Ausdruck dessen sind dann Gefühls-Schwankungen von „total begeistert" bis „zu Tode betrübt", Blockaden bei Arbeiten, Versagerängste oder schlechte Eigeneinschätzung.

Nicht nur beim Hinschauen und Hinhören mangelt es A·D·S-Kindern an genügend Aufmerksamkeit und Konstanz, sondern auch beim Registrieren und Sortieren von Emotionen wie Freude, Angst, Frust, Ärger und Begeisterung. Das direkte Ausleben von Ideen und Gefühlen kann zwar Esprit in Gruppen und Arbeitsprozesse bringen, leider aber auch häufig zu Katastrophen führen.

Katja (7 Jahre alt) hat es nie schwer, Kontakt zu finden. Sie ist immer sofort im Mittelpunkt. Sie quatscht jeden an, kennt auch bei Erwachsenen keine Hemmschwelle und sprüht vor Energie. Sie produziert ständig neue Ideen und erfindet aus dem „Nichts" Spiele, so daß nie Langeweile aufkommt. Allerdings braucht sie immer Publikum. Die meisten Kinder aus ihrer Klasse sind begeistert, wenn Katja wieder die „Pausen-Animation" übernimmt und auf die Schnelle ein Wettspiel auf dem Schulhof kreiert. Sie verteilt die Rollen und gibt die Anweisungen. Schwierig wird es nur, wenn jemand anderes die Rolle des „Bestimmers" einnehmen will. Das kann Katja schlecht vertragen. Wenn sie im Mittelpunkt steht, ist sie in ihrem Element. Zu Hause gibt es auch andere Phasen: Dort ist es ihr oft langweilig. Sie motzt herum, wenn eine Verabredung geplatzt ist, und läßt ihren Ärger heraus, wenn sie Dinge erledigen soll, die ihr gerade nicht in den Kram passen. Und das ist eigentlich immer so, wenn Mama oder Papa Anweisungen geben.

Katja kann lostoben, sich auch ungerecht behandelt fühlen und weinerlich sein. Durch Argumente läßt sie sich überhaupt nicht beruhigen. Oft sind die Eltern dann verwirrt, wenn die Stimmung nach kurzer Zeit wieder völlig umschlägt und Katja reagiert, als wenn nichts gewesen wäre. Der Ärger, der Frust und das Traurigsein sind dann plötzlich wie weggeblasen.

David hat trotz seiner 8 Jahre panische Angst, wenn er abends allein einschlafen soll. Den ganzen Tag lang ist er nicht zu bremsen, ist am liebsten der „Kraftprotz" und wirft mit „starken Sprüchen" nur so um sich. Sobald er aber allein ist, holen ihn seine Ängste ein. Dann muß er sich immer vergewissern, wo Mama gerade ist. Einschlafen kann er nur, wenn sich Mama oder Papa zu ihm ins Bett legen. Das Licht muß die ganze Nacht brennen. Er würde so gern mal bei seinem Freund übernachten. Aber er traut sich nicht und möchte natürlich auch nichts von seinen Ängsten erzählen. Deshalb kann er auch die Klassenfahrt nicht mitmachen. Er wünscht sich sehnlichst eine besserer Lösung.

Diese Wechselbäder der Gefühle sind für alle sehr anstrengend und belastend. Über 80 % aller Kinder mit A·D·S kommen im Wirrwarr der Gefühle nicht gut zurecht und entwickeln manifeste emotionale Auffälligkeiten, die dann auch die weitere Persönlichkeits-Entwicklung beeinflussen.

Das mangelnde Sortieren ihrer Gefühle, ihre oft ungesteuerten Gefühlsausbrüche, ihr oft nicht sehr ausgeprägtes Einfühlungsvermögen und ihre schlechte Eigenwahrnehmung – kombiniert mit den zunehmenden vielen Frusterlebnissen und Enttäuschungen in Kindergarten, Schule und Freundeskreis – begünstigen Katastrophen in der weiteren Entwicklung. So entsteht ein Teufelskreis aus Mißerfolg, Enttäuschungen und Ablehnung. Ihr Ideenreichtum und ihre Flexibilität kommen dann kaum noch zum Durchschein. Das Selbstbewußtsein bleibt auf der Strecke. Sie empfinden sich als Sündenbock, Versager und Außenseiter. Und so sehen dann ihre Gedanken und Gefühle aus:

- *„Ich bin total durcheinander"*
- *„Ich glaub', ich bin doof"*
- *„Langweilige Schule, aber eigentlich will ich ja gut sein"*
- *„Ätzende Lehrer: Warum werde ich nicht mal gelobt?"*
- *„Ist denn Schönschreiben alles? Ich kann es einfach nicht"*
- *„Lesen und Schreiben lerne ich nie – aber ich brauche es für alles und in jedem Fach"*
- *„Immer muß ich alles doppelt und dreifach schreiben – in der Zeit könnte ich was Sinnvolleres machen"*
- *„Nie darf ich nachmittags raus zum Fußballspielen – immer nur Hausaufgaben und Üben"*
- *„Immer ich – meine Eltern bevorzugen immer meine zickige kleine Schwester"*
- *„Bin ich wirklich nicht liebenswert?"*
- *„Ich will doch nicht immer ausrasten – aber es passiert, und ich kann es nicht abstoppen!"*
- *„Ich will es doch wirklich gut machen – jeden Tag nehme ich es mir vor"*
- *„Ich habe Null-Bock auf Lernen. Ich mach' ja sowieso alles falsch"*
- *„Jeder will was von mir – alle zerren nur an mir rum"*
- *„Den ganzen Tag nur Gemecker – nie ein Lob"*

Viele Kinder haben im Laufe gemeinsamer Gespräche keine Scheu mehr, ihre Gefühle, ihren Frust oder ihre Selbstzweifel rauszulassen. Einige drücken auch ohne Worte ihre inneren Empfindungen aus – in Bildern:

Kai (10 Jahre alt) fühlt sich „wie zwei Menschen auf einmal": Einer ist lieb, höflich und sensibel – der andere tobt bei der kleinsten Gelegenheit los und ist schwer zu bremsen. Ständig fragt er sich: *„ Wie kriege ich beide unter einen Hut und kann auch noch über sie bestimmen?"* Er fühlt sich seinen Gefühls-Schwankungen und -Stimmungen passiv ausgeliefert (oberes Bild, nächste Seite). Nach Aufklärung über A·D·S und nach einer Therapie ist er wie umgewandelt. Erst jetzt wird in der Familie registriert, welche anderen Seiten Kai noch besitzt. Bisher nahmen alle nur seine Unausgeglichenheit und Unzufriedenheit wahr. Jetzt blüht er richtig auf und bekommt Selbstvertrauen. Er verabredet sich mit Klassenkameraden und wird auch auf Geburtstagsfeiern eingeladen: Das hatte er in den letzten Jahren nie erlebt. Endlich hat er auch Erfolgs-Erlebnisse in der Schule und traut sich zu, bei Wettkämpfen im Judo und im Tennis mitzumachen. Auch Niederlagen kann er jetzt besser wegstecken.

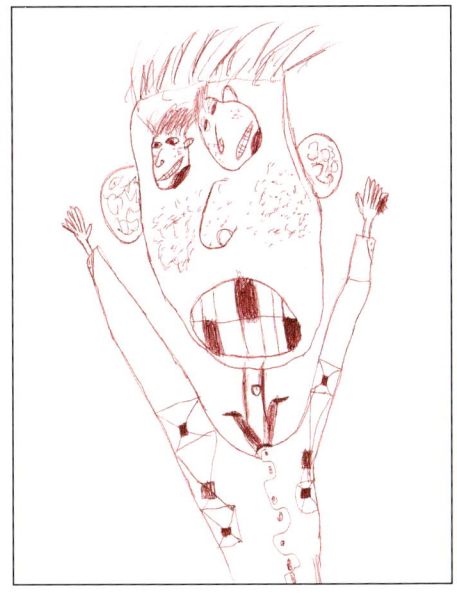

Vincent (8 Jahre alt) fühlt sich oft „wirr" im Kopf. Wenn die Reizeindrücke ihm zuviel werden, ist er irritiert und sehr gestört. Er flippt bei Kleinigkeiten aus, z. B. wenn seine Mutter sich mit mir unterhält, er aber Buchstaben schreiben will. In so einer Situation malt er sein Bild „Gedanken im Kopf". Am liebsten zieht er sich zurück und spielt

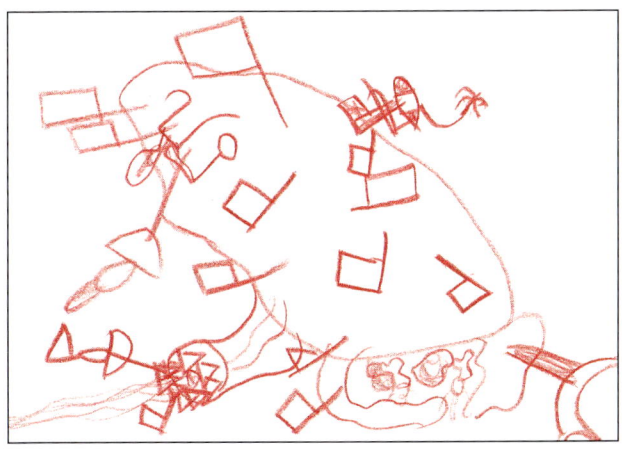

für sich allein. Dann kann er auch stundenlang ruhig spielen. Nur in Gruppen kann er sich nicht integrieren. Da wird er völlig nervig und hektisch.
Zwei Monate nach der Therapie ist er wie ausgewechselt. Er beteiligt sich an Gesprächen, kann abwarten und zeigt Interesse für andere. Er verabredet

sich jetzt fast jeden Nachmittag und schafft es, mit mehreren Kindern zu spielen, ohne daß seine Mutter ständig Schiedsrichter spielen muß.

Leo hat es in der Schule schwer. Er hat schon einen Schulwechsel hinter sich, weil er durch sein Störverhalten „untragbar" war. Er kann Anweisungen nicht folgen und explodiert öfter bei Frustrationen. Im Intelligenz-Test schneidet er mit einem altersentsprechenden Ergebnis ab. Aufgrund seines ausgeprägten A·D·S klappen viele Umsetzungs-Prozesse nicht, weshalb vieles in der Schule schwerfällt. Er ist in allem impulsiv. Seine Situation beschreibt er selbst ganz gut: *„Manchmal kaspere ich herum und bin ‚spinnert' im Kopf."*

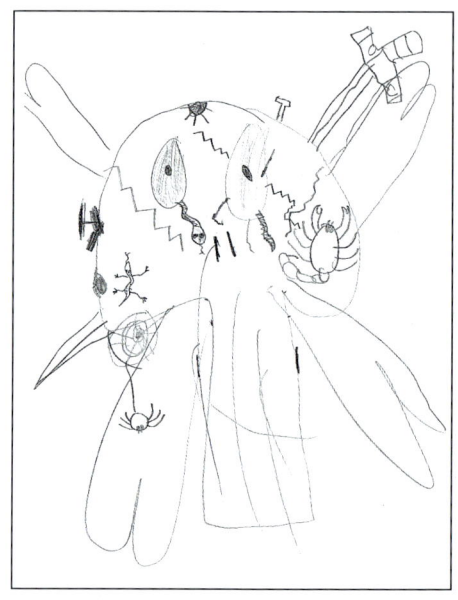

Wanja hat aufgrund seines A·D·S besonders viele Probleme im Sozialverhalten. Im Kindergarten ist er meist wild, tobt herum und kann sich an kaum eine Regel halten. Er hat eine sehr niedrige Frustrations-Toleranz und reagiert schnell aggressiv gegenüber anderen Kindern. In der Gruppe hat er eine richtige Außenseiter-Position. Einerseits „powert" er immer los, andererseits ist er sehr ängstlich und zurückhaltend. In neuen Situationen, z. B. im Urlaub oder im Turnraum, hat er keinen Überblick und weicht solchen Situationen total aus. Er zieht sich dann zurück oder versteckt sich.
Er kann gut allein spielen, dreht dabei aber auf. Am liebsten sind ihm Kampfspiele: Phantasie ausleben mit großen Schwertern oder Wasserpistolen. Wenn er malt, sind es meist Gruselfiguren, Gespenster oder kämpfende Turtles. Bei mir in der Praxis malt er Kampfhaie, die die kleinen Fische alle blutig beißen. Kleine und normale Fische haben keine Chance.

Wanja ist eher ein sensibles, ängstliches Kind, das sich als sehr klein empfindet. Durch sein expansives Verhalten schlüpft er in die Rolle des „Powerman", die ihm aber nicht entspricht. Seine sensible Seite

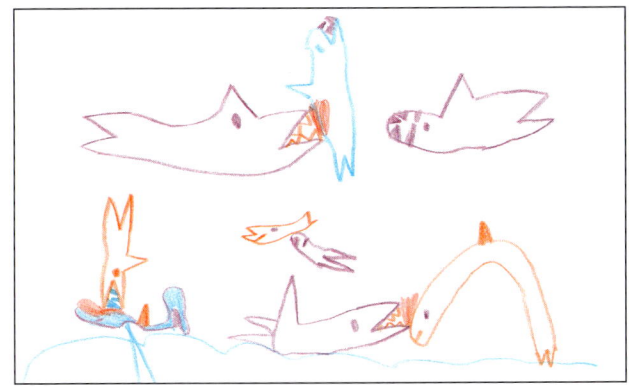

wertet er völlig ab. Nach Hilfestellung und Therapie tritt er selbstbewußt auf, setzt sich gern hin und malt in Vorschulheften. Das Kämpfen ist ihm nicht mehr so wichtig. Beim letzten Besuch hat er mir einen ganz schönen, freundlichen Schneemann gemalt.

Dann wurde er normal eingeschult, obwohl die Erzieherin, die ihn nur vor der Therapie gekannt hatte, die Hände über dem Kopf zusammengeschlagen hat. Er schafft es jetzt aber so gut, daß er bisher in der Schule überhaupt noch nicht als Problemkind aufgefallen ist.

Jan beschwert sich über sein Wut-Männchen, das immer aktiv und kaum in den Griff zu kriegen ist. Es hat mehrere Arme und agiert ständig. Seinem Hund stehen auch schon die Haare zu Berge.

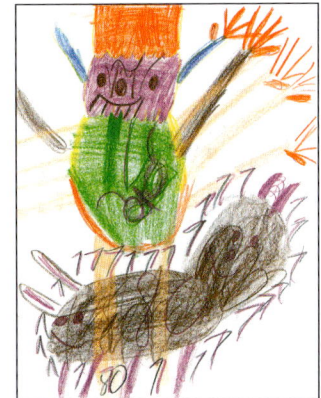

Nachdem er gelernt hat, wie er innerlich die „Rote Ampel" anschalten kann und schon beim „Anmarsch der Wut" selbst aus der Situation herausgeht, hat er sich und seinen Zorn im Griff. Zu Hause geht er zum Beispiel in den Garten und wühlt wie ein Wilder in seiner Gartenecke herum. Oder er malträtiert einen Sandsack in seinem Zimmer. Damit kann er sich abreagieren und handelt sich nicht zusätzlich Ärger ein.

Gefühle der Eltern

Nicht nur Max, Jule, Katja, David, Kai und andere A·D·S-Kinder befinden sich häufig in einem Wirrwarr ihrer Gefühle, sondern auch Eltern und Lehrern kann es ähnlich gehen. Wie sollen sie das Verhalten, die Gefühls-Ausbrüche und die mangelnde Einsicht solcher Kinder einschätzen?

Die Eltern sehen oft keine klare Linie mehr. Sie wissen irgendwann auch nicht mehr, was sie machen sollen. Sie fühlen sich zwischen ernsten Sorgen um ihr Kind und seine Zukunft, zwischen Wut und Ärger hin- und hergerissen:

- *„Ist es nur faul?"*
- *„Könnte es, wenn es nur wollte?"*
- *„Warum sieht es nicht ein, daß es seine Hausaufgaben machen muß?"*
- *„Mein Kind ist doch nicht dumm – warum versagt es in der Schule?"*
- *„Haben wir es falsch erzogen?"*
- *„Es kann doch so lieb und einfühlsam sein – warum dann immer der Ärger mit den Geschwistern?"*
- *„Es braucht doch gute Noten, um auf das Gymnasium zu kommen"*
- *„Wenn es doch nur Freunde hätte! – Es tut mir oft so leid"*
- *„Warum vergrault es alle Freunde?"*
- *„Kann es nicht mal aufhören, immer den Boß zu spielen?"*
- *„Innen weich, außen oft wie ein Panzer: Sensibel – aggressiv"*
- *„Oft könnte ich platzen: Nichts klappt, auch wenn ich es schon tausendmal gepredigt habe"*
- *„Tausend Sachen anfangen, aber nichts zu Ende bringen"*
- *„Ich habe schließlich auch nur Nerven, wer denkt an mich?"*
- *„Muß mein Kind mich immer auf 180 bringen?"*
- *„Warum können wir nicht wie andere die Dinge in Ruhe besprechen?"*
- *„Es hat doch diesmal so viel geübt – warum schon wieder eine Fünf?"*
- *„In der Schule bekommt es vom Lehrer immer einen auf den Deckel – so oft kann man zu Hause gar kein Kind wieder aufrichten"*

Kennen Sie auch den Wunsch, mindestens einmal einen ganzen Tag lang den „Job Mutter" vergessen zu können?

- Nicht von morgens bis abends die alltäglichen Dinge wie Anziehen, Zähneputzen, Aufräumen zu überwachen oder sogar selbst zu tun?
- Nicht als Hausaufgaben-Lehrer Ihr Kind antreiben zu müssen, nun endlich anzufangen und auch noch das Diktat zu üben?
- Sich einmal nicht um die Verabredungen Ihres Kindes zu kümmern?
- Nicht die zigfach verlorenen Turnschuhe, Mützen, Uhren etc. wiederaufzutreiben oder ersetzen zu müssen?
- Nicht den Ärgern im Sportverein zu schlichten, weil es mal wieder einen Ausraster gegeben hat?
- Sich einmal nicht Sorgen machen zu müssen, daß die entscheidende Deutscharbeit wieder im Teich gelandet ist?
- Einmal nicht mittags der Mülleimer für den Schulfrust Ihres Kindes zu sein und einmal nicht die geballte Wut abzubekommen?

Ein Kind mit A·D·S läßt den Alltag nie langweilig werden. Immer ist was los und meist auch was zu regeln. Viele Eltern werden sehr gefordert. Irgendwann ist auch bei ihnen die Puste raus, und Sorgen und Verzweiflung – oft auch Wut und Unverständnis – bestimmen die Gedanken und Gefühle.

Solche Tage kosten Nerven:

Die Mutter von **Simon** ist „mit den Nerven fertig". Simon ist schon 6 Jahre alt und wird nur noch einige Wochen lang den Kindergarten besuchen, bevor er eingeschult wird. So beschreibt Simons Mutter einige Tagesabläufe:

8.10 Uhr:
„Simon wird wach und schreit lauthals nach mir; will nicht aufstehen; nur Protestgeschrei
8.30 Uhr:
Nach vielem Hin und Her helfe ich ihm beim Anziehen, weil er sonst nie fertig wird. Trotzdem gelingt es ihm, ins Zimmer seines Bruders zu flitzen und ein Stickeralbum zu stibitzen. Wieder großes Geschrei und Zank

8.40 Uhr:
Simon soll zum Frühstück kommen; mindestens zehn Aufforderungen
8.50 Uhr:
Simon will nichts essen, wieder Diskussionen
9.15 Uhr:
Er meckert, weil er fünf Minuten zu Fuß zum Kindergarten gehen soll. Er will Auto fahren oder getragen werden
12.10 Uhr:
Beim Abholen vom Kindergarten protestiert und tobt er wieder den ganzen Heimweg, weil ich nicht mit dem Auto gekommen bin
12.30 Uhr:
Mittagessen: Ständig wieder aufstehen, auf die Toilette gehen, runtergefallenen Löffel aufheben und reden ohne Punkt und Komma
12.50 Uhr:
Simon geht in den Garten spielen. Ich verbiete ihm, mit dem Wasserschlauch die Hauswände zu bespritzen – wieder Geschrei
13.20 Uhr:
Er kommt ständig rein und raus gelaufen, will jetzt Fernsehen gucken. Tobt wieder, weil ich es nicht erlaube
14.30 Uhr:
Weg zum Spielplatz, begleitet durch Schimpfen
16.45 Uhr:
Simon weint, weil die anderen Kinder im Garten nicht mit ihm spielen wollen. Er versucht Fahrrad zu fahren, auch mit Stützrädern klappt es nicht. Er wirft es hin, tritt dagegen, schreit und gibt mir die Schuld
17.00 Uhr:
Spielt mit den andern „Krieg" und fuchtelt wild mit dem Stock, so daß ich eingreifen muß
17.30 Uhr:
Fernsehen: Fred Feuerstein. So ruhig habe ich ihn den ganzen Tag noch nicht erlebt

18.30 Uhr:
Abendessen. Wieder Streit und Toben wegen Nachtisch.
Er will Unmengen von Eis
19.00 Uhr:
Trotz sechsmaliger Aufforderung kein Ansatz, sich auszuziehen,
sich zu waschen und die Zähne zu putzen. Alles nur mit Protest und
Hilfen von mir
19.20 Uhr:
Streit mit Bruder um Sitzplatz neben mir beim Vorlesen;
Eskalation: Kratzt und haut seinen Bruder
20.00 Uhr:
Simon soll schlafen. Ruft noch fünfmal, will noch etwas zu trinken,
Licht an haben und mehrere Geschichten. Er kennt einfach keinen Schluß
21.30 Uhr:
Endliche Ruhe bis zum nächsten Morgen! Hoffentlich!"

In Eltern-Seminaren und Aufklärungs-Gesprächen werden Simons Mutter die Zusammenhänge zwischen der Diagnose A·D·S und seinen nervigen Verhaltensweisen deutlich. Das ist zwar für vieles keine Entschuldigung, aber sie sagt: *„Man weiß, warum es nötig ist, konsequent sein zu müssen. Wir haben nach der Diagnosestellung viele Informationen über A·D·S gesammelt und ziehen jetzt in der Erziehung an einem Strang. Als wir uns gegenseitig noch die Schuld für Simons schlechtes Benehmen gaben, endete kaum ein Gespräch ohne Streit. Jetzt haben wir feste Regeln und setzen sie auch gemeinsam durch. Wir verspüren viel mehr Ruhe. Um immer wieder neue Kräfte zu sammeln, sprechen wir uns ab, wer das Abendprogramm mit Simon erledigt und ihn ins Bett bringt. Einer von uns kann sich dann ohne schlechtes Gewissen anderen Dingen, wie zum Beispiel Zeitung lesen, widmen und so wieder Energie tanken. Auch das ist wichtig. "*

Auch LehrerInnen und ErzieherInnen im Wechselbad der Gefühle

Auch Lehrerinnen und Lehrer haben es nicht leicht mit A·D·S-Kindern. Sie erleben diese Kinder z. B. so:

- *„Unerzogener Flegel, er tanzt mir auf der Nase herum"*
- *„Unmögliches Sozialverhalten"*
- *„Seinetwegen ständig Ärger, Elterngespräche und Anweisungen durch den Rektor"*
- *„Greift mich in meinem Selbstverständnis als Pädagoge an"*
- *„Alles, was ich auf der Uni gelernt habe, schmeißt er durch sein Verhalten um"*
- *„Ich muß immer nur streng sein und komme gar nicht dazu, neuere didaktische Dinge auszuprobieren"*
- *„Er fordert immer Autorität, dabei möchte ich Partner meiner Schüler sein"*
- *„Konzentration und Mitarbeit sind die reinste Katastrophe"*
- *„Arbeitsverhalten: 5"*
- *„Andere Eltern setzen mich unter Druck, sie wollen keine Beeinträchtigung ihrer Kinder"*
- *„Wie kann ich nur allen gerecht werden?"*
- *„Zu allem Übel auch noch Lernprobleme: Lese-Rechtschreib-Schwäche"*
- *„Schlechte Heftführung"*
- *„Hausaufgaben nur mit Kontrolle"*

Wenn LehrerIn, ErzieherIn und andere Menschen, die täglich mit einem A·D·S-Kind umgehen, über A·D·S Bescheid wissen, gibt es weniger Reibungspunkte und Ärger. Sie werden dann viel „Ungereimtes" im Verhalten des Kindes nicht mehr auf sich persönlich beziehen. Sie können dann auch Hilfen anbieten, die auch den anderen Kindern in der Klasse guttun und das Lernen fördern.

Wie wirkt sich A·D·S auf die Entwicklung aus?

Bei A·D·S-Kindern können aufgrund der „anderen" Informations-Verarbeitung und Wahrnehmungs-Verarbeitung leider oft Folgeprobleme auftreten, die für die Entwicklung und vor allem die Persönlichkeitsbildung viele Stolpersteine bedeuten können. Dazu eine kleine Statistik:

Folgeprobleme von A·D·S

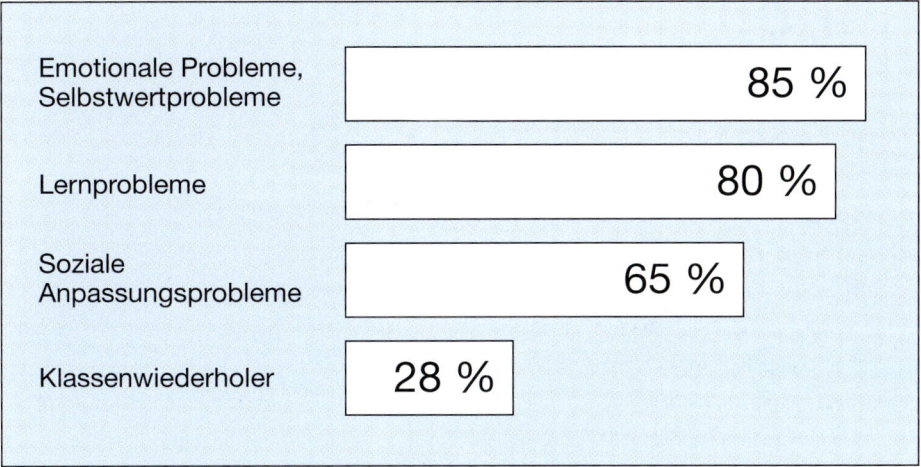

Emotionale Probleme, Selbstwertprobleme	85 %
Lernprobleme	80 %
Soziale Anpassungsprobleme	65 %
Klassenwiederholer	28 %

Diese Statistik aus wissenschaftlichen Untersuchungen wird uns in der Praxis täglich durch A·D·S-Kinder bestätigt. Am auffälligsten sind ihre Probleme in der emotionalen Entwicklung und ihr meist sehr niedriges Selbstbewußtsein. Durch ihr Verhalten und ihre andere Art, Informationen zu verarbeiten, ecken diese Kinder häufig an und ernten viel weniger Anerkennung und positive Unterstützung als andere Kinder. Sie sind nicht nur häufig verwirrt, sondern auch oft traurig über ihr Anderssein.

- 85 % aller A·D·S-Kinder haben emotionale Probleme und Selbstwert-Probleme
- Bei ca. 80 % der untersuchten Kinder führt A·D·S zu zusätzlichen Lernstörungen. Die andere Informations-Verarbeitung und eine eventuell vorhandene Wahrnehmungs-Verarbeitungs-Störung führen zu Schulproblemen, zum Beispiel zu Lese-Rechtschreib-Störungen trotz altersentsprechender Intelligenz-Entwicklung
- Die immer wieder in den Vordergrund gestellten sozialen Anpassungs-Probleme treten bei etwa 65 % der A·D·S-Kinder auf. Meist sind es die eher hyperaktiven Kinder, die besonders durch ihr unüberlegtes, störrisches, trotziges, von Wutanfällen und verbalen Beschimpfungen begleitetes Verhalten auffallen
- Fast 30 % aller A·D·S-Kinder sind Klassenwiederholer, obwohl sie von ihren Begabungen und ihrer Intelligenz her genau so gut ausgerüstet sind wie ihre Mitschüler

Es ist nicht verwunderlich, wenn A·D·S-Kinder im Laufe ihrer Entwicklung oft viele negative und frustrierende Erfahrungen machen. Je weniger Anerkennung sie erfahren und je öfter Mißerfolge ihren Alltag bestimmen, um so mehr sind sie entmutigt und haben wenig Motivation. So dreht sich die Negativ-Erfahrungs-Spirale immer schneller – das Selbstbewußtsein nimmt immer mehr ab, bis die Kinder irgendwann selbst von sich denken: „Ich bin dumm und bringe nichts zustande". Das führt zur Resignation oder auch zur Rebellion und beeinflußt die ganze Persönlichkeits-Entwicklung negativ.

Die Negativ-Erfahrungs-Spirale – ein Teufelskreis

Dieser Teufelskreis der Entmutigung muß unbedingt durchbrochen werden. Und das ist auch möglich. Je früher A·D·S erkannt wird, um so besser kann die nötige Unterstützung angeboten werden. Mit positiven Erfahrungen wächst die Motivation, auch etwas Anstrengendes zu meistern – und ein wachsendes Selbstbewußtsein bringt eine gute Persönlichkeits-Entwicklung auf den Weg.

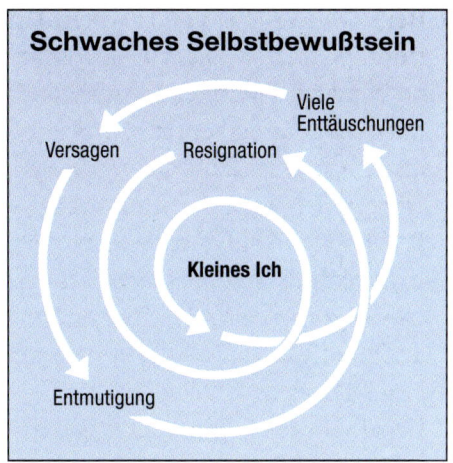

Die Positiv-Erfahrungs-Spirale: Raus aus dem Teufelskreis

Diese Spirale der positiven Erfahrungen ist lebenswichtig für jedes A·D·S-Kind. Denn auch diese Kinder haben ihre Stärken. Nur, wenn diese Stärken entdeckt und gestärkt werden, können die Schwächen so geschwächt werden, daß aus dem Teufelskreis der Negativ-Erfahrungen eine positive Erfahrungs-Spirale wird.

Wie man A·D·S-Kinder auf diesem Weg begleiten und eine hilfreiche Unterstützung anbieten kann, erfahren Sie in Kapitel 6: „Das OptiMind-Konzept".

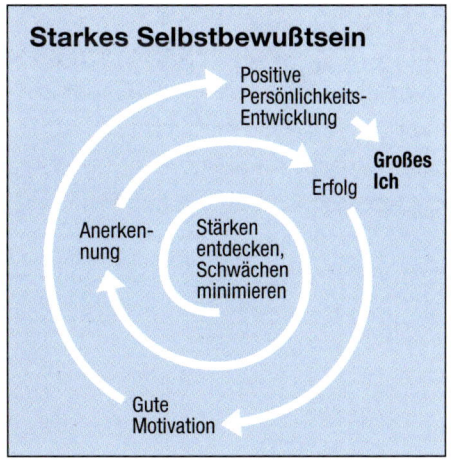

Kapitel 5: Das Wichtigste in Kürze

- Bei einer optimalen Wahrnehmungs-Verarbeitung sind alle Körper-Antennen genau justiert: Sehen, Hören und Fühlen funktionieren einwandfrei.
- Bei A·D·S-Kindern sind die Antennen nicht richtig eingestellt. Der Filter, der die Signale verarbeitet, funktioniert nicht richtig. Das A·D·S-Kind muß ungefiltert sehen, hören und fühlen. Das führt zu Schwierigkeiten beim Lernen.
- Durch seine Lernschwierigkeiten gerät das A·D·S-Kind in eine negative Erfahrungs-Spirale. Es verliert von Tag zu Tag mehr an Selbstbewußtsein.
- Wer A·D·S-Kindern helfen will, muß die Negativ-Spirale durch Unterstützung und Anerkennung in eine Positiv-Spirale umwandeln und damit das Selbstwert-Gefühl des Kindes stärken.

6

A·D·S:
Das OptiMind-Konzept
für Eltern, LehrerInnen,
KinderärztInnen,
TherapeutInnen

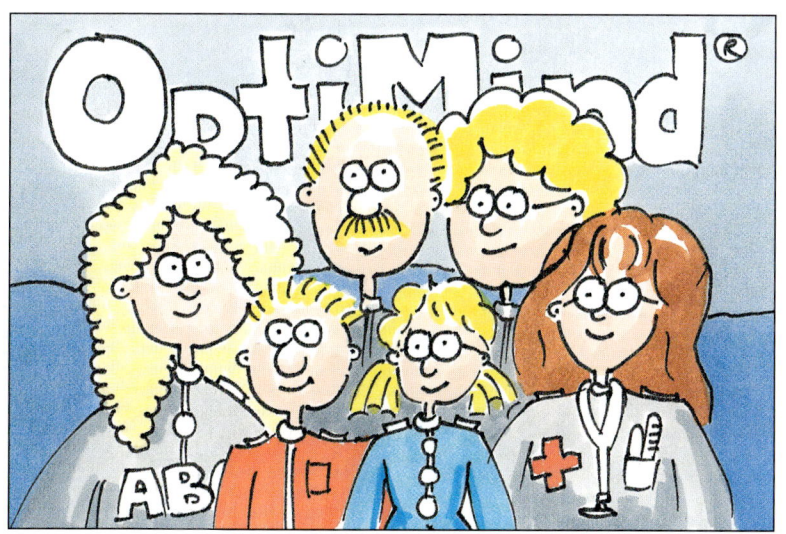

In diesem Kapitel erfahren Sie, …

- mit welchen Schwierigkeiten A·D·S-Kinder zu kämpfen haben, wenn sie ihre Ziele erreichen wollen
- wie Sie A·D·S-Kindern helfen können, nicht auf der Strecke zu bleiben
- was das Team der Bezugspersonen für das A·D·S-Kind tun kann – und wer im Team welche Aufgaben übernehmen muß.

Welche Schwierigkeiten sind zu bewältigen?

In den vorherigen Kapiteln haben Sie eine Reihe von Kindern mit A·D·S kennengelernt. A·D·S-Kinder können eine Menge Schwierigkeiten auf ihrem Entwicklungsweg haben. Wie kann man ihnen Hilfestellung geben?
Stellen wir uns so ein A·D·S-Kind noch einmal als Rennfahrerin oder Rennfahrer vor.
Der Fahrer ist das A·D·S-Kind. Die Rennstrecke ist sein Entwicklungs-Weg. In vielen Trainingsfahrten lernt der „Fahrer", das Auto zu steuern und an immer wieder neuen Etappenzielen anzukommen. Solche Ziele können sein:

● Positive Erfahrungen
● Das Meistern von Anforderungen
● Entwicklungs-Fortschritte
● Lernerfolge

Im Gepäck befinden sich seine **Talente und besonderen Begabungen**. Das Auto wird angetrieben durch den **Motor Motivation**. Ohne die geht nichts. Natürlich steht der Fahrer nicht allein da. Er wird begleitet und bekommt Hilfestellungen durch sein **Team: Eltern, ErzieherInnen, LehrerInnen, KinderärztInnen** und alle anderen Personen, die ihn auf seinem Weg begleiten. Sie geben ihm Tips, beraten ihn und zeigen ihm neue Dinge. Sie sorgen mit dafür, daß der Motor Motivation in Schuß bleibt und möglichst rund läuft.

Was kann A·D·S-Kindern alles auf der Strecke passieren?

Max zum Beispiel kann es gar nicht abwarten, Gas zu geben und hektisch loszustarten *(Impulsivität)*. Er ist natürlich so Feuer und Flamme und nur damit beschäftigt, möglichst schnell zu sein *(motorisch unruhig)*, daß er oft das Ziel nicht im Auge hat und manchmal nicht weiß, wohin er eigentlich fahren soll *(kein Überblick)*. Einige Male ist es ihm schon passiert, daß er wutschnaubend zum Start kam, weil er den Schlüssel nicht gefunden hatte *(vergeßlich)*. Natürlich ist jeder andere schuld gewesen, nur nicht er selbst. Er diskutiert dann stundenlang und regt sich auf, so daß er völlig vergißt, sich wie die anderen zum Start zu begeben und sich auf die Aufgabe zu konzentrieren *(Aufmerksamkeit gezielt richten)*.

Für ihn spielen auch die Fragen nach dem Wohin und Wie eine untergeordnete Rolle *(keine Strategie)*. Er sieht sich schon im Ziel, bevor er überhaupt gestartet ist. Strategie und Vorausplanung sind ihm fremd.

So passiert es auch bei einigen Fahrten, daß er die Strecke unter- oder überschätzt, Kurven nicht richtig einschätzt und auch mal Wegweiser übersieht. Er muß Umwege in Kauf nehmen *(mehr üben als andere)*, Extrarunden drehen und auch einige Blessuren einstecken. Er lebt seine Vorliebe für das Gaspedal aus, vergißt, daß es auch eine Bremse gibt, und landet schon mal im Graben. Aus so einem Unfall trägt das Auto nicht nur Beulen davon, sondern der Motor Motivation fängt an zu stocken *(Lernmotivation gleich Null)*, und der Fahrer ist erst mal geknickt *(niedriges Selbstbewußtsein)*, manchmal sogar verletzt *(viele kleine Unfälle, blaue Schienbeine und oft Kopfschmerzen)*.

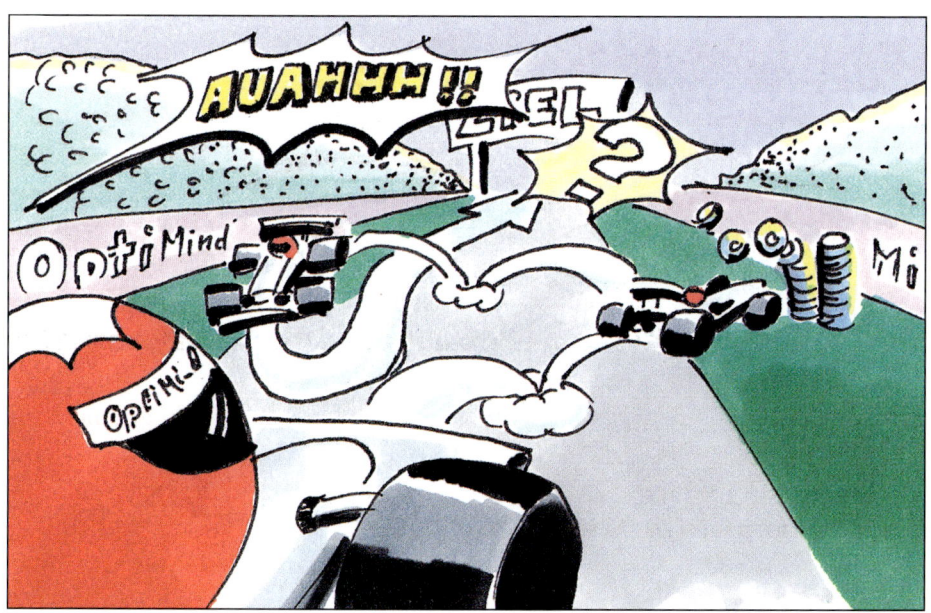

An anderen Tagen bleibt er zwar auf der Piste, aber er verschaltet sich so oft *(Wahrnehmungs-Verarbeitungs-Störung)*, daß er über sich selbst wütend wird, erst recht nicht mehr aufpaßt und das Auto entsprechend unkonzentriert steuert. Die vorgegebenen Bedingungen beim Rennen sind ihm ein Greuel *(Regeln befolgen)*. Er möchte am liebsten seinen eigenen Kopf durchsetzen, über die Regeln bestimmen und vielleicht ein paar Abkürzungen über den Acker fahren, statt auf der Straße zu bleiben.

Wenn er mal wieder im Graben gelandet ist, schimpft er wie ein Rohrspatz über die doofe Strecke und die anderen Fahrer, die ihm im Weg waren. Den meisten Ärger bekommt allerdings sein Team ab. Wenn diese Wutausbrüche sehr heftig sind, riskiert er, aus dem Team der Mannschaftskollegen ausgeschlossen zu werden *(auffälliges Sozialverhalten)*. Einige Mitglieder in seinem Team drohen mit Kündigung.

Je mehr Trainingsläufe und Rennen nicht gut geklappt haben, um so weniger Lust hat er, erneut zu starten. Es wird immer mühsamer. Trotz seiner guten Ausstattung *(Begabungen und Talente)* fällt es ihm schwer, an seinem Ziel *(gute Persönlichkeits-Entwicklung, Ausbildung)* anzukommen.

Jule fährt lieber in aller Ruhe für sich *(zieht sich gern zurück)*, weil ihr der Lärm der anderen starken Motoren sowieso auf den Nerv geht *(lärmempfindlich)*. Mit dem Zündschlüssel kann ihr Ähnliches passieren wie Max. Obwohl sie sich schon öfter vorgenommen hat, den Schlüssel immer an das gleiche Bord zu hängen, ist sie oft so zerstreut, daß er in der Tasche bleibt, und sie sich beim nächsten Start nicht mehr erinnert, wo er sein könnte. Sie hat ihn auch schon oft verloren. Ihr macht das nicht so viel aus wie Max, weil sie sowieso lieber spazierengeht. Dann kann sie auch besser die Schmetterlinge oder Blümchen am Wegesrand beobachten *(schnell abgelenkt)*. Manchmal steigt sie sogar mitten im Rennen aus und setzt sich in die Wiese und träumt *(Tagträumen)*. Sie kommt natürlich nicht schnell vorwärts *(langsames Arbeitstempo)* und ist sich nicht mehr sicher, wie das Rennen eigentlich weiter verlaufen soll. Sie hat das Ziel komplett aus dem Auge verloren *(mangelnde Übersicht)*. Dann ist sie der Verzweiflung nahe und denkt: „Ich schaffe das im Leben nicht" *(Versagerängste)*.

Jule vergißt die Anweisungen und ist manchmal so durcheinander, daß sie überhaupt nicht mehr weiß, wie man das Auto lenkt, Gas gibt oder bremst *(Blockade bei Arbeiten)*. Im Team sind sie schon ganz ungeduldig mit ihr. Gestern beim Training hat sie doch alles gekonnt. Warum muß sie immer alle enttäuschen? *(Niedriges Selbstbewußtsein)*. Wenn sie ihren Gedanken so nachhängt, übersieht sie schon mal das nächste Hinweisschild und landet auf einem Waldweg. Manchmal ist sie so entnervt, daß sie resigniert und aufgibt. Aber glücklich ist sie mit dieser Lösung auch nicht.

Der Motor *(Motivation)* kommt durch viele Fehlversuche ins Stocken und bleibt in letzter Zeit auch öfter mal stehen. Auch sie kommt am Ziel *(Erfolg)* nicht oft an. Sie wird beim nächsten Rennen eine Klasse tiefer starten und es erneut versuchen, obwohl auch sie mit allen erdenklichen Voraussetzungen *(Begabungen)* gestartet ist.

Der Rennstall **OptiMind** hat die Probleme seines Fahrers und seiner Fahrerin analysiert *(Diagnose gestellt)* und eine neue Trainings-Methode entwickelt, damit auch die A·D·S-Kinder an ihrem Ziel ankommen *(Therapie-Konzept)*.

Wie man die kleinen und großen Mißgeschicke und Katastrophen anschauen und dadurch zu einer Beurteilung kommen kann, haben Sie schon in Kapitel 3 erfahren. Jetzt geht es darum, ein hilfreiches Konzept für Fahrer und Fahrerin zu entwickeln. Jeder im Team *(FahrerIn, Eltern, ErzieherIn, LehrerIn, KinderärztIn, PsychologIn etc.)* muß über die Probleme und Analyse-Ergebnisse Bescheid wissen – aber auch die Stärken und Reserven kennen, die gezielt eingesetzt werden können.

Welche Hilfen sind erfolgreich?

Aufklärung über A·D·S und das **Wissen** um die Besonderheiten des Fahrers und seines Autos sind die Voraussetzungen für erfolgreiche Team-Arbeit und für die Bewältigung der Aufgabe. Auch der Fahrer kann nur Tips annehmen und versuchen sie umzusetzen, wenn er selbst weiß, an welcher Stelle ihm schnell Fehler unterlaufen können und wie er sich einen Überblick über die Rennstrecke verschaffen kann. Er muß sich und sein Auto gut kennen, um es sicher steuern zu lernen. Er braucht Kritik, aber noch mehr eine gute Unterstützung. Ihm nützt es wenig, wenn er von seinem Trainer nur kritisiert und angemeckert wird. **Motivationshilfe** und **konstruktive Übungen** führen besser zum Ziel. **Ein guter Teamgeist ist durch nichts zu ersetzen.**
Obwohl er für viele Dinge mehr Training braucht als andere Fahrer, wird er bei Berücksichtigung der Anweisungen immer sicherer und souveräner. Viele Abläufe werden mit der Zeit automatisiert, und er beherrscht sie wie im Schlaf. Er weiß dann z. B., daß es für ihn besser ist, sich auf das Rennen mit einem ausgearbeiteten Trainingsplan *(z. B. Wochen- und Hausaufgaben-Planer)* vorzubereiten, sich ein Bild von dem Kurs und den möglichen Tücken der Strecke zu machen und besonders auf die Hinweisschilder zu achten, damit er das Ziel nicht aus dem Auge verliert. Das muß er sich allerdings immer wieder von Neuem vornehmen, sonst passieren ihm immer wieder die gleichen Schusselfehler.
Mit Hilfe seines Teams lernt er, die Funktionen seines Autos besser zu nutzen und den Anforderungen anzupassen. Er kann dann gezielter Gas geben, aber auch mal auf die Bremse treten und am Stoppschild stehenbleiben *(Impulskontrolle)*.
Zusammen mit seinem Team erreicht er seine gesteckten Ziele. Sie können sich zusammen über den Erfolg freuen und haben Lust, weiter miteinander zu arbeiten.
Damit der Fahrer seinen optimalen Kurs findet, wird sowohl der Fahrer selbst als auch das Team nach dem OptiMind-Konzept geschult.
Wenn es an einer Stelle besonders hakt, vielleicht an der Schaltung etwas re-

pariert werden muß oder manches besonders und gezielt geübt werden muß, werden natürlich zusätzliche Experten, wie zum Beispiel ErgotherapeutInnen oder LogopädInnen zum Team mit hinzugezogen.

Bei einigen A·D·S-Fahrern ist der Motor so strapaziert, daß er nur noch bockt und oft stehenbleibt. In diesem Fall muß darüber nachgedacht werden, ob der Motor zusätzlich Öl braucht. Das Öl – in diesem Fall **Medikamente** vom Typ der Stimulantien – ist zum Weiterfahren dann bei einigen unabdingbar (siehe Kapitel 10: „Warum und wann behandelt man mit Medikamenten?").

Je öfter es klappt, um so leichter fällt es dem Fahrer, neue Herausforderungen anzugehen, sich anzustrengen und manchmal sogar Enttäuschungen wegzustecken.

Der Weg zum Ziel wird sicherer und gradliniger nach dem Motto: **„Im Team zum Ziel mit OptiMind".**

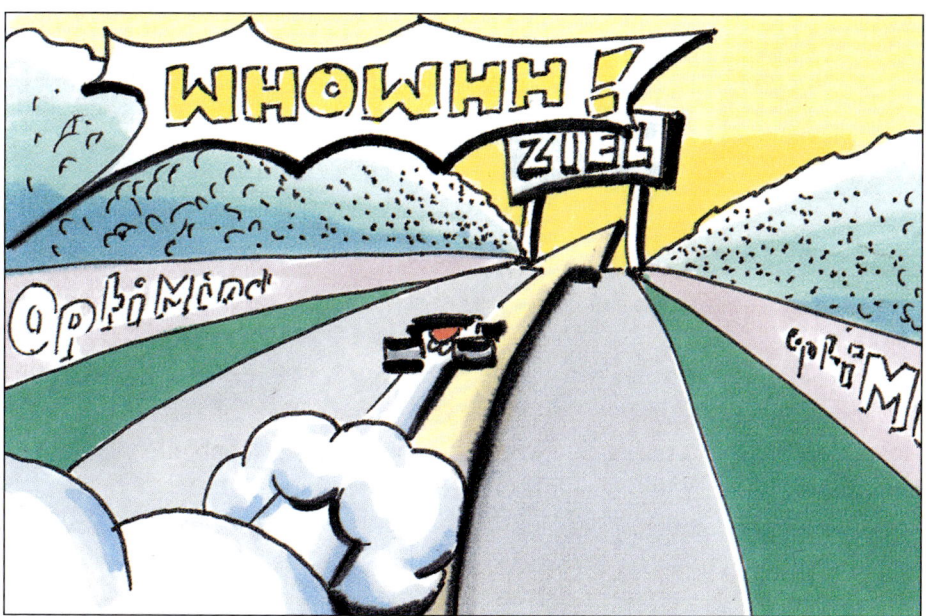

Das Team-Konzept von OptiMind

Jedes A·D·S-Kind braucht ein Team, um über die Runden zu kommen, seinen Weg zu machen und seine Ziele zu erreichen. Um zum Erfolg zu kommen, übernimmt jeder im Team ganz bestimmte Aufgaben. Denn jeder im Team ist Experte auf seinem Gebiet.

Das OptiMind-Team

Alle Team-Mitglieder müssen bestimmte Grundvoraussetzungen erfüllen. Sie müssen …
…wissen, daß ihr „Fahrer" ein A·D·S-Kind ist
…wissen, was A·D·S ist – und was es nicht ist
…bereit sein, sich mit A·D·S ernsthaft zu beschäftigen
…bereit sein, mit den anderen Team-Mitgliedern konstruktiv zusammenzuarbeiten
…bereit sein, sich für das A·D·S-Kind einzusetzen – auch wenn das Geduld verlangt, Energie und Nerven kostet
…immer wieder versuchen, den Standpunkt des A·D·S-Kindes einzunehmen und die Dinge aus seiner Perspektive zu sehen
…an das A·D·S-Kind und an den gemeinsamen Erfolg glauben.

Die Eltern:
Sie spielen die Hauptrolle im Team. Denn Sie sind emotional am stärksten beteiligt und haben den intensivsten Kontakt zu Ihrem Kind.

Ihre Aufgaben:
- Informieren Sie sich selbst über A·D·S
- Erklären Sie Ihrem Kind, was A·D·S ist – und was es nicht ist
- Arbeiten Sie mit Ihrem Kind gemeinsam daran, die Probleme zu bewältigen

- Finden Sie heraus, was Ihr Kind besonders gut kann
- Unterstützen, fördern und stärken Sie Ihr Kind in seinen persönlichen Begabungen, Fähigkeiten und Stärken
- Erkennen Sie an, was Ihr Kind alles kann
- Verschaffen Sie Ihrem Kind positive Erfahrungen und Erlebnisse
- Auch, wenn es manchmal schwerfällt: Bewahren Sie Ruhe, behalten Sie die Nerven, üben Sie Geduld
- Lassen Sie sich von niemandem ein schlechtes Gewissen einreden oder als „schlechte Eltern" abstempeln
- Helfen Sie Ihrem Kind mit „Struktur-Maßnahmen" (Pläne, Checklisten, Vereinbarungen), den Tagesablauf besser zu bewältigen
- Sprechen Sie mit den LehrerInnen/ErzieherInnen über Ihr Kind und sein A·D·S
- Gewinnen Sie die LehrerInnen/ErzieherInnen dafür, mit Ihnen im Team zusammenzuarbeiten, damit Ihr Kind in der Schule/im Kindergarten unterstützt wird
- Vereinbaren Sie mit den LehrerInnen/ErzieherInnen konkret, was Sie erreichen wollen und wie Sie gemeinsam vorgehen
- Halten Sie Kontakt mit den LehrerInnen/ErzieherInnen Ihres Kindes
- Sprechen Sie mit Ihrer KinderärztIn über Ihr Kind und sein A·D·S, und planen Sie gemeinsam Hilfen
- Machen Sie Personen, die tagtäglich mit Ihrem Kind zu tun haben, zu Team-Mitgliedern, die Bescheid wissen und mit Ihnen an einem Strang ziehen

Das A·D·S-Kind:

Um dich dreht sich alles in diesem Team. Und dieses Team kann nur dann erfolgreich für dich arbeiten, wenn du mitmachst und dein Bestes gibst.

Deine Aufgaben:

- Informiere dich über A·D·S
- Mach' dir klar, daß Du nicht dumm bist, sondern eine neurobiologische

Störung hast, die man behandeln kann. Das hat nichts mit Intelligenz zu tun
- Arbeite mit deinem Team zusammen. Sei offen für ihre Vorschläge. Niemand will dir was. Alle sind auf deiner Seite
- Finde heraus, welche besonderen Begabungen, Fähigkeiten und Stärken du hast
- Pflege deine Begabungen, nutze deine Fähigkeiten, stärke deine Stärken
- Lies in diesem Buch vor allem die Kapitel 9 und 11

Die ErzieherInnen und LehrerInnen:

Sie sind ein wichtiger – weil täglicher – Team-Partner für das A·D·S-Kind. Außerhalb des Elternhauses sind Sie seine Anlaufstelle, seine Bezugsperson, sein Orientierungspunkt. Entsprechend groß sind Ihre Chancen, einem A·D·S-Kind zu helfen.

Ihre Aufgaben:
- Informieren Sie sich über A·D·S
- Lassen Sie sich von den Eltern ausführlich über das Kind und seine Situation berichten
- Nehmen Sie das Fehlverhalten des A·D·S-Kindes nicht persönlich. Das Kind will Sie nicht bewußt provozieren
- Gehen Sie mit dem Kind entsprechend seiner Diagnose um (A·D·S mit oder ohne Hyperaktivität)
- Erklären Sie der Klasse/der Gruppe, warum Sie das A·D·S-Kind in bestimmten Situationen anders behandeln als die anderen
- Schaffen Sie für das A·D·S-Kind die äußerlichen Voraussetzungen, die ihm das Mitmachen, Aufpassen und Lernen erleichtern
- Nutzen Sie jede Gelegenheit, das A·D·S-Kind in die Gemeinschaft zu integrieren
- Finden Sie gemeinsam mit den Eltern die besonderen Begabungen, Fähigkeiten und Stärken des A·D·S-Kindes heraus
- Verabreden Sie mit den Eltern konkrete gemeinsame Maßnahmen zur Unterstützung des Kindes

- Lassen Sie sich regelmäßig von den Eltern über die aktuelle Situation zu Hause informieren
- Geben Sie den Eltern regelmäßig Feedback über die Situation im Kindergarten/in der Schule
- Behalten Sie die Nerven – auch wenn es manchmal schwerfällt. Es lohnt sich. Denn A·D·S-Kinder sind weder dumm noch bösartig. Sie können sogar großartig sein – vorausgesetzt, sie bekommen das nötige Verständnis und die nötige Unterstützung
- Beachten Sie in diesem Buch vor allem Kapitel 8

Die Kinderärztinnen und Kinderärzte:

Sie sind zwar nicht täglich mit dem A·D·S-Kind zusammen. Aber jedes Team braucht ein Team-Mitglied wie Sie, um sicher zu sein, daß es jede Situation meistern kann.

Ihre Aufgaben:
- Informieren Sie sich über A·D·S
- Lassen Sie sich von den Eltern ausführlich über das Kind und seine Situation berichten
- Stellen Sie fest, zu welchem A·D·S-Typ das Kind gehört (A·D·S + H oder A·D·S – H)
- Entscheiden Sie, ob das Kind eine psychotherapeutische,logopädische oder sonstige Spezialbehandlung braucht
- Entscheiden Sie, ob das Kind zur Unterstützung seiner Entwicklung eine zusätzliche spezielle Behandlung braucht
- Vereinbaren Sie mit den Eltern des A·D·S-Kindes ein konkretes Vorgehen
- Lassen Sie sich regelmäßig über die Situation des A·D·S-Kindes zu Hause und im Kindergarten/in der Schule berichten
- Tauschen Sie sich mit den TherapeutInnen und ÄrztInnen aus, bei denen das Kind auch in Behandlung ist
- Beachten Sie in diesem Buch vor allem Kapitel 10

Die PsychotherapeutInnen und andere TherapeutInnen:

Sie gehören ebenso zum Team wie Eltern, KindergärtnerInnen, LehrerInnen, Ärztinnen/Ärzte und alle regelmäßigen Bezugspersonen des A·D·S-Kindes. Jedes Team braucht ein Team-Mitglied mit Ihren Spezial-Kenntnissen.

Ihre Aufgaben:

- Informieren Sie sich über A·D·S
- Lassen Sie sich von den Eltern ausführlich über das Kind und seine Situation berichten
- Stellen Sie fest, zu welchem A·D·S-Typ das Kind gehört (A·D·S + H oder A·D·S – H)
- Entscheiden Sie, ob ein(e) A·D·S-SpezialistIn (z. B. ÄrztIn) hinzugezogen werden soll
- Vereinbaren Sie mit den Eltern ein gemeinsames Vorgehen
- Lassen Sie sich regelmäßig über die Situation des A·D·S-Kindes zu Hause und im Kindergarten/in der Schule berichten
- Tauschen Sie sich mit den ÄrztInnen/TherapeutInnen aus, bei denen das Kind auch in Behandlung ist

Manche dieser Aufgaben erscheinen Ihnen vielleicht selbstverständlich und kaum erwähnenswert. So wie es selbstverständlich ist, daß ein Rennwagen Benzin braucht, wenn er fahren und gewinnen soll. Aber auch dafür gibt es im Renn-Team ein verantwortliches Team-Mitglied. Und nur, wenn jeder im Team auch die kleinste und selbstverständlichste Aufgabe ernst nimmt und wahrnimmt, können Team und Fahrer ihr Ziel erreichen.

Das Team-Programm von OptiMind

Auf diesem Team-Konzept basiert das Team-Programm von OptiMind. Für jedes Team-Mitglied gibt es ausführliche Anleitungen, Pläne und Checklisten, die wir Ihnen in den nächsten Kapiteln vorstellen.

Wahrscheinlich interessiert Sie vor allem das Kapitel, in dem es um Ihren Part im Team geht. Trotzdem sollten Sie auch die Kapitel lesen, die die anderen Team-Mitglieder betreffen. Denn in einem guten Team muß jeder wissen, was die anderen Team-Mitglieder tun.

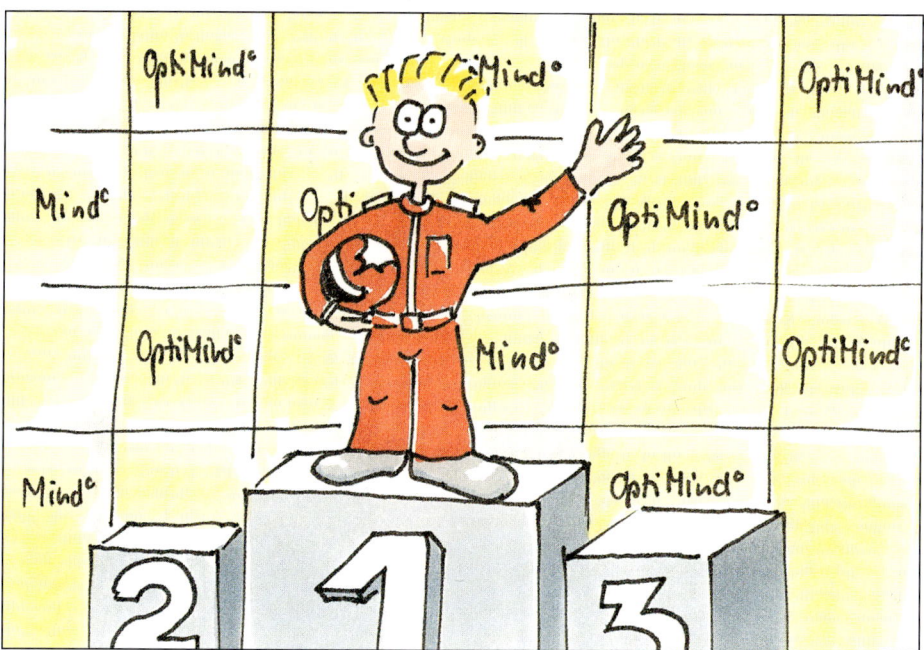

Kapitel 6: Das Wichtigste in Kürze

- Durch ihre Defizite in der Informations- und Wahrnehmungs-Verarbeitung haben A·D·S-Kinder es schwer, ihre Ziele auf der „Ideallinie" anzusteuern. Durch unnötige Umwege und überflüssige Pannen machen sie sich und anderen das Leben schwer und verlieren ihr Ziel schnell aus dem Auge.
- A·D·S-Kinder müssen öfter, länger und härter trainieren als andere, um ihre Intelligenz und ihre Begabungen in Erfolgs-Erlebnisse umsetzen zu können.
- Das schaffen sie nicht allein. Sie müssen ständig gecoacht werden.
- Um seine Ziele zu erreichen, braucht das A·D·S-Kind ein Team aus Bezugspersonen, das die Problematik kennt, konstruktiv zusammenarbeitet und in dem jeder seine Aufgabe übernimmt: Eltern, LehrerInnen, ErzieherInnen, KinderärztInnen, PsychologInnen, TherapeutInnen, Geschwister und andere tägliche Bezugspersonen.

7

A·D·S:
OptiMind-Tips für Eltern

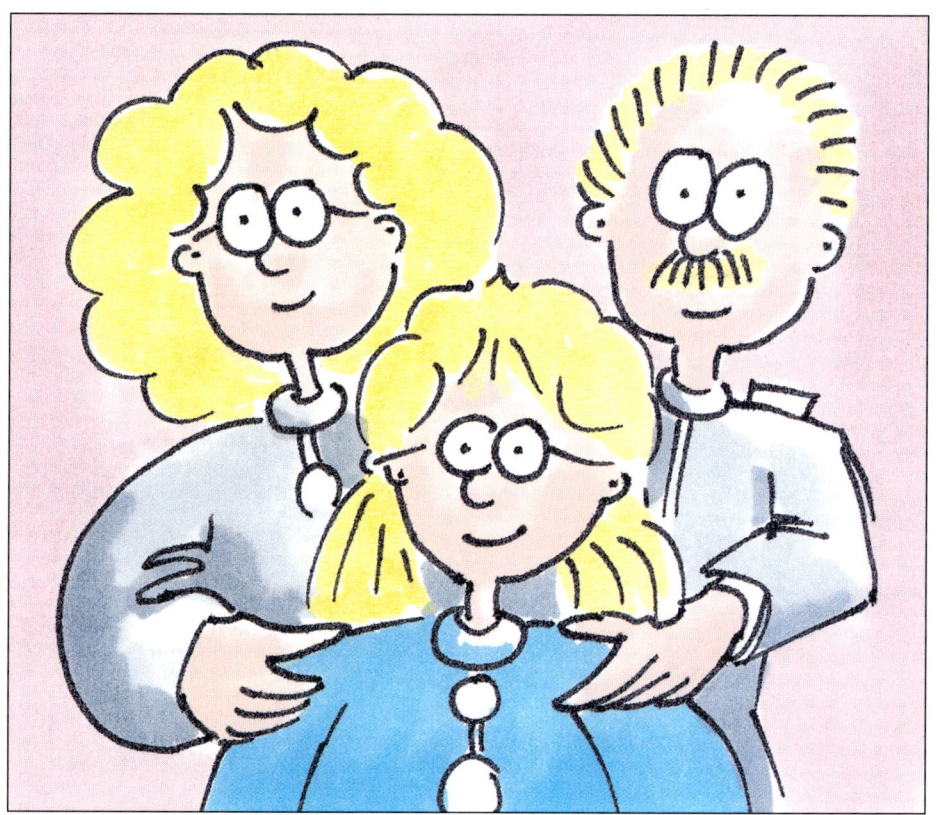

In diesem Kapitel erfahren Sie, …

- wie wichtig Sie als Eltern für Ihr A·D·S-Kind sind
- warum Ihr Kind es nur mit Ihrer Hilfe schaffen kann
- wie Sie diese Aufgabe bewältigen können.

Die Eltern –
der Schlüssel zum Erfolg

Liebe Eltern, ohne Ihre Mithilfe geht es nicht. Schwierige Kinder gab es schon immer und wird es auch in Zukunft geben. Früher waren diese Kinder schlichtweg „die Bösen", und auch heute weiß noch nicht jeder, daß ca. 8 % der Kinder aufgrund einer neurobiologischen Störung in der Informations-Verarbeitung „schwieriger" sind als andere Kinder. Schwierige Kinder machen ihre Mitmenschen ratlos. Schwierige Kinder fallen auf.

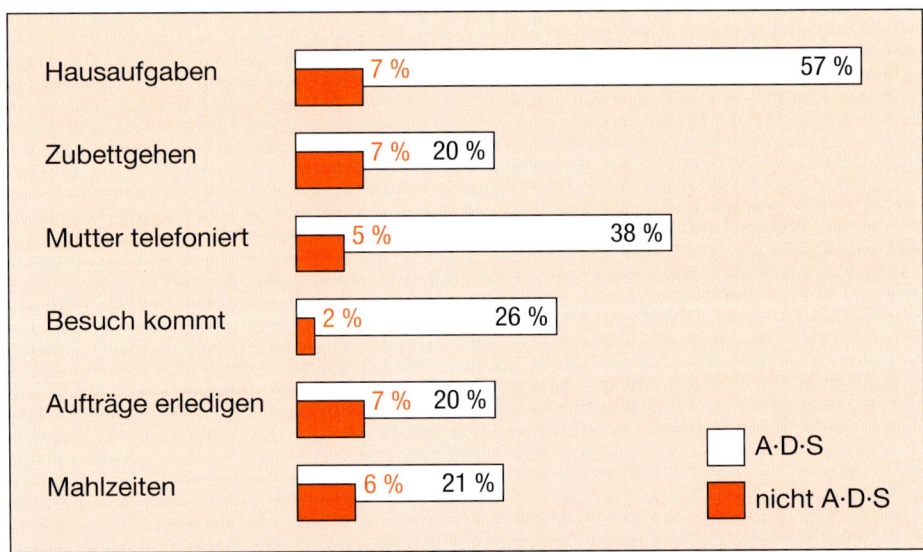

Diese Tabelle zeigt, daß bei „Hausaufgaben" fast 60 Prozent, bei „Mutter telefoniert" fast 40 % und bei „Besuch kommt" fast 30 % der A·D·S-Kinder Probleme machen (weiße Balken) – deutlich mehr als Kinder ohne A·D·S (rote Balken). Bei solchen Auffälligkeiten der Kinder wird meist nach einem „Schuldigen" gesucht. Und allzuoft gibt man den Eltern die Schuld. Ein Leidensweg für Eltern und Kind beginnt. Die Eltern und auch das Kind spüren, daß sie den Erwartungen der Umwelt nicht gerecht werden.

Die Folgen:
- Kinder mit „A·D·S + H" (A·D·S mit Hyperaktivität) können immer bockiger und aggressiver werden
- Kinder mit „A·D·S – H" (A·D·S ohne Hyperaktivität) ziehen sich oft immer mehr in sich zurück
- Mütter verzweifeln und stehen am Rande eines Nervenzusammenbruchs
- Väter gehen lieber arbeiten als zu Hause zu bleiben
- Viele Ehen gehen wegen dieser „schwierigen Kinder" auseinander

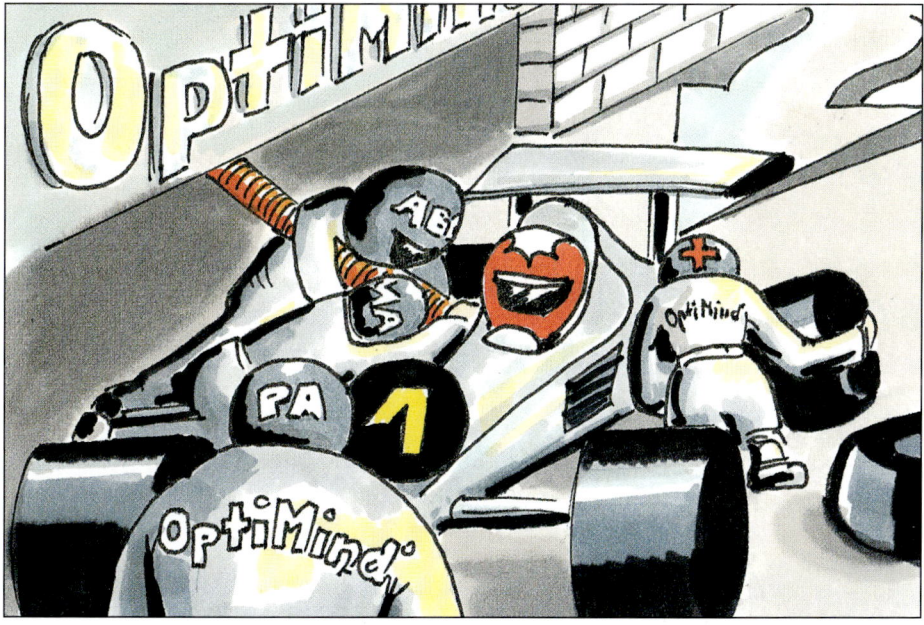

Wie Sie sehen, liebe Eltern, stehen Sie als Mitglied im OptiMind-Team an vorderster Front. Weshalb Ihre Mitarbeit so extrem wichtig ist, möchten wir Ihnen an drei Beispielen verdeutlichen.

Andrea (7 Jahre alt) hat es bis heute noch nicht ein einziges Mal geschafft, die Hausaufgaben selbständig zu erledigen. Mutter mußte immer helfen. Doch heute hat ihre Mutter Geburtstag, und Andrea will die Hausaufgaben allein schaffen – als Geburtstagsgeschenk. Andrea hat Vorsorge getroffen, damit sie weiß, was sie auf hat. Mit Filzstift hat sie im Mathematik-Buch die Hausaufgaben mehrfach dick umrandet.

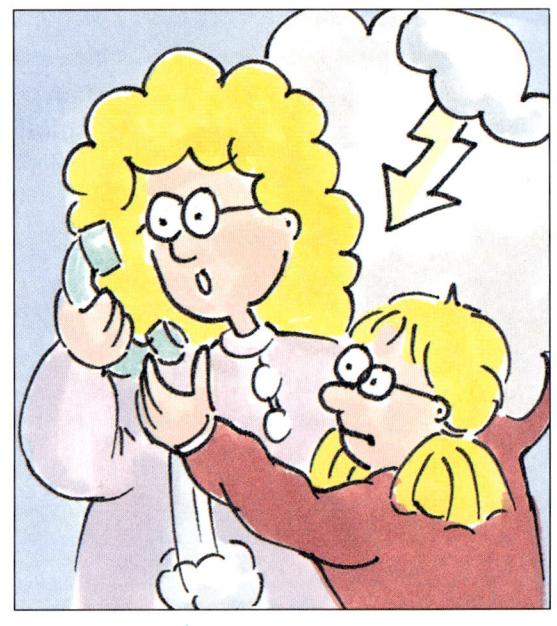

Nach Beendigung der Hausaufgaben legt Andrea das aufgeschlagene Heft und das Buch stolz auf ihren Schreibtisch. Sie ruft: *„Mama, komm schnell. Ich habe eine Überraschung für dich.* Die Mutter ruft zurück: *„Einen Moment noch, ich telefoniere gerade".* Andrea kann nicht abwarten. Sie ruft in einer Tour: *„Mama komm schnell, Mama komm endlich. Beeil dich!".* Sichtlich genervt, wütend und schimpfend (*„Was soll Tante Else von uns denken? Keine Minute kann ich in Ruhe telefonieren")* steigt Andreas Mutter die Stufen empor. Als sie vor dem Schreibtisch steht und Andrea ihr stolz zeigt: *„Hier, habe ich für dich gemacht",* bleibt der Mutter die Luft weg, und sie stöhnt: *„Andrea, was hast du nur mit den Büchern gemacht? Und all die Fehler in den Rechenaufgaben. Womit habe ich das nur verdient?"*

Lucas (8 Jahre alt) war in seinem Heimatort als CC, als „Captain Chaos" verschrieen und wohl deshalb auch noch niemals zu einer Geburtstagsfeier eingeladen gewesen. Doch heute sollte es soweit sein. Christian, ein neu hinzugezogener Mitschüler, hatte Geburtstag und durfte alle Klassenkameraden einladen – ihn eingeschlossen. Lucas freute sich riesig auf die Feier, die jedoch ein vorzeitiges Ende für ihn finden sollte.

Als erstes schüttete er Carolin Limonade über den Pulli, dann zerbrach er beim Topfschlagen den einzigen Kochlöffel, und beim Wörterraten rief er ständig dazwischen, wenn er gar nicht an der Reihe war. Christians Mutter schickte ihn daraufhin kurz vor die Tür – vergaß ihn dann aber in dem ganzen Geburtstags-Trubel. Lucas stand draußen, und ihm wurde langweilig. Er lief in den Garten und blickte sich um. Fasziniert ging er zu dem Hausanbau, der noch im Rohbau war. Flugs stieg er die Stufen hinauf. Da entdeckte er im

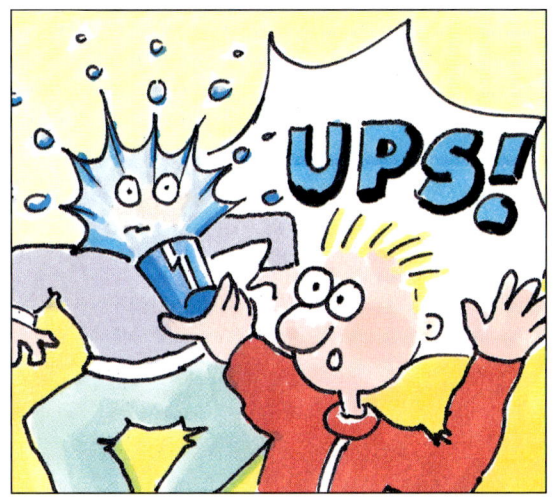

Dachgebälk ein Nest – davor ein Vögelchen, das aus dem Nest gefallen war. Da mußte er natürlich sofort helfen – und er kletterte ins Gebälk. Bald war ein Menschenauflauf versammelt, Männer eilten zu seiner Rettung herbei, und die Menge murmelte: *„Der ist nicht ganz dicht, der ist völlig verrückt, der will wohl Selbstmord begehen."*

Susanna (13 Jahre alt) hat sich, nach dem Ärger von gestern, für heute ganz fest vorgenommen, in der Schule aufmerksam mitzuarbeiten. Doch nach wenigen Minuten träumt sie wieder einmal im Unterricht vor sich hin. Auch mehrmaliges Rufen ihrer Lehrerin dringt nicht in ihr Bewußtsein. Die gesamte Klasse lacht, als die Mathematik-Lehrerin sagt: *„Susanna, das geht zu weit. Schon dreimal habe ich deinen Namen gerufen, und du schaust nicht mal in meine Richtung. Bin ich eigentlich völlig Luft für dich? Das Interesse, das du mir und dem Fach Mathematik entgegenbringst, scheint nicht sehr groß zu sein. Ich möchte dich bitten, deine Abneigung gegen diese*

Stunde nicht gar zu deut-lich zum Ausdruck zu brin-gen. Wenn du meinen Un-terricht noch einmal mit Nichtbeachtung strafst, werde ich deine Mutter herbestellen müssen."
Nach der Schule geht Su-sanna traurig nach Hause. Für das Erledigen der Hau-saufgaben braucht sie fast vier Stunden. Als sie end-lich fertig ist, erscheint ihr Vater, der sich heute aus dem Büro früher loseisen konnte, und will mit ihr

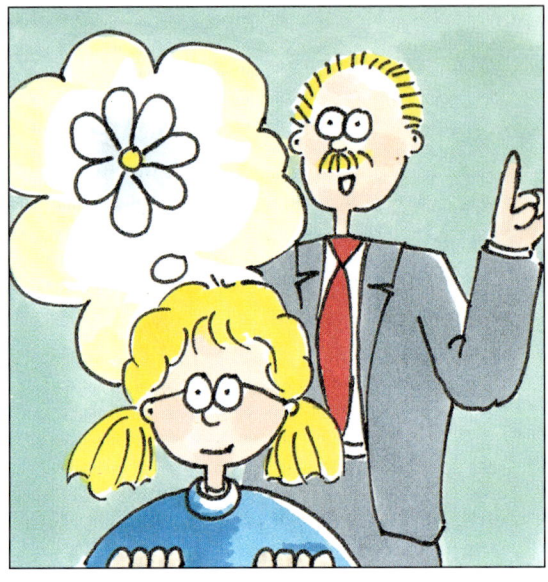

noch Mathematik üben. Sie beugt sich ihrem Schicksal, doch den aus-schweifenden Erklärungen des Vaters kann sie nicht folgen. Der Vater wird immer ungeduldiger und brüllt die ruhig und wie unbeteiligt dasitzende Susanna an: *„Dumm geboren werden wir alle, aber du hast leider bis heu-te noch nichts dazugelernt. Und das scheint dich noch nicht mal zu stören. Geh mir aus den Augen, du undankbares Gör. Ich kann dich nicht mehr sehen!"*
Eine Stunde später: Susannas Tränen sind inzwischen versiegt, ihre Eltern in die Oper gegangen. Sie steht vor dem Medikamenten-Schrank im Bad und sagt sich: *„Für mich ist das Leben nicht lebenswert."*

Diese drei Beispiele zeigen, wie schwierig es für die Eltern ist, auf das Ver-halten ihrer A·D·S-Kinder ruhig, positiv und unterstützend zu reagieren.
Gleichzeitig sehen wir aber, wie wichtig gerade die Rolle der Eltern ist, wenn das A·D·S-Kind aus dem Teufelskreis der Negativ-Erfahrungen herausgeholt werden soll.

Andreas Mutter zum Beispiel reagierte so, wie wahrscheinlich jede andere Mutter auch reagiert hätte. Schon beim Telefonieren war sie sauer über das impulsive Verhalten ihrer Tochter. Dieses Verhalten konnte sie nicht zuordnen, nicht verstehen und wußte ihm auch kein Ende zu setzen. Sie fühlte sich einfach hilflos und reagierte entsprechend verärgert. Diese Verärgerung und der Schock über das Geschmiere im Heft führten dazu, daß die Mühe, die sich Andrea mit den Hausaufgaben gegeben hatte, nicht wahrgenommen, geschweige denn erwähnt oder gar gelobt wurde. Denn trotz ihrer Fehler hatte Andrea Ungeheures geleistet:

- Sie war unverzüglich an ihre Hausaufgaben gegangen
- Sie wußte, welche Hausaufgaben zu erledigen waren
- Sie hatte zügig gearbeitet
- Sie hatte die Aufgaben beendet
- Und all das hatte sie ohne Hilfe getan

Das Beispiel von Lucas macht deutlich, wie „anstrengend und nervtötend" er von Anfang an für Christians Mutter ist. Durch seine Impulsivität richtet er unentwegt Schaden an. Wo immer er sich befindet, scheint der Ärger schon vorprogrammiert. Er ist für Christians Mutter nicht einschätzbar. Denn er weicht von der Norm ab. Seine Kletterpartie auf dem Dach – ausgelöst durch sein „Nicht-einschätzen-Können von Gefahr" und seine „spontane Hilfsbereitschaft" – macht ihn völlig zum Außenseiter. Er wird mit „verrückt" bezeichnet. Daß Lucas in nächster Zeit noch mal zu einer Geburtstagsparty eingeladen wird, ist eher unwahrscheinlich. Seine Außenseiter-Position wird verfestigt. Lucas' positive Seiten – wie seine schier unerschöpfliche Energie und seine Hilfsbereitschaft – konnten mangels Wissen nicht genutzt werden.

Susannas Beispiel zeigt, wie schnell Erwachsene das Verhalten von A·D·S-Kindern persönlich nehmen, weil sie es als bewußte Provokation empfinden:

- Susannas Lehrerin fühlt sich durch ihr Verhalten – sie ruft sie dreimal, doch Susanna antwortet nicht – verärgert. Das „Nicht-Beachten" wirkt auf die Mathematik-Lehrerin wie eine persönliche Beleidigung. Susanna wird nicht als zerstreut eingestuft, sondern in ihr Verhalten wird „absichtliches Weghören, Interesselosigkeit am Fach und Provokation" hineininterpretiert. Ihre Lehrerin kann nicht wissen, wie sehr sich Susanna bemüht aufzupassen, wie peinlich es ihr ist, mit den Gedanken abzuschweifen. Es kommt zu Fehlinterpretationen, die Susanna am Leben verzweifeln lassen.

● Susannas Vater geht erst mal mit den besten Absichten ans Werk. Er will die Gunst der Stunde nutzen. Es kommt ihm gar nicht in den Sinn, daß auch Kinder – und nicht nur Erwachsene – anstrengende Tage hinter sich haben können. Er sieht nicht, daß sein Arbeitsstil mit seiner Tochter keine Früchte tragen kann. Lange abschweifende Erklärungen kann Susanna nicht aufnehmen, auch wenn sie es noch so gern wollte. Am Ende fühlt sich ihr Vater enttäuscht, um seine kostbare Zeit betrogen, aber auch hilflos. Er hält sich nicht unter Kontrolle und verletzt seine Tochter aufs Tiefste.

Solche oder ähnliche Erlebnisse haben Kinder mit A·D·S oft täglich. Sie beeinträchtigen die weitere emotionale Entwicklung (siehe Kapitel 5: „Negative Erfolgs-Spirale").

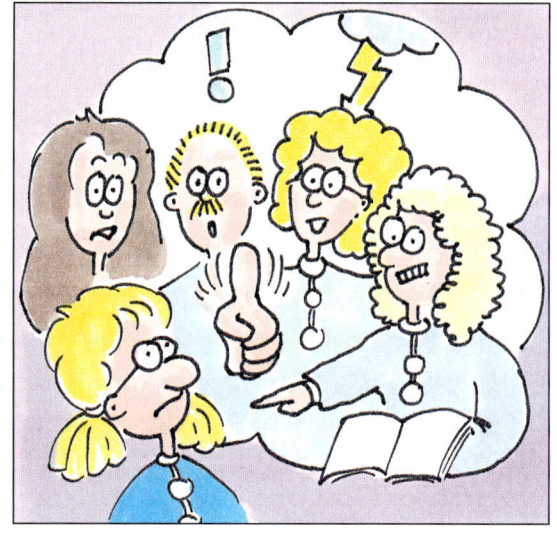

Weder Eltern noch Lehrer tun das absichtlich. Dennoch geschieht es häufig, daß aus Unwissenheit über A·D·S wenig hilfreiche Maßnahmen ausprobiert werden.

Hier muß Abhilfe geschaffen werden – und ohne Ihren Einsatz, liebe Eltern, geht es nicht. Das ganze Team muß lernen, wie man „Fahrer" oder „Fahrerin" am besten ans Ziel bringt.

So kommt Ihr Kind klar mit dem Chaos im Kopf

Information und Aufklärung

Daß Erwachsene oft solche Schwierigkeiten mit A·D·S-Kindern haben, liegt meist daran, daß sie noch zu wenig über A·D·S wissen. Hier helfen nur Information und Aufklärung – und zwar vor allem bei diesen drei Personengruppen:

- Bezugspersonen im häuslichen Umfeld
- ErzieherInnen, LehrerInnen
- Ihr Kind selbst

Wenn private Bezugspersonen noch nichts über A·D·S wissen

Das Erste, was zu tun ist, um Ihrem A·D·S-Kind zu helfen, das tun Sie gerade: Sie informieren sich selbst über A·D·S.

Das Zweite ist genauso wichtig: Bei Bezugspersonen Ihres Kindes müssen Sie angemessene Aufklärungs-Arbeit leisten – insbesondere bei ErzieherInnen und LehrerInnen. Vor allem, wenn die noch nicht wissen, was es mit A·D·S alles auf sich haben kann.

Das ist keine leichte Aufgabe. Deshalb geben wir Ihnen hier einige **Tips zur Aufklärung von Bezugspersonen:**

- Informieren Sie andere Personen über A·D·S, aber gehen Sie mit den Defiziten Ihres Kindes nicht hausieren. Vielen Kindern, besonders den Jugendlichen, ist es peinlich, wenn über ihre Probleme geredet wird – zum Beispiel beim Schlangestehen im Supermarkt.
- Für Geschwisterkinder ist es hilfreich, wenn sie kindgerecht über A·D·S und seine Auswirkungen informiert werden. Auch bei Geschwisterkindern hat sich die Erläuterung des A·D·S anhand des Ferrari-Beispiels bewährt.

- Personen, bei denen Ihr Kind sowieso „funktioniert", d. h. Menschen, bei denen Ihr Kind keine Auffälligkeiten zeigt und die des Lobes voll sind über Ihr Kind (auch so etwas gibt es bei etlichen A·D·S-Kindern), brauchen keine Aufklärung. Freuen Sie sich einfach über das Gute, was über Ihr Kind berichtet wird. Versuchen Sie diese Personen nicht davon zu überzeugen, daß Ihr Kind eigentlich ganz anders ist.
- Wenn sich Ihr Kind beim Besuch anderer Kinder in der Regel danebenbenimmt, hoffen Sie nicht: *„Beim nächsten Mal wird es schon gutgehen".* Besser ist es, erst mal die Eltern des Kindes kennenzulernen, sie aufzuklären und auf das mögliche Verhalten Ihres Kindes vorzubereiten.
- Alle Personen, die Ihr Kind miterziehen, sollten Sie möglichst über A·D·S aufklären und animieren, sich ernsthaft mit diesem Thema zu befassen. Miterzieher der Eltern sind zum Beispiel Tagesmütter, ErzieherInnen im Kindergarten, LehrerInnen, Trainer für Fußball, Tennis, Klavier. Trainer sollten Sie nur aufklären, wenn es Schwierigkeiten gibt. Denn A·D·S-Kinder, die an einer Sache (z. B. Sport) großes Interesse haben, benehmen sich meist vorbildlich und sind sehr hilfsbereit und über alle Maßen engagiert. Großeltern brauchen nur Aufklärung, wenn sie Erziehungs-Funktion haben. Bei nur seltenen, kurzen Aufenthalten dürfen sie ihr Enkelkind ruhig mal unwissend und uneingeschränkt verwöhnen.

Tagesmütter oder erziehende Großeltern sollten unbedingt über A·D·S Bescheid wissen. Nur dann können alle an einem Strang ziehen und zumindest die Kurzregeln zur A·D·S-Erziehung einheitlich befolgen:

- Seien Sie liebevoll, aber stur. Der Erzieher stellt die Regeln auf und ist auf deren Einhaltung bedacht. Einmal „nein" heißt „nein"
- Über Kleinigkeiten sollten Sie hinwegsehen. Regen Sie sich nicht darüber auf, daß Ihre Tochter den rosa Pullover zur roten Hose trägt oder der Teenager die Haare lila gefärbt hat
- Bieten Sie dem Kind ein ruhiges Umfeld – mit Routine und Struktur
- Seien Sie klar und deutlich in Ihren Aussagen
- Verordnen Sie eine „Auszeit" bei extrem negativem Verhalten

„Auszeit" bedeutet, Ihr Kind bei auffälligem Verhalten „aus dem Verkehr" zu ziehen. Zu Hause schicken Sie es in einen Raum, in dem es eine Minute pro

Lebensalter bleibt, um sich wieder abzuregen. Außerhalb suchen Sie ein ruhiges Plätzchen auf. Trainieren Sie die Auszeit ab dem Kleinkindalter. Denn in dem Alter können Sie sich Ihr Kind noch unter den Arm klemmen und zu seinem Auszeit-Platz bringen. Benutzen Sie immer die gleichen, direktiven Worte zur Einleitung der Auszeit, z. B.: *„Es reicht – ab!"* Verbinden Sie das mit immer derselben Geste. So lernt Ihr Kind mit der Zeit, sich nur noch auf Ihre Handbewegung hin zu entfernen. Wichtig: Nach der Auszeit nicht das Feuer wieder schüren, indem Sie Sprüche loslassen wie *„Warum nicht gleich so?",* *„Wurde Zeit daß du wieder normal bist", „Na, also".* Nach der Auszeit gehen Sie am besten erst mal zur Tagesordnung über. Stunden später können Sie den Vorfall dann in Ruhe besprechen.

Wichtig: Ein einheitlicher „roter Faden" muß die Erziehungs-Konzepte der einzelnen Personengruppen durchziehen. Daß Vater und Mutter eine Einheit bilden sollten, ist ohnehin klar.

Wenn ErzieherInnen/LehrerInnen noch nichts über A·D·S wissen

Wenn Sie ein A·D·S-Kind haben, muß Ihr oberstes Ziel sein, Erzieher und Lehrer für eine Zusammenarbeit zu gewinnen. Bedenken Sie, daß Erzieher und Lehrer nicht als Gegner, sondern als Verbündete anzusehen sind. Nur so können alle an einem Strang ziehen und Ihr Kind positiv unterstützen.

Zur Förderung einer guten Zusammenarbeit zwischen Ihnen, liebe Eltern, und den Lehrern ist es wichtig, folgendes zu wissen:

Nirgendwo beeinträchtigen die Symptome des A·D·S Ihr Kind so wie in der Schule. Sogar, wenn sich das A·D·S zu Hause oder auch im Kindergarten kaum bemerkbar gemacht hat, signalisiert der Beginn der Schule häufig ein Ende des Friedens. Ein Drittel der Kinder mit A·D·S erreicht nicht den Schulabschluß, der ihrem Intelligenz-Niveau angemessen erscheint. Bis zu 28 % müssen eine Klasse wiederholen. Das ist kein schönes Bild, aber es gibt Hoffnung. Eine gute Zusammenarbeit zwischen Eltern und Lehrern ist der Schlüssel zur Planung eines erfolgversprechenden Programms.

Tips für das Gespräch mit Lehrerinnen und Lehrern:

- Bitte gehen Sie nicht voreingenommen ins erste Gespräch.
- Sehen Sie den Lehrer Ihres Kindes bitte mit neutralem Auge. Einige von uns haben als Kind selbst negative Erfahrungen mit der Schule gemacht. Andere glauben zu wissen, daß der Lehrer ihnen sowieso die Schuld für die Probleme des Kindes geben wird. Wieder andere gehen davon aus, daß der Lehrer das Kind nicht versteht und einer positiven Entwicklung damit im Wege steht.
- Kommen Sie pünktlich zum vereinbarten Termin und respektieren Sie das Zeitlimit des Lehrers.
- Gehen Sie nicht abgehetzt oder unvorbereitet zu einem Gespräch, besonders nicht zum Erstgespräch. Notieren Sie sich vorher zu Hause in Ruhe, was Sie zu sagen haben.
- Seien Sie ein guter Zuhörer. Auch wenn Sie schnellstens all Ihre Gedanken, die Ihr Kind betreffen, loswerden wollen – nehmen Sie sich erst einmal Zeit, das anzuhören, was der Lehrer zu sagen hat. Fragen Sie höflich nach, wenn Ihnen etwas unklar ist.
- Beginnen Sie das Gespräch mit einer positiven Feststellung – zum Beispiel etwas, was Ihrem Kind an der Schule Spaß gemacht hat.
- Klären Sie sachlich über das Störungsbild des A·D·S auf, wenn der Lehrer Ihres Kindes nicht sowieso schon Bescheid weiß oder Sie gar darauf hingewiesen hat, daß Ihr Kind Auffälligkeiten zeigt.
- Engagieren Sie sich als Problem-Löser und nicht als Problem-Macher. Ihr Kind mag biologisch bedingte Defizite haben, das ist jedoch kein Grund für Resignation und einseitige Forderungen an den Lehrer. Es besteht gemeinsamer Handlungsbedarf. Setzen Sie sich für die Belange Ihres Kindes ein, jedoch krempeln Sie dafür die Ärmel hoch, statt zu jammern und sich damit von vornherein zum Außenseiter zu machen. Fragen Sie *„Was können wir gemeinsam tun?"*
- Seien Sie diplomatisch und kommen Sie positiv zur Geltung. Wenn Sie dagegen aggressiv, defensiv, feindselig und ungehalten sind, werden Sie schnell als Unruhestifter verschrieen sein

- Seien Sie offen. Offenheit verbündet. Wenn der Alltag mit Ihrem Kind mühsam und anstrengend ist, geben Sie es ruhig zu. Dem Lehrer mag es genauso gehen wie Ihnen.
- Erkennen Sie die Anstrengung an, die der Lehrer durch Ihr Kind hat. Würdigen Sie seine „Mehrarbeit." Bedenken Sie, daß Lehrer – genau wie wir alle – empfänglich sind für Rückmeldung, insbesondere für Lob.
- Teilen Sie dem Lehrer Ihr Wissen über die Stärken und die Schwächen Ihres Kindes mit. Befragen Sie ihn nach seiner Meinung, und lassen Sie sich diese in Ruhe durch den Kopf gehen.
- Wir neigen dazu, uns bei zusätzlichen oder anderen Sichtweisen angegriffen zu fühlen und mit Abwehr zu reagieren. Verteidigen Sie Ihr Kind nicht, wenn es definitiv einen Fehler gemacht hat. Klären Sie den Vorfall sachlich.
- Bestärken Sie die Idee, daß Sie mit dem Lehrpersonal gemeinsam ein Team bilden wollen, um Ihrem Kind zu helfen.

Tips für die Zusammenarbeit mit Lehrerinnen und Lehrern:
- Halten Sie sich an Vereinbarungen. Wenn zum Beispiel ausgemacht wurde, daß Sie dafür sorgen, daß die Materialien im Ranzen Ihres Kindes komplett und die Hausaufgaben vollständig sind, dann müssen Sie dieser Verpflichtung auch täglich nachkommen.
- Achten Sie darauf, daß Ihr Kind morgens rechtzeitig fertig wird, um pünktlich zum Unterricht zu erscheinen.
- Beteiligen Sie sich aktiv in der Schule. Helfen Sie beim Schulfest mit oder dabei, den nächsten Ausflug zu arrangieren.

Glücklicherweise gibt es viele engagierte Lehrerinnen und Lehrer, mit denen die Zusammenarbeit Freude macht und gute Früchte trägt. Immer wieder höre ich von Eltern Aussprüche wie: *„Dieser Lehrer ist unbezahlbar", „Ohne Frau M. hätte mein Kind keine Chance", „Hoffentlich bekommen wir in der weiterführenden Schule wieder so eine engagierte Lehrerin", „Diese Frau ist genauso, wie mein Sohn eine Lehrerin braucht" „Wöchentlich bespreche ich mit Herrn F. die Situation von Philipp, mehr Mühe kann sich ein Lehrer wirklich nicht mehr geben."*

Wenn Sie, liebe Eltern, Ihre Hausaufgaben gemacht haben, d. h. sich an die oben beschriebenen Ratschläge gehalten haben, haben Sie für Ihren Teil Ihr Bestes für eine kooperative Zusammenarbeit gegeben. Sollte es dennoch Probleme mit dem Lehrer geben, dann liegt es vielleicht an dem Lehrer selbst. Und dafür kann es unterschiedliche Gründe geben. Hier einige Beispiele:

Frau M. hat eine Verabredung mit **Stevens** Klassenlehrerin. Höflich bittet sie die Lehrerin um Unterstützung. Kaum hat Frau M. jedoch das Wort Unterstützung ausgesprochen, erklärt die Lehrerin gestreßt, daß Steven schließlich nicht der einzige schwierige Schüler in ihrer Klasse sei, die Klassenstärke von 22 auf 30 Kinder angewachsen sei, ihr die Arbeit bereits jetzt über den Kopf wachse und sie sich deswegen nicht auch noch um spezielle Hilfsmaßnahmen für einzelne bemühen könne.

Wenden Sie sich, liebe Eltern, in einem solchen Fall mit Ihrem Anliegen an den Schulleiter und/oder den Schulpsychologen. Oft steckt hinter dem Widerstand der Lehrperson die Angst, den Anforderungen an dieses Kind nicht gewachsen zu sein – oder einfach Angst vor zusätzlicher Arbeit. Mit der Ausarbeitung eines klaren Hilfeplans oder der Entlastung des Lehrers an anderer Stelle (z. B. jemand – vielleicht sogar Sie – übernimmt Kopierarbeiten oder Vorbereitungen fürs Weihnachtsfest) können diese Lehrer meist für eine Zusammenarbeit gewonnen werden.

Frau K. verzweifelt im Gespräch mit **Jörgs** Lehrer. Sie möchte mit ihm über spezielle Maßnahmen für ihren Sohn sprechen, er jedoch weicht dem Thema „Gezielte Hilfsmaßnahmen" beständig aus. Immer wieder kommt er auf Hilfen zu sprechen, die Kinder auf der ganzen Welt brauchen. Aber die anderen Kinder dieser Welt sind nicht das, was Frau K. beschäftigt und weshalb sie den Lehrer aufgesucht hat. Sie möchte klar besprechen, weshalb ihr Kind besser in der Nähe des Lehrerpults sitzen sollte.

Lehrer mit dieser Taktik sagen meist ganz deutlich, daß sie an die gut erzogenen Schüler glauben und möchten Ihnen zu verstehen geben, daß sie bei besserer Erziehung Ihrerseits ihren Job als Lehrer gut durchführen könnten. In diesem Falle bestätigen Sie dem Lehrer, daß auch Sie an den gut erzogenen Schüler glauben, aber auch an ein Lernen für alle. Und daß Sie im Moment leider einen Schüler haben, der sich nicht benimmt. und von ihm wissen möchten, was gemeinsam getan werden kann.

Es gibt auch Lehrer, die so argumentieren:

- *„Während meiner gesamten Schullaufbahn ist mir ein so unmögliches Kind noch nie untergekommen, für solche Kinder bin ich nicht ausgebildet“*. Er lehnt die Zusammenarbeit nicht ab, sondern ist ratlos. Unterstellen Sie ihm nicht, daß er nicht will – sondern versorgen Sie ihn mit Aufklärungsmaterial über A·D·S.

- *„Ihr Kind wird die nächste Klasse nicht erreichen, wenn es nicht ab sofort regelmäßig die Hausaufgaben macht, seine Materialien für den Unterricht vollständig mitbringt und endlich aufhört, aus dem Fenster zu schauen und mit seinen Nachbarn zu schwätzen“*. Stimmen Sie den Forderungen des Lehrers zu, aber sagen Sie ihm auch, daß ein Kind mit A·D·S mehr Struktur braucht als andere. Bieten Sie ihm an, gemeinsam mit ihm einen Hilfeplan auszuarbeiten, nach dem er zum Beispiel täglich das Hausaufgaben-Heft auf Vollständigkeit kontrolliert, die Hausaufgabe abzeichnet und Ihr Kind an einen Platz in der Klasse setzt, an dem es frontal zum Lehrer sitzt und möglichst nicht aus dem Fenster sehen kann.

- *„Dieses Kind hat bis heute keinerlei Erziehung genossen. Bevor Sie sich an mich wenden, sollten Sie erst einmal einen Kurs für Erziehungshilfe besuchen“*. Erklären Sie einem solchen Lehrer, daß Sie das Erziehen Ihres A·D·S-Kindes als höchste Herausforderung Ihres Lebens ansehen und Sie hart daran arbeiten, daß Ihr Kind sich zu Hause anständig benimmt – und daß, wenn Ihr Kind weiß, daß Sie mit dem Lehrer zusammenarbeiten, die Chance steigt, gemeinsam erfolgreich zu sein.

Wenn Ihr Kind selbst noch nichts über A·D·S weiß

Der dritte wichtige Schritt ist die Aufklärung Ihres Kindes selbst, wenn Ihr Kind nicht bereits durch einen Arzt oder Therapeuten ausführlich informiert worden ist. Ihr Kind braucht das Wissen über sein A·D·S mindestens genauso nötig wie seine Bezugspersonen. Denn A·D·S-Kinder wissen, etliche schon im zarten Alter von 4 Jahren, daß sie anders sind als andere Kinder. So sagte Klein-**Jenny** zu ihrer Mutter: *„In der Puppenecke darf ich nicht mitspielen, im Kletterhaus will mich keiner haben, und beim Frühstück mag keiner neben mir sitzen. Mama, mit mir ist was falsch. "*

Kinder mit A·D·S haben Defizite, die sie in vielen Bereichen des Lebens beeinträchtigen. Außerdem haben sie oft besondere Fähigkeiten, die ihnen aber auch wiederum Ärger einbringen können – wie zum Beispiel die spontane Bereitschaft von Lucas, dem Vögelchen unter dem Dach zu helfen. Ohne Rücksicht auf eigenen Schaden.

Die Kinder erkennen ihre Andersartigkeit, würden aber sehr gern genauso „funktionieren" wie andere Kinder auch. Aber sie wissen nicht, was eigentlich bei ihnen „verkehrt" ist. So wachsen viele dieser Kinder in dem Glauben auf, dumm, faul und verrückt zu sein. Deshalb brauchen A·D·S-Kinder unbedingt Wissen über ihr A·D·S. Nur wenn sie wissen, was anders ist, können sie lernen damit umzugehen. Sie sollen nicht erst als gestrandete Erwachsene irritiert fragen: „Sie glauben wirklich, ich bin nicht dumm, faul oder verrückt?"

Machen Sie Ihrem Kind klar, daß A·D·S nicht bedeutet, dumm oder schlecht zu sein. Zeigen Sie ihm anhand des Rennauto-Beispiels, was es mit A·D·S auf sich hat. Machen Sie ihm aber auch deutlich, daß A·D·S keine Entschuldigung dafür ist, unliebsame Dinge nicht tun zu müssen. Trotz A·D·S können Kleidungsstücke ordentlich aufgehängt, Schuhe korrekt hingestellt, Toiletten geputzt, Hasenkäfige gesäubert, Betten und Hausaufgaben gemacht werden.

Vielleicht fragen Sie sich: *„ Wie soll ich das alles bewältigen? Ich habe schließlich nicht nur ein Kind. "* Es stimmt: Helfen kostet Zeit. Aber die Zeit, die Sie jetzt investieren, kommt Ihnen und Ihrer gesamten Familie zugute.

Verständnis und Unterstützung

Helfen kostet Zeit:
Zum Thema „Gleichberechtigung in der Familie"

Kinder, die Probleme haben, fordern viel Zeit, besonders von ihren Eltern. Wenn Sie mehrere Kinder haben, fühlen Sie sich bitte nicht schuldig, wenn Sie Ihre Kinder in Anbetracht ihrer Bedürfnisse unterschiedlich behandeln. Unser Anspruch, allen Kindern in der Familie gleichermaßen gerecht werden zu wollen, bedeutet nicht, sie exakt gleich zu behandeln, sondern eher, jedem Kind das zukommen zu lassen, was es für seine positive Persönlichkeits-Entwicklung braucht.

Ein Beispiel aus dem Elternhaus von Florian:
> **Florian** fällt das Lesen sehr schwer. Fleißig hat er sich an die Abmachung mit seiner Mutter gehalten und zwei Wochen lang jeden Nachmittag das Lesen geübt. Seine Mutter gibt ihm deswegen die versprochene Belohnung. Da kommt der größere Bruder Kevin angelaufen und schreit: *„Und ich, kriege ich nichts?"* Die Mutter erklärt Kevin, daß Florian diese Belohnung für besonderen Fleiß erhalten hat und ihm selbst im Moment keine Belohnung zusteht.

Jedes Kind ist anders. Deshalb braucht jedes Kind aus seinem familiären Umfeld etwas anderes. Versuchen Sie, auf die individuellen Bedürfnisse des jeweiligen Kindes zu reagieren und einzugehen.
Kinder mit A·D·S sind häufig eine Belastung für die Geschwister-Kinder – durch ihre Impulsivität und Zappelei oder ihre Vergeßlichkeit.

Dazu ein Beispiel mit unserem Max:
> **Max** stürmt in das Zimmer seines Bruders, weil er ihm etwas enorm Wichtiges mitteilen muß. Dabei achtet er natürlich nicht auf die Legolandschaft, die sein Bruder liebevoll aufgebaut hat, sondern er trampelt mitten hinein.

Ein Beispiel mit unserer Jule:

Jule verabredet sich am Frühstückstisch mit ihrem Bruder: Nach Schulschluß wollen sie sich mit ihrer Tante treffen. Ihr Bruder wartet und wartet, aber Jule hat längst vergessen, daß sie sich treffen und zu Tante Luise gehen wollten.

A·D·S-Kinder können ihre Geschwister wirklich zur Verzweiflung bringen. Dennoch ist es wichtig, nicht aus dem Auge zu verlieren, daß auch Geschwister keine Engel sind. Die wissen nämlich genau, daß es nur einer Nichtigkeit bedarf, damit ihr A·D·S-Geschwisterchen „in die Luft geht".

Uli weiß z. B., daß sein A·D·S-Bruder **Franz** ausrastet, wenn er sich räuspert. Da es heute am Essenstisch langweilig ist, tut er genau das. Als Franz wutentbrannt von seinem Sitz aufspringt, schreit Uli: *„Mama, Hilfe! Der tickt heute wieder nicht richtig. Ich hab' doch überhaupt nichts gemacht."*

Geschwisterkinder genießen es häufig, daß sie die „Braven" sind. Deshalb seien Sie vorsichtig mit Schuldzuweisungen. Dividieren Sie die Kinder bei Streitigkeiten auseinander: Schicken Sie jedes in ein anderes Zimmer. Wenn Sie dann einzeln mit ihnen sprechen, ergreifen Sie nicht Partei. Lassen Sie Petzen nicht zu. Bieten Sie allen Ihren Kindern ein geborge-

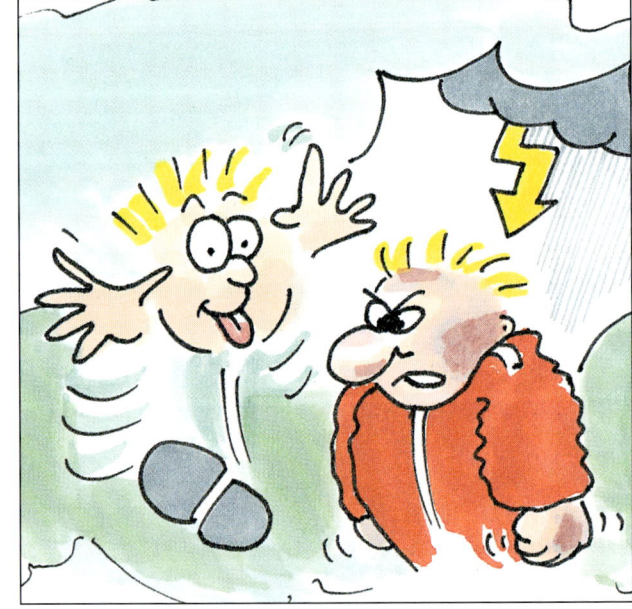

nes Zuhause, in dem realistische Erwartungen an sie gestellt werden. Gewissenhafte Eltern zu sein, ist kein einfacher Job. Er ist täglich aufs Neue eine Herausforderung. Verlieren Sie nicht Ihren Humor bei der anstrengendsten Aufgabe Ihres Lebens. Vergessen Sie nicht, sich selbst auch gelegentlich mal zu loben und auf die Schulter zu klopfen. Erlauben Sie sich hin und wieder eine „Auszeit" von den Kindern. Nicht jede freie Minute sollte mit der gesamten Familie verbracht werden.

Gönnen Sie sich selbst und ihrem Ehepartner ab und an zumindest einen Abend oder noch besser ein Wochenende oder gar eine Woche Urlaub ohne Kinder. Denn gerade Ehen mit einem „schwierigen Kind" sind extremen Belastungen ausgesetzt.

Ebenso hat es sich als sinnvoll erwiesen, mit Geschwisterkindern hin und wieder Unternehmungen ohne das A·D·S-Kind zu machen – z. B. wenn es gerade mal bei den Großeltern ist. Geschwisterkinder brauchen ab und zu ihre Eltern ganz für sich allein.

Die 14-jährige **Irina** freut sich immer wieder aufs neue darauf, regelmäßig alle zwei Wochen mit ihrer Mutter ins Café zu gehen, heiße Schokolade zu trinken, Leute zu beobachten und zu plaudern. Der A·D·S-Bruder Niclas darf an dieser Zweisamkeit nicht teilnehmen. Irina sagt: *„Meine Mutter hat wegen Niclas oft nur wenig Zeit für mich. Allein, um mit ihm Hausaufgaben zu machen, braucht sie täglich mindestens zwei Stunden. Aber das stört mich nicht mehr, denn unseren ‚Weibernachmittag' läßt sie niemals ausfallen. Ich habe dann in Ruhe Zeit, alles mögliche mit ihr zu besprechen."*

Sie haben noch viele gute und auch schlechte Stunden mit Ihrem Kind zu teilen – aber eins ist ganz sicher: Ihre Geduld, Ihre Ausdauer und Ihre Mühen werden sich auszahlen.

Der Weg vom A·D·S-Kind zum erfolgreichen, kooperativen und zufriedenen Erwachsenen

Liebe Eltern, denken Sie immer an das Beispiel mit dem Rennwagen: Der Fahrer allein kann nicht gewinnen. Er braucht das Team, um schnell und sicher ans Ziel zu kommen. Und zwar braucht er ein Team, das gern zusammenarbeitet und den Fahrer in jeder Situation perfekt unterstützt. Um aus einem wilden oder verträumten von der Piste abkommenden Rennfahrer einen Profi zu machen, ist natürlich viel Einsatz nötig. Aber keine Sorge: Die erste Hürde haben Sie ja schon genommen – nämlich sich Wissen über A·D·S anzueignen.

Sie wissen bereits, daß A·D·S-Kinder …
…nicht mit Absicht impulsiv sind, in Tagträume verfallen,
    unaufgefordert in die Unterhaltung hineinplatzen, chaotisch sind etc.
…das alles nicht tun, um ihre Mitmenschen zu ärgern
…selbst so sein wollen wie andere Kinder auch

Sie kennen jetzt die Situation Ihres Kindes besser und können Ihr Kind nun in Konflikt-Situationen angemessen vertreten. Angemessen – das heißt: Stellen Sie sich auf die Seite Ihres Kindes. Machen Sie sich zu seinem Anwalt. Lassen Sie Ihr Kind spüren und erleben, daß Sie auf seiner Seite sind – auch dann, wenn in manchen Situationen alles gegen Ihr Kind zu sprechen scheint. In der Rechtsprechung gibt es das Fairneß-Prinzip „Im Zweifelsfalle für den Angeklagten". Wenden Sie dieses Prinzip konsequent an, und stärken Sie damit die Vertrauens-Basis, die gerade ein A·D·S-Kind besonders braucht.
Selbstverständlich müssen Sie Ihrem Kind auch zeigen, daß es sich nicht alles erlauben kann. Machen Sie ihm deutlich, daß sein Verhalten Konsequenzen hat und sich möglichst nicht wiederholen sollte. Seien Sie konsequent – aber bleiben Sie liebevoll. Denn Sie sind seine wichtigste Vertrauensperson.
Eltern mit A·D·S-Kindern haben es schwer – aber noch schwerer ist es für das Kind selbst. Deshalb haben A·D·S-Kinder häufig ein vermindertes Selbstwert-Gefühl. Eine Ihrer wichtigsten Aufgaben als Eltern ist es, das Selbstwert-Gefühl Ihres Kindes aufzubauen.

Der Aufbau des Selbstwertes bei einem A·D·S-Kind

Ein gutes Selbstwert-Gefühl zu haben, ist für die positive Entwicklung jedes Kindes unabdingbar. Damit der junge Rennfahrer nicht schon nach der ersten Runde aufgibt, weil er einen schlechten Start hatte, und sich sagt: *„Das kann ich nicht mehr schaffen"*, braucht er ein gutes Selbstwert-Gefühl. Er muß von sich überzeugt sein. Er muß daran glauben, daß Fähigkeiten in ihm stecken, die es ihm trotz seines schlechten Starts ermöglichen, doch noch Erster zu werden.

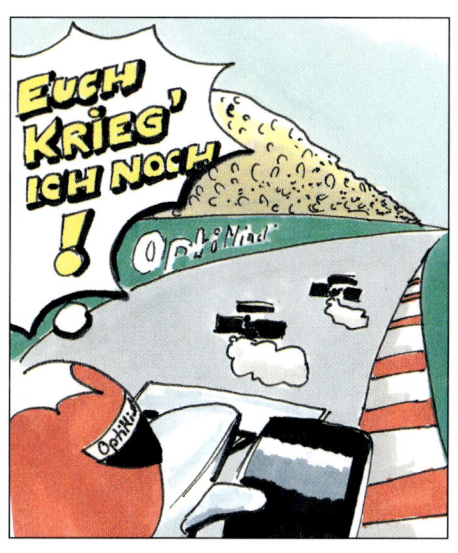

Außerdem können A·D·S-Kinder nur mit einem guten Selbstwert-Gefühl den lauernden Gefahren des Lebens widerstehen. Denn von Natur aus sind gerade A·D·S-Kinder leicht beeinflußbar. Kinder mit „A·D·S + H" suchen zudem noch beständig die „Action" und den Reiz des Neuen. Ohne ein gutes Selbstwert-Gefühl fällt es ihnen schwer, *„Nein"* zu sagen – etwa zu Drogen und anderen Versuchungen.

Der siebenjährige **Olaf** sagte zu seiner Mutter: *„Ich bin böse. Keiner mag mich. Nicht mein Lehrer, nicht meine Geschwister, die aus meiner Klasse nicht, Papa nicht und du auch nicht. Immer mache ich alles falsch. Jeder schimpft nur mit mir. Keiner sagt mal was Nettes zu mir. Jeder Tag ist ein Horror."*

Und das Schlimme war: Olafs Mutter konnte nichts entgegnen. Sie gestand sich ein, daß er recht hatte. Sein Lehrer ermahnte ihn täglich so häufig, daß Olaf schon anfing, seinen Namen zu hassen. Seine Geschwister verdrehten die Augen, wenn sie ihn nur sahen. Sein Vater hatte nie Zeit für ihn oder brüllte ihn an. Seine Mutter selbst war genervt und wünschte manchmal, ihn niemals geboren zu haben.

Nachdem Olafs Mutter die widrigen Umstände, in denen ihr Kind aufwuchs, durch dessen Aussagen so richtig klar geworden waren, suchte sie professionelle Hilfe auf.

Solche Vorkommnisse sind in A·D·S-Familien nicht selten. Eltern mit A·D·S-Kindern fühlen sich oft enttäuscht, genervt, erschöpft, entmutigt, verärgert, verwirrt, beschämt und kraftlos.

Aussagen, wie die von **Carls** völlig verzweifelter Mutter sind nicht selten: *„Dieses Kind ist ein Wunschkind. Wir haben uns so auf Carl gefreut. Doch vom ersten Tag an gab es Geschrei und Probleme. Nichts hat mit der Erziehung so geklappt, wie wir es uns vorgestellt hatten. Er macht uns dauernd Ärger. Ich wage es kaum auszusprechen, aber an manchen Tagen hasse ich dieses Kind regelrecht. Ich schäme mich für solche Gefühle. Was bin ich nur für eine schlechte Mutter. Ich weiß nicht mehr, wie es weitergehen soll.“*

Aber nicht nur die Eltern, sondern auch Geschwister und Lehrer erleben häufig ähnliche Gefühle. Und das hat dann selbstverständlich Auswirkungen auf das sensible A·D·S-Kind. Es spürt diese ablehnenden Gefühle, und der Aufbau eines positiven Selbstbildes ist nicht möglich. Diese Negativ-Spirale muß durchbrochen werden – und Sie als Eltern sind die ersten, die das schaffen können und schaffen müssen. Machen Sie aus der Negativ-Spirale, in der Ihr Kind hängt, eine Positiv-Spirale. Tun Sie den wichtigen ersten Schritt: Lernen Sie, Ihr Kind mit all seinen Fehlern und Schwächen zu akzeptieren – es anzunehmen anstatt es abzulehnen. Vermitteln Sie ihm, daß es für Sie etwas ganz besonders Wertvolles ist.

Das ist meist nicht einfach in die Tat umzusetzen, aber es geht – wie alles im Leben, was man wirklich will.

Marions Mutter schafft das z. B. dadurch, daß sie sich sagt: *„Sieh dein Kind durch die A·D·S-Brille. Es ist nicht mit Absicht so nervig. Bleib ruhig.“*

Auch andere Strategien zum Aufbau des Selbstwertes bei einem A·D·S-Kind haben sich bewährt:

- **Setzen Sie realistische Ziele.** Erwarten Sie keine Wunder. Vielleicht müssen Sie Ihre Erwartungen zurückschrauben, damit Ihr Kind Erfolge haben kann. Max fällt das Lesen schwer. Zu erwarten, daß er ein Buch allein liest, wäre unrealistisch. Doch eine Seite pro Tag mit Ihnen gemeinsam zu lesen, erlaubt ihm Erfolgs-Erlebnisse. Wir alle brauchen Erfolg – nicht nur zum Aufbau, sondern auch zur Aufrechterhaltung unseres Selbstwertes.

- **Ermutigen Sie Ihr Kind.** Haben Sie Vertrauen in die Fähigkeiten Ihres Kindes. Unterstützen Sie es mit ehrlichen, nicht übertriebenen Äußerungen wie: *„Ich weiß, du schaffst es. Ich bin stolz auf dich. Wir vertrauen dir".* Und geben Sie immer wieder mit kleinen Gesten zu verstehen, daß Sie an Ihr Kind glauben. Spendieren Sie Lob – auch für kleinste Fortschritte.

- **Suchen Sie nach der „Insel der Kompetenz" Ihres Kindes.** Auch Ihr Kind kann irgend etwas sehr gut. Werden Sie zum Detektiv. Entdecken Sie die Fähigkeiten in Ihrem Kind, in denen es besser ist als jeder andere in Ihrer Familie. Geben Sie Ihrem Kind die Möglichkeit, verschiedene Aktivitäten auszuprobieren. **Victor** zum Beispiel zerlegt zum Leidwesen seiner Eltern Radio, Toaster usw. bis in die einzelnen Bestandteile. Er möchte Techniker werden. Das ist wunderbar – und er kann es schaffen.

- **Helfen Sie Ihrem Kind, Freundschaften aufzubauen.** Viele Kinder mit A·D·S haben Schwierigkeiten, Freunde zu finden oder Freundschaften aufrechtzuerhalten, sind aber gesellig und möchten gern mit anderen Kontakt haben. Kinder mit „A·D·S + H" sind vorschnell, warten nicht ab, bis sie an der Reihe sind, unterbrechen das Spiel anderer und werden deshalb ausgeschlossen. Kinder mit „A·D·S – H" sind oft passiv, reagieren verzögert auf Signale anderer und wirken so langweilig, daß mit ihnen keiner spielen mag. Das Gefühl des „Ausgestoßenseins" tut weh und wirkt sich negativ auf das Selbstwert-Gefühl Ihres Kindes aus. Beobachten Sie Ihr Kind im Spiel, und helfen Sie ihm zu verstehen, welche Verhaltensweisen den anderen nicht behagen. Erklären Sie ihm, daß andere sich dadurch verletzt fühlen oder ärgerlich werden. Ihr Kind kann anhand der eigenen negativen Erfahrung realisieren, wie wichtig es ist, sich zu kontrollieren.

● **Suchen Sie bei passender Gelegenheit den Hautkontakt zu Ihrem Kind.**
Allein die zärtliche Berührung am Arm oder das Ergreifen der Hände,
signalisiert ihm, daß Sie gern seine Nähe spüren, was ihm wiederum eine
Bestätigung seines Selbst gibt und das Selbstwert-Gefühl steigert.

Wie ist das bei Ihnen? Kinder mit A·D·S werden – laut wissenschaftlichen Untersuchungen – täglich bis zu 200mal kritisiert, bekommen aber häufig nicht
ein einziges Mal am Tag ein Lob. So kann kein positives Selbstwert-Gefühl
entstehen. Das ist so, als ob Sie von Ihrer Bank täglich nur Geld abheben
würden – und dann darauf hofften,
auf Ihrem Konto würde sich dadurch
Geld ansammeln.

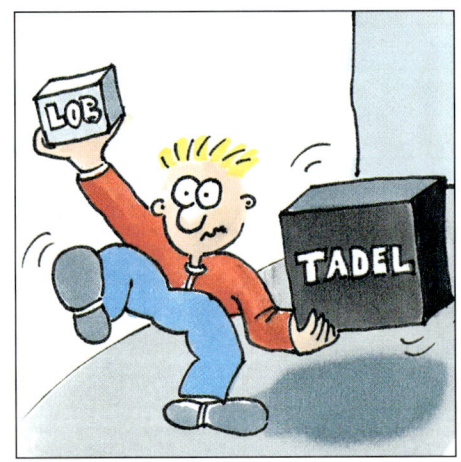

Die „Selbstwert-Waage" darf nicht zu
Lasten Ihres Kindes ausschlagen. Sie
muß mindestens im Gleichgewicht
sein. Das „Selbstwert-Konto" Ihres
Kindes darf nicht im Minus stehen.
Füllen Sie es täglich auf. Mit Zuwendung und Unterstützung. Und damit
das klappt, richten Sie für Ihr Kind am
besten sofort ein regelrechtes „Selbstwert-Konto" ein.

Das Selbstwert-Konto

Tragen Sie zunächst einmal eine Woche lang Ihre eigenen Reaktionen auf Ihr
Kind ein, um einen objektiven Überblick zu bekommen, wie es um das Selbstwert-Konto Ihres Kindes bestellt ist. Führen Sie die Liste möglichst immer bei
sich, um Ihre Reaktionen sofort einzutragen. Denn Stunden später schätzen wir
unser eigenes Verhalten häufig weniger kritisch ein oder verdrängen das Unangenehme. Und dadurch würde Ihre „Kontoführung" verfälscht.

Reaktionen	Anzahl pro Tag						
	Mo	Di	Mi	Do	Fr	Sa	So
Negativ							
Durch Nichtbeachtung gestraft	☐	☐	☐	☐	☐	☐	☐
Gesagt, daß er/sie nervt, unmöglich ist, aus den Augen soll oder ähnliches	☐	☐	☐	☐	☐	☐	☐
Herumkritisiert	☐	☐	☐	☐	☐	☐	☐
Angeschrieen	☐	☐	☐	☐	☐	☐	☐
Geschlagen	☐	☐	☐	☐	☐	☐	☐
Positiv							
Durch Gestik ermutigt	☐	☐	☐	☐	☐	☐	☐
Gestreichelt	☐	☐	☐	☐	☐	☐	☐
In den Arm genommen	☐	☐	☐	☐	☐	☐	☐
Liebe Worte gesagt	☐	☐	☐	☐	☐	☐	☐
Gelobt	☐	☐	☐	☐	☐	☐	☐

Zum Aufbau eines guten Selbstwert-Gefühls sollten einer negativen Äußerung mindestens drei positive gegenüberstehen. Sollten Ihre negativen Reaktionen häufiger gewesen sein als die positiven oder sich die Waage gehalten haben, müssen Sie etwas ändern – und das ist im Grunde ziemlich einfach:
Kaufen Sie sich ein kleines Büchlein und geben Sie ihm den Titel „Mein positives Tagebuch". Nehmen Sie sich dann mindestens zwei Wochen lang jeden Abend etwas Zeit, und notieren Sie Ihre positiven Erlebnisse mit Ihrem Kind – d. h., was mit Ihrem Kind an diesem Tag gut gelaufen ist und worüber Sie sich gefreut haben. Denken Sie dabei auch an kleine Ereignisse. Sie werden sich wundern, wie viele positive Punkte da jeden Tag zusammenkommen. Oft sind es nur Kleinigkeiten, die bisher meist von den stressigen, nervenaufreibenden Situationen überlagert wurden.

Eine Seite in Ihrem **Positiv-Tagebuch** könnte etwa so aussehen:

Montag, 15. März
- Ich habe nicht gleich losgepoltert – und wir konnten über Bens Mißgeschick am Frühstückstisch beide herzhaft lachen.
  Danach hat Ben mir ohne Aufforderung die Butter gereicht.
- Bevor er das Haus verließ, hat er mich gedrückt.
- Beim Mittagessen hat er gesagt, daß ihm das Essen gut schmeckt.
- Am Nachmittag hat er eifrig nach meinem Schlüssel gesucht, den ich verlegt hatte.
- Beim Abendessen hat er lebendig erzählt, und wir haben Spaß gehabt.
- Vorm Einschlafen haben wir wieder gemeinsam in seinem Buch gelesen.
  Dabei hat er mir von den Problemen mit seinem Freund erzählt.
  Er hat sich mir anvertraut!
- Er hat sich an mich gekuschelt, wenn auch nur kurz.
- Als ich das Zimmer verlassen wollte, hat er mich an der Hand gezogen und gesagt: *„Weißt Du, Mama – auch wenn wir oft Streß miteinander haben, ich hab' dich lieb.".*

Fassen Sie nun die Positivereignisse in einer Liste zusammen und nehmen Sie sich so schnell wie möglich die Zeit, die Liste mit Ihrem Kind durchzugehen. Vermeiden Sie dabei jegliche negative Anmerkung. Dies ist ein „Positiv-Tagebuch", mißbrauchen Sie es nicht! Vermitteln Sie Ihrem Kind, daß Sie jedes Ereignis mit Freude erfüllt hat, daß Sie stolz auf Ihr Kind sind – und glücklich, es zu haben. Bedenken Sie, daß Sie auf dem Konto Ihres Kindes die Haben-Seite auffüllen wollen. So ein „Positiv-Tagebuch" ist übrigens für alle Eltern nützlich – auch, wenn Ihr Kind kein A·D·S hat.
Schenken Sie Ihrem Kind Ihre Zeit. Spielen Sie mindestens einmal täglich mit ihm, ohne zu kritisieren. Lassen Sie diese gemeinsame Zeit immer einen Genuß für Ihr Kind sein. Lassen Sie Ihr Kind aussuchen, was es mit Ihnen tun möchte. Achten Sie darauf, daß es dabei nicht um Leistung geht, sondern um das Gefühl der angenehmen Zusammengehörigkeit.

Struktur und Disziplin im Umgang mit einem A·D·S-Kind

Bieten Sie Ihrem Kind Struktur und Organisation. Das vermittelt ihm ein Gefühl von Zuverlässigkeit und Sicherheit.

Setzen Sie Disziplin effektiv ein. Denn dann zählen Sie für Ihr Kind zu den „starken Eltern" – d. h. Eltern, die zu ihrem Wort stehen, Standards setzen, Rituale durchführen, Regeln aufstellen und auf deren Einhaltung achten. So werden Sie für Ihr Kind berechenbar – es weiß immer, woran es mit Ihnen ist. Das vermittelt Geborgenheit und Sicherheit – und es stärkt das Selbstwert-Gefühl Ihres Kindes.

Selbstwert-Gefühl ist wichtig. Aber ebenso wichtig ist Disziplin, um sich auf der Piste behaupten zu können. Wenn der kleine wilde Fahrer nicht abwarten kann und z. B. in der „Safety-car-Phase" überholt, wird er disqualifiziert. Ein erfolgreicher Rennfahrer muß die Regeln nicht nur kennen – er muß auch lernen, sich an die Regeln zu halten. Diese Regeln müssen ihm vermittelt werden. Er braucht einen Trainer, der ihm die Regeln vermittelt – nämlich Sie, liebe Eltern. Einen Trainer, der selbst Disziplin lebt und dadurch beim Kind Selbstdisziplin aufbauen kann. Einen Trainer, der den kleinen Rennfahrer mit einfühlsamer Konsequenz so führt, daß er nach Ende der Rennausbildung die Piste unabhängig und selbstverantwortlich meistern kann – ohne das Eingreifen irgendwelcher Autoritäten.

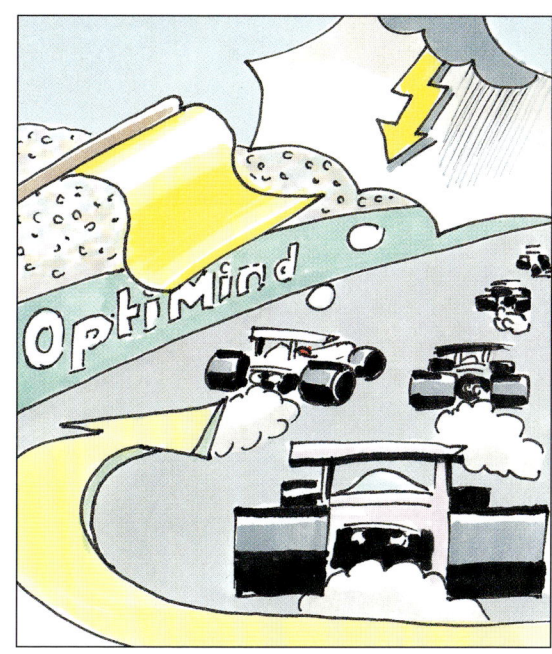

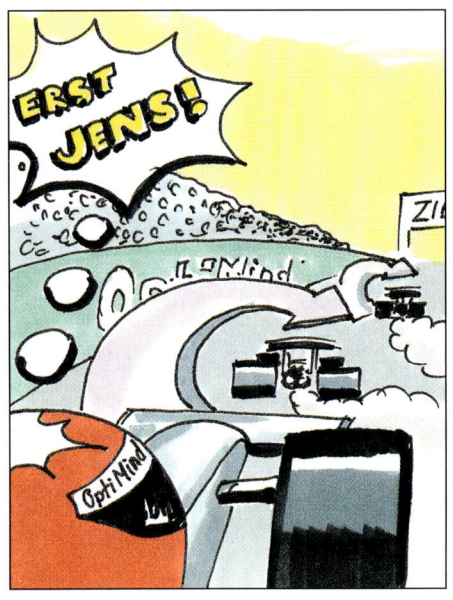

Ein guter Trainer wird von dem jungen Fahrer anerkannt und respektiert – ohne, daß er vor ihm Angst hätte. Der Trainer wiederum respektiert die Würde und das Selbstbewußtsein seines Schützlings. Er lehrt ihn, sich zu strukturieren, sich zu organisieren, vorauszuplanen, sich zu kontrollieren, seine Schwächen zu erkennen und sein Potential auszuschöpfen.

Doch wie kann ein Trainer bei einem Fahrer erfolgreich sein, der unruhig, impulsiv, leicht frustriert, stur ist, ständig mit dem Kopf durch die Wand will und/oder wegträumt und nicht zuhört?

12 Aufgaben für einen guten Trainer – 12 Aufgaben für Sie

● **Aufgabe 1:** Der Trainer hat sich als solcher kenntlich zu machen, d. h. er hat zu zeigen, daß er die Zügel in der Hand hält und Regeln vorgibt – mit exakt formulierten Konsequenzen für den Fall, daß die Regeln nicht eingehalten werden. Die Regeln sollten am besten für jeden sichtbar im Rennstall aufgehängt werden (eventuell in der Küche). Für ein bestimmtes Rennstall-Team könnten die Regeln etwa so lauten:

  ● Absolute Pünktlichkeit wird erwartet
  ● Jeder räumt die Sachen, die er benutzt hat, wieder an Ort und Stelle
  ● Zuhören, wenn der andere spricht
  ● Mit normaler Lautstärke reden, nicht brüllen
  ● Auch im Streit werden keine Füße, Fingernägel und Fäuste benutzt

Zu diesem Regelwerk gehören auch die Konsequenzen für eine eventuelle Nichteinhaltung – z. B.:

● Wer unpünktlich ist, muß am nächsten Abend eine Stunde früher als gewöhnlich zu Hause sein

● Wer seine Schuhe nicht wegräumt, wird dafür am nächsten Tag zwei Paar Schuhe putzen müssen

● **Aufgabe 2:** Das Verhalten des Trainers muß gleichmäßig – vor allen Dingen unter allen Umständen ruhig und gelassen – durchschaubar und vorhersehbar sein. Der kleine Fahrer muß wissen, was von ihm erwartet wird, welche Konsequenzen anstehen, und er muß die Hartnäckigkeit erkennen, mit der der Trainer sein Konzept verfolgt.

● **Aufgabe 3:** Tägliche Rituale – d. h. ein gleichmäßiger Ablauf bei alltäglichen Routinen wie Aufstehen, Waschen, Anziehen, gemeinsames Frühstück usw. – müssen nicht nur vorgegeben, sondern auch eingehalten werden. Ein ruhiger, geordneter Ablauf ist die Basis für den Erfolg.

● **Aufgabe 4:** Der Rennstall muß bestens organisiert sein. Jedes Gerät – vom Kamm bis zum Schuh – hat seinen festen Platz.

● **Aufgabe 5:** Änderungen der Routine sind rechtzeitig bekanntzugeben. Kinder mit A·D·S kommen mit plötzlichen Änderungen nur sehr schwer zurecht. Wenn Sie in Ihrem „Rennstall" einen störungsfreien Ablauf wünschen, halten Sie den Tagesablauf so ein, wie er morgens besprochen wurde.

● **Aufgabe 6:** Der Trainer hat im voraus zu planen. Ärger im Vorfeld ist zu verhindern. Wenn das A·D·S-Kind zu einem langatmigen Essen ins Restaurant mitgenommen wird, ist der Trainer dafür verantwortlich, daß Buntstifte, Walkman, Spielzeug oder ähnliches mitgenommen werden, um unschöne Reibereien zu vermeiden. Wenn es schon morgens beim Frühstück immer Ärger mit dem Tischnachbarn gibt, hat (in extremen Fällen) einer der beiden – möglichst abwechselnd – im eigenen Zimmer oder im Eßzimmer zu frühstücken, der andere in der Küche. Schaffen Sie in Krisen-Situationen immer eine räumliche Trennung.

- **Aufgabe 7:** Der Trainer muß klare, kurze Anweisungen geben – und zwar mit direktem Blickkontakt. Ausschweifendes Palavern des Ausbilders ist streng untersagt. Anweisungen können gar nicht deutlich und eindeutig genug formuliert sein. Sie müssen nicht nur verständlich sein, sondern unmißverständlich. Um sicherzustellen, daß die Anweisung richtig verstanden worden ist, muß der „Auszubildende" sie wiederholen.

- **Aufgabe 8:** Der Trainer darf Aufforderungen nur dann geben, wenn er bereit und imstande ist, diese Aufforderung auch durchzusetzen. Er überlegt sich vorher genau, ob ihm die Aufforderung wichtig ist. Aufforderungen werden niemals einfach nur „so gegeben". Wenn Sie, liebe Eltern, genüßlich mit Ihrem Kind vor dem Fernseher sitzen und dann sagen: *„Es ist jetzt 21 Uhr, du mußt ins Bett"*, werden Erwiderungen kommen wie: *„Ach, es ist doch gerade so spannend"*. Wenn es Ihnen dann nicht wichtig genug ist, den Fernseher auszuschalten und ihr Kind ins Bad zu begleiten, sollten Sie diese Aufforderung besser niemals gegeben haben. Sie werden unglaubwürdig und verlieren an Respekt.

- **Aufgabe 9:** Haben Sie unendlich viel Geduld. Bei einem Kind mit A·D·S dauert es in der Regel sechs bis acht Mal so lange, Verhaltensweisen einzutrainieren wie bei einem „Normkind". Würde ein Kind normalerweise zwei Monate lang brauchen um zu trainieren, daß die Schuhe bei Betreten der Wohnung immer ausgezogen und auf die Schuhablage gestellt werden, benötigt das A·D·S-Kind zum Erlernen mindestens ein Jahr. Verzweifeln Sie nicht, denn wenn ein A·D·S-Kind Verhaltensweisen erst einmal automatisiert hat, behält es sie bei.

- **Aufgabe 10:** Lehren Sie den kleinen Fahrer von Anfang an, daß es Zeiten gibt, in denen Sie nicht zu stören sind. Jeder hat ein Anrecht auf seine „Privatzeit". Beginnen Sie mit fünf Minuten ungestörter Zeit, in der Ihr A·D·S-

Kind lernt, sich allein zu beschäftigen. Loben Sie es, wenn es nicht vorzeitig stört. Schicken Sie es konsequent zurück, wenn es vor Ablauf der vereinbarten Zeit erscheint. Eine klingelnde Eieruhr hat sich bewährt, die das Ende der „Privatzeit" ankündigt. Respektieren Sie im Gegenzug auch die Privatzeit des Kindes.

- **Aufgabe 11:** Seien Sie unter allen Umständen gerecht. A·D·S- Kinder können zu einem ungerechten Trainer kein Vertrauen aufbauen und zollen ihm schon gar keinen Respekt.

- **Aufgabe 12:** Der Trainer hat gute Ansätze des Fahrers zu loben. Je mehr gute Ansätze mit Anerkennung bedacht werden, d. h. mit Lob oder einer netten Geste, um so häufiger wird der Fahrer gute Arbeiten (Verhaltensweisen) produzieren und positive Ziele für sich entwickeln.

Vielleicht gehören Sie zu den Eltern, die viele dieser Aufgaben schon zu Hause im Alltag umsetzen. Dann beglückwünschen wir Sie, denn trotz Ihres „schwierigen Kindes" wird es bei Ihnen relativ wenige Probleme geben.
Vielleicht aber fahren Sie in Ihrer Erziehung noch nicht auf dieser Linie. Dann sollten Sie ganz schnell damit anfangen. Denn ein Kind, das unaufmerksam, chaotisch und vergeßlich ist, braucht Rituale, Organisation und Struktur, um sich sicher zu fühlen. Ein Kind, das impulsiv und unbeherrscht reagiert, braucht klare Regeln mit Konsequenzen – von einem Menschen, den es respektiert. Ein Kind mit kurzer Aufmerksamkeits-Spanne braucht die kurze, klare, direkte Ansprache, um Anforderungen nachkommen zu können. Und bitte bedenken Sie: Nichts ist so stark wie ein gutes Vorbild.

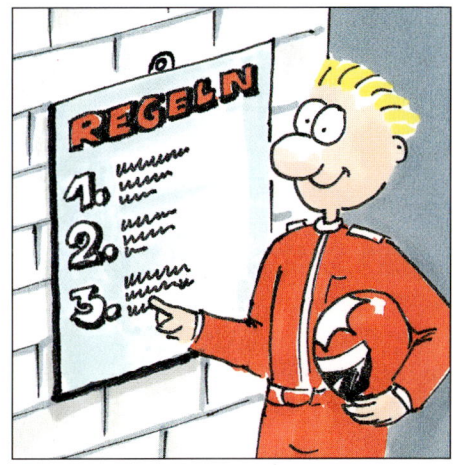

Helfen Sie Ihrem Kind, ein verantwortungsvoller, selbständiger „Rennfahrer" zu werden

Der junge Rennfahrer soll am Ende seiner Ausbildungszeit selbständig und unabhängig von seinen Trainern Erfolge einfahren und ein glückliches, erfülltes Leben leben können – ganz gleich in welchem Rennstall. Um das zu erreichen, muß der junge Fahrer gelernt haben, wie er für sich selbst Verantwortung übernimmt. Diese Übernahme von Selbstverantwortung ist nur möglich, wenn sein Selbstbewußtsein gut ist, er Disziplin und positive Ziele vor Augen hat und seine Aufgaben für ihn einen hohen Stellenwert haben.

Weshalb der Wert von Aufgaben so wichtig ist, macht eine Studie deutlich, die 40 Jahre lang das Leben von über 400 männlichen Teilnehmern begleitete. Das Ergebnis: Es besteht ein klarer Zusammenhang zwischen dem Erfolg und der Zufriedenheit im Erwachsenen-Alter und den Aufgaben in der Kindheit. Zu den Aufgaben der Kinder zählten Pflichten im Haushalt, Zeitungen austragen oder Teilzeitjobs wie Regale einräumen im Supermarkt. Die Jungen, die in ihrer Kindheit und Jugend gearbeitet hatten, schätzen heute den Wert von Aufgaben höher ein als die „Nicht-Arbeitenden". Daraus resultiert, daß sie sich im Beruf besser engagieren, heute dementsprechend bessere Jobs bekleiden und insgesamt zufriedener und glücklicher sind. Nicht die Kinder, denen die Eltern keine Pflichten zumuteten, wurden zu zufriedeneren Erwachsenen.

Jetzt sind wir bei einem Thema, bei dem viele Eltern vorschnell aufgeben. Denn Pflichten von Kindern einzufordern, ist bei Kindern, die nicht von klein auf an die Erledigung der Pflichten gewöhnt sind, häufig mühsam. Und das Einfordern der Pflichten von Kindern mit A·D·S ist oft noch viel mühsamer. Aber es gibt dem Kind die Chance, Erfolgs-Erlebnisse zu sammeln. Das ist gerade bei A·D·S-Kindern besonders wichtig, weil viele von ihnen in der Schule keine oder nur mäßige Erfolgs-Erlebnisse haben.

Deshalb fordern Sie ruhig Pflichten ein. Schon ein dreijähriges Kind kann die Socken sortieren und ein fünfjähriges Kind den Tisch decken oder Blumen gießen. Je früher Sie das Pflicht-Programm für Ihr Kind starten, um so besser.

Ermutigen Sie schon Ihr zweijähriges Kind, Ihnen beim Tischdecken zu helfen, und geizen Sie nicht mit Lob nach getaner Arbeit. Leider sehen wir in unseren Praxen immer häufiger Eltern, denen Ihr A·D·S-Kind nur leid tut. Deshalb verwöhnen sie es und erlassen ihm alle Pflichten. Vielleicht haben diese Eltern weniger Mühe, aber die Kinder haben auch weniger Chancen.

Wenn ein A·D·S-Kind nie arbeiten gelernt hat, ist ihm Arbeit fremd, und es wird weiterhin nur spielen wollen. Stellen Sie realistische Forderungen an Ihr Kind – es wird seine Aufgaben bewältigen und dann stolz auf sich sein.

Lassen Sie Ihr Kind sich seine Wünsche erarbeiten. Ein Hüpfseil, ein Skateboard, ein Fahrrad, das es sich erarbeitet hat, wird ihm viel mehr Freude machen – und es wird höher geschätzt (und auch sorgfältiger behandelt) als etwas, was es einfach so bekommen hat, ohne was dafür zu tun.

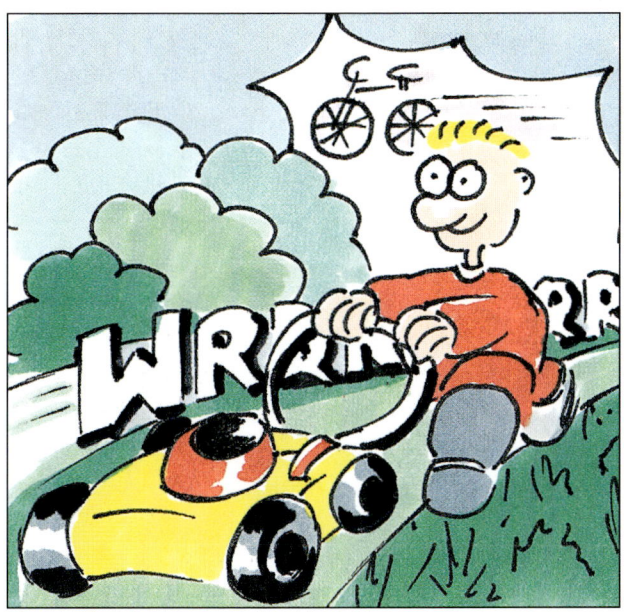

Wie Sie Ihr Kind am besten mit seinen Pflichten vertraut machen

Notieren Sie die bei Ihnen anfallenden häuslichen Pflichten, und diskutieren Sie mit Ihrer gesamten Familie, wer für welche Tätigkeiten im Haushalt zuständig ist. Vermerken Sie dann hinter jeder aufgelisteten Tätigkeit, wer sie übernehmen wird. Sagen Sie den Mitgliedern Ihrer Familie, daß dieses Aufgaben-Programm an ein Belohnungs-System geknüpft wird.

Liste der in unserer Familie anfallenden Tätigkeiten
- Morgens Tisch decken – Mutter
- Betten machen – jeder macht sein eigenes Bett, bevor er das Haus verläßt
- Tisch abräumen und Spülmaschine einräumen – Max
- Mülleimer raustragen und in die Tonnen sortieren – Boris
- Mittagessen kochen – Mutter
- Tisch decken – Max
- Spülmaschine ausräumen – Boris
- Tisch abräumen und Spülmaschine einräumen – Boris
- Mit Hund raus – Max
- Tisch decken abends – Max
- Mit Hund raus – Vater und Mutter
- Tisch abräumen und Spülmaschine einräumen – Vater

Nur mittwochs und samstags:
- Staubsaugen – oberes Stockwerk Max, unteres Boris
- Putzen – Mutter
- Reparaturen – Vater

Anschließend besprechen Sie noch mit den Kindern, für welche persönlichen Angelegenheiten – wie selbständig mit dem Wecker aufstehen, Betten machen, Zimmer aufräumen usw. – sie ebenfalls zuständig sind.

Machen Sie nun einen Plan, in dem genau vermerkt ist, was Ihr Kind erledigen muß, und welche Belohnungen es sich damit verdienen kann. Vom Späterzu-Bett-Gehen über Beim-Freund-Übernachten, vom Spielzeug bis zum Computerspiel – alles kann erarbeitet werden. Dafür haben sich „Aufgaben-Pläne" bewährt. In diesen Plan können Sie auch Verhaltens-Änderungen einbauen, die Sie bei Ihrem Kind erreichen wollen. Überlegen Sie sich dafür genau, welche zusätzlichen Verhaltens-Änderungen Sie anstreben. Es sollten anfangs nicht mehr als drei zu verändernde Verhaltensweisen sein.

Muster für einen Aufgaben-Plan

Tagesplan von Max in der Woche vom 22.3. – 28.3.

Morgens	Mo	Di	Mi	Do	Fr	Sa	So
Aufstehen, wenn der Wecker klingelt	☐	☐	☐	☐	☐	☐	☐
Waschen	☐	☐	☐	☐	☐	☐	☐
Zähneputzen, Kämmen	☐	☐	☐	☐	☐	☐	☐
Anziehen	☐	☐	☐	☐	☐	☐	☐
Bett machen	☐	☐	☐	☐	☐	☐	☐
Pünktlich am Frühstückstisch	☐	☐	☐	☐	☐	☐	☐
Tisch abräumen, Spülmaschine einräumen	☐	☐	☐	☐	☐	☐	☐
Pünktlich in die Schule	☐	☐	☐	☐	☐	☐	☐

Mittags	Mo	Di	Mi	Do	Fr	Sa	So
Schuhe auf die Schuhablage neben der Tür	☐	☐	☐	☐	☐	☐	☐
Jacke an den Haken	☐	☐	☐	☐	☐	☐	☐
Ranzen ins Zimmer	☐	☐	☐	☐	☐	☐	☐
Tisch decken	☐	☐	☐	☐	☐	☐	☐

Mit Hund gehen	☐	☐	☐	☐	☐	☐	☐
Alle Hausaufgaben erledigen	☐	☐	☐	☐	☐	☐	☐
Lernen für Klassenarbeiten, wenn angesagt	☐	☐	☐	☐	☐	☐	☐
Schreibtisch aufräumen	☐	☐	☐	☐	☐	☐	☐
Ranzen für den nächsten Tag packen	☐	☐	☐	☐	☐	☐	☐

Abends	**Mo**	**Di**	**Mi**	**Do**	**Fr**	**Sa**	**So**
Zimmer aufräumen	☐	☐	☐	☐	☐	☐	☐
Duschen, Zähneputzen	☐	☐	☐	☐	☐	☐	☐
Dusche und Waschbecken säubern	☐	☐	☐	☐	☐	☐	☐
Handtücher aufhängen und dreckige Wäsche in den Wäschekorb	☐	☐	☐	☐	☐	☐	☐
Kleidung für den nächsten Tag bereitlegen	☐	☐	☐	☐	☐	☐	☐
Bettgehzeit exakt einhalten	☐	☐	☐	☐	☐	☐	☐

Zusätzliche Pflichten (nur an bestimmten Tagen):

Mittwoch abends um 18.00 h
- Unteres Stockwerk saugen und Bad putzen

Samstags vor 12.00 h
- Unteres Stockwerk saugen
- Gästetoilette putzen

Das ist ein Plan für Max. Bei Ihnen kann er völlig anders aussehen.

Einen Aufgaben-Plan zum Selbstausfüllen finden Sie am Schluß des Buches in Kapitel 11.

Sobald Ihr Kind eine Forderung erfüllt hat, macht es einen Strich hinter die Tätigkeit in die entsprechende Tages-Spalte. Ihr Kind lernt durch diese Liste Selbstverantwortung. Loben Sie Ihr Kind für jede Tätigkeit, die es getan hat. Dann steigern Sie das Lob: Für drei Striche erhält Ihr Kind ein Stempelchen oder ein Kärtchen, das Sie leicht selbst anfertigen können. Kleine und größere A·D·S-Kinder lieben es, ihre Karten in einem eigens dafür bereitgestellten Kästchen zu sammeln.

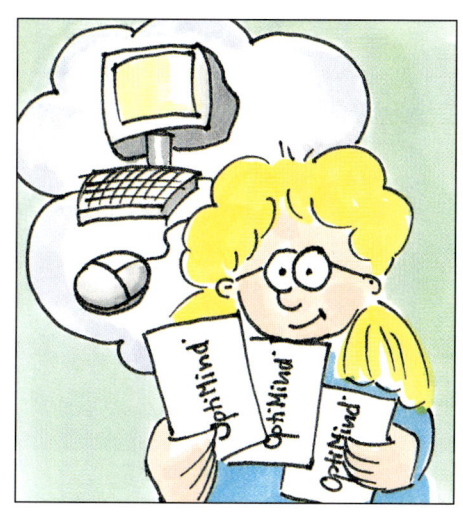

Manche Eltern überziehen die Kärtchen noch mit Klarsichtfolie. Das macht sie noch attraktiver. Für die Kärtchen gibt es Belohnungen. Wie viele Kärtchen gegen welche Annehmlichkeiten einzulösen sind, sollten Sie mit Ihrem Kind vorher genau absprechen. Am besten machen Sie eine schriftliche Liste, zum Beispiel so:

- 1 Kärtchen: Eine kleine Süßigkeit
- 8 Kärtchen: Abends länger wachbleiben
- 10 Kärtchen: 1 Stunde Computer oder Fernsehen
- 12 Kärtchen: Beim Freund übernachten dürfen
  (wenn dessen Eltern zustimmen)
- 15 Kärtchen: Ein Hamburger mit Pommes frites
- 20 Kärtchen: Ein bestimmtes Spielzeug
- 50 Kärtchen: Ein Disco-Besuch
- 100 Kärtchen: Eine neue Jeans

Für jede Tätigkeit, die Ihr Kind nicht erledigt hat, muß es ein Kärtchen abgeben. Wenn Ihr Kind mogelt, muß es drei Kärtchen abgeben – etwa wenn es einen Strich gesetzt hat, obwohl es diese Tätigkeit nicht ausgeführt hat.

Das hier sind Belohnungs-Beispiele. Stimmen Sie Ihre eigenen Belohnungen auf die Wünsche Ihres Kindes ab.

Dieses Pflichtprogramm soll Ihnen helfen, nicht mehr dauernd mit Aufforderungen und Mahnungen hinter Ihrem Kind her sein zu müssen. Die Spielregel ist einfach: Ohne Pflichten keine Wunscherfüllung. Und Kinder, die keinerlei Wünsche haben, gibt es nicht. Machen Sie sich das zunutze. Und generell gilt die Maxime: Weniger reden – mehr handeln.

Das Hausaufgaben-Management

In unserem Aufgaben-Plan sehen Sie in der Rubrik „Mittags" das Erledigen der Hausaufgaben. Da wir in unseren Praxen tagtäglich mit dem „Hausaufgaben-Dilemma" konfrontiert werden, möchten wir diesem Thema ein eigenes Kapitel widmen.

Denn das Erledigen der Hausaufgaben ist in fast allen A·D·S-Familien der Streß-Faktor Nummer 1.

Max und **Jule** z. B. fingen vor Therapiebeginn meist erst gar nicht mit den Hausaufgaben an.

- Max, weil er nicht wußte, was er aufhatte
- Jule hatte auf ihrem Schreibtisch die verschiedensten Bücher über Schmetterlinge liegen, blätterte gedankenverloren darin herum und vergaß dabei völlig das Thema Hausaufgaben
- Eric trödelt bei den Hausaufgaben und wird nicht fertig
- Nils zerreißt vor Wut sein Heft, weil er die falschen Aufgaben gerechnet hat und seine Mutter ihm befiehlt, noch mal zu rechnen
- Britta sitzt weinend vor den Hausaufgaben, weil sie ihr sooooo viel erscheinen

Kommen Ihnen solche Situationen bekannt vor? Suchen Sie nach einem Ausweg? Dann lesen Sie das Hausaufgaben-Management. **Die Grundlagen für das Hausaufgaben-Management sind Ordnung und Zeit-Management.**

Ordnung

● Der ordentlich gepackte Ranzen

Was glauben Sie, was so alles zum Vorschein kommt, wenn Sie den Ranzen Ihres Kindes einmal komplett ausleeren? Sie werden erstaunt sein oder sich vielleicht auch ekeln.

Ein Kind, das aufgrund seiner A·D·S-Symptomatik chaotisch und vergeßlich ist, braucht die absolute Ordnung im Ranzen. Helfen Sie Ihrem Kind, den Inhalt des Ranzens übersichtlich zu gestalten. Einigen Kindern hilft es, die Hefte in einem Ordner abzuheften, andere kommen mit Abtrennungen im Ranzen für die einzelnen Fächer gut zurecht. Ihr Kind sollte auf einen Blick seine Arbeits-Materialien greifen können. Nach dem Erledigen der Hausaufgabe wird der Ranzen korrekt für den nächsten Tag gepackt. Anhand des Stundenplans wird verglichen, welches Fach am nächsten Tag unterrichtet wird, und dafür werden die entsprechenden Hefte und Bücher eingepackt. Ohne diese Ordnung lassen A·D·S-Kinder teils die gemachten Hausaufgaben zu Hause liegen oder stecken sie zwar ein, aber finden sie vor lauter Durcheinander am nächsten Tag in der Schule nicht.

● Der übersichtliche Arbeitsplatz

Ein geordneter Arbeitsplatz ist die Voraussetzung für zügiges Arbeiten.

Helfen Sie Ihrem Kind, seinen Arbeitsplatz zu strukturieren. Gestalten Sie ihn so übersichtlich wie möglich. Das Organisieren durch Farben – z. B. ein rotes Kästchen für alle Deutsch-Unterlagen, ein blaues Kästchen für alle Mathematik-Unterlagen u.s.w. – hat sich bewährt. Wenn Ihr A·D·S-Kind erst anfängt zu wühlen, kommt es gar nicht mehr zum Arbeiten. Es wird nämlich irgendetwas Interessantes auf dem Schreibtisch finden und anfangen zu spielen. Daß es Hausaufgaben machen soll, hat es längst vergessen.

Achten Sie darauf, daß sich alle Dinge, die Ihr Kind für die Hausaufgaben braucht, wie z. B. Bücher, Lineal, Radiergummi, Patronen, Wecker, Eieruhr (Näheres unter „Zeit-Management") in greifbarer Nähe befinden. Nur Arbeits-Material hat sich auf dem Schreibtisch zu befinden, die Schmetterlings-Bücher von Jule zum Beispiel lenken vom Wesentlichen ab.

● **Ruhiges, geordnetes Umfeld**

Achten Sie darauf, daß Ihr Kind nicht durch äußere Reize – wie zum Beispiel Fernseher oder schreiende Geschwister – abgelenkt wird. Ordnen Sie
für die Hausaufgabenzeit „Ruhe" an. Auch kleinere Geschwister lernen, sich
daran zu halten.

Zeit-Management

● **Pünktlich mit den Hausaufgaben beginnen**

Hausaufgaben sollten immer zum gleichen Zeitpunkt erledigt werden, zum
Beispiel: Mittagessen – kurze Pause – und danach wird regelmäßig mit den
Hausaufgaben begonnen. A·D·S-Kinder brauchen Routine. Wer regelmäßig
zum gleichen Zeitpunkt mit den Hausaufgaben beginnt, erspart sich lang-
wierige Auseinandersetzungen, um wieviel Uhr denn heute die Aufgaben zu
machen sind.

● **Abhilfe bei Trödelverhalten**

Bei vielen A·D·S-Kindern ist es leider anfangs nötig, unmittelbar daneben
zu sitzen, weil sie sonst vor lauter Wegträumen und Selbstablenkung gar
nicht zum Arbeiten kommen.

Damit Ihr Kind bald allein arbeiten kann, gehen Sie folgende Schritte mit
ihm: Verschaffen Sie sich einen Überblick über die anstehenden Hausaufgaben. Diese sollten korrekt im Hausaufgaben-Heft Ihres Kindes notiert
sein. Ein Hausaufgaben-Heft darf in keinem Ranzen fehlen. Die Benutzung
des Hausaufgaben-Hefts müssen Sie mit Ihrem Kind üben. Erklären Sie Ihm,
daß die Hausaufgaben mit Datum zu versehen sind und der Reihe nach –
nicht kreuz und quer im Heft verteilt – aufzuschreiben sind. Geben Sie die
Abstände zwischen den Hausaufgaben von heute und morgen vor. Bieten
Sie auch hier optimale Strukturvorgabe.

Nachdem Sie gemeinsam mit Ihrem Kind im Hausaufgaben-Heft nachge-
schaut haben, was an Arbeiten zu erledigen ist, schätzen Sie mit ihm ein,
wieviel Zeit es für jedes Fach benötigen wird. Seien Sie realistisch in der

Einschätzung: Veranschlagen Sie z. B. für das Fach Deutsch 15 Minuten, dann stellen Sie die Eieruhr auf 15 Minuten ein. Ihr Kind beginnt zu arbeiten und erhält anfangs jeweils eine kleine Belohnung (oder Striche, siehe Aufgaben-Plan), wenn es die Hausaufgaben in der angemessenen Zeit erledigen konnte.

Dieses Zeit-Management hilft Ihrem Kind, das Trödeln abzustellen, ein Gefühl für Zeit zu entwickeln und unter Zeitdruck zu arbeiten.

Kinder mit A·D·S schieben gern sämtliche anfallenden Aufgaben vor sich her. Wenn Sie Streß vermeiden wollen, bestehen Sie darauf, daß Hausaufgaben an dem Tag erledigt werden, an dem sie aufgegeben wurden – auch wenn dieses Fach nicht am nächsten Tag auf dem Stundenplan erscheint. Allerdings ist es ratsam, daß Ihr Kind am Tag vor der Besprechung in der Schule seine Hausaufgaben noch mal durchsieht. Ansonsten hat es meist schon vergessen, was überhaupt Thema war, und wie es die Aufgaben gelöst hat.

Mehr zum Thema Hausaufgaben finden Sie in Kapitel 9 („Tips von Kids für Kids") und in unserem Buch *„Auch das Lernen kann man lernen"*.

Kapitel 7: Das Wichtigste in Kürze

- A·D·S-Kinder stoßen ständig auf Unverständnis und Ablehnung, weil die meisten Menschen, mit denen das Kind täglich zu tun hat, noch nicht über A·D·S Bescheid wissen.
- Die wichtigste Hilfe für ein A·D·S-Kind ist es, zu spüren, daß seine Eltern es verstehen. Nur so schafft ein A·D·S-Kind den Schritt von der negativen Erfahrungs-Spirale zur Positiv-Spirale.
- Ihre erste Aufgabe als Eltern ist es, sich selbst umfassend über A·D·S zu informieren.
- Sobald Sie wissen, was Ihr A·D·S-Kind an Unterstützung braucht, informieren Sie die übrigen Bezugspersonen.
- Dann haben Sie nur noch zwei Aufgaben:
  Unterstützen und stärken Sie Ihr Kind, wo es nur geht.
  Und beziehen Sie das Team der Bezugspersonen laufend mit in Ihre Unterstützung ein.

8

A·D·S: OptiMind-Tips für Lehrerinnen und Lehrer

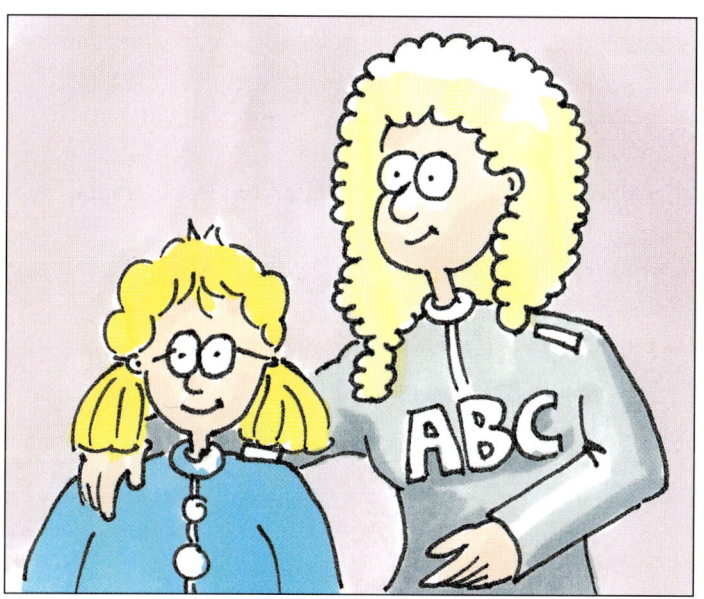

In diesem Kapitel erfahren Sie, …

- wie Sie A·D·S-Kinder in Ihrer Klasse erkennen können
- wie Sie A·D·S-Kindern gerecht werden können, ohne den normalen Ablauf zu belasten
- mit welchen allgemeinen Strategien und speziellen Hilfen Sie A·D·S-Kinder unterstützen können
- was Sie tun können, damit A·D·S-Kinder sich in die Gemeinschaft einfügen können.

Das A·D·S-Kind in der Schule – was können Lehrerinnen und Lehrer tun?

Liebe Lehrerin, lieber Lehrer,

Sie haben vielleicht schon nach einigen Wochen Unterricht (bei einigen Kindern auch vielleicht schon nach wenigen Tagen oder ein paar Unterrichtsstunden) festgestellt, daß ein Kind besonders unkonzentriert ist und Verhaltens-Auffälligkeiten zeigt. Vielleicht registrieren Sie zusätzlich Lernprobleme und sehr unterschiedliche Leistungs-Profile.

Sie werden dann sicherlich Kontakt mit den Eltern aufnehmen und über die Auffälligkeiten sprechen, um sich ein besseres Bild machen zu können und eine kooperative Zusammenarbeit zu planen. Solche Gespräche sind manchmal nicht so einfach, weil sich alle Eltern natürlich „gut funktionierende" Kinder wünschen. Einige Eltern werden sehr überrascht sein und Ihnen Vorwürfe machen, andere kennen mangelnde Aufmerksamkeit und das „Aus-der-Reihe-Tanzen" auch von zu Hause und machen sich Sorgen. Sie als LehrerIn möchten mit den Eltern an einem Strang ziehen, um den Kindern die bestmögliche Unterstützung zu bieten.

Sicherlich hat nicht jedes auffällige Schulkind ein A·D·S, aber es gibt sicher auch keine Lehrer, die in ihrem Berufsalltag nicht mit diesem Thema konfrontiert werden. Denn bei ca. 8 % aller Schulkinder finden wir A·D·S-typische Auffälligkeiten – das sind durchschnittlich zwei betroffene SchülerInnen in jeder Klasse! Wie schätzen Sie die statistische Häufigkeit in Ihrer Klasse ein? Um den Schülern in ihrer Förderung und Entwicklung möglichst gerecht zu werden, sollten Sie die Besonderheiten bei A·D·S kennen. Denn es gibt eine Menge Hilfen und Unterstützung, mit denen Sie A·D·S-Kindern helfen und sich selbst das Unterrichtsleben leichter machen können. Manchmal sind es nur kleine Dinge, die den Unterrichts-Alltag reibungsloser gestalten, die aber große Wirkung auf das Lernen und die Entwicklung haben. Ein „guter Draht" zum Lehrer, Verständnis und Akzeptanz sind die Basis für positive Lernerfahrung. **Die Lust am Lernen** und die **Motivation**, auch einmal unliebsame Dinge zu tun, sind dann in der Regel kein großes Problem mehr.

Wie können Sie einem A·D·S-Kind auch in der Schule gerecht werden?

Sie brauchen keine psychotherapeutische Ausbildung zu absolvieren. Sie sollten nur die A·D·S-typischen Auffälligkeiten kennen, sie akzeptieren und sie nicht als Böswilligkeit oder Faulheit interpretieren – dann wird es sicher einfacher für Sie, einige Tips für den Umgang mit A·D·S-Kindern in Ihr pädagogisches Konzept mit aufzunehmen.

Sie als wichtiger Experte im Team können viel dafür tun, daß das A·D·S-Kind seinen Kurs findet und die nötige Unterstützung erfährt, um – entsprechend seinen Begabungen – möglichst ohne viele Umwege am Ziel anzukommen.

Mögliche Auffälligkeiten von A·D·S-Kindern in der Schule

Eine Checklist für Lehrerinnen und Lehrer

Schüler-Name:_____

Auffälligkeit	Ja	Nein
Konzentrations-Probleme und Ablenkbarkeit	☐	☐
Motorische Unruhe	☐	☐
Träumen im Unterricht	☐	☐
Flüchtiges, oberflächliches Arbeiten	☐	☐
Ideenvielfalt	☐	☐
Spezifische Gedächtnisprobleme, besonders für serielle Abspeicherung	☐	☐
Leistungs-Schwankungen	☐	☐
Rasche Ermüdung bei unliebsamen Aufgaben, obwohl sonst agil	☐	☐
Langsames Arbeitstempo, z. B. beim Schreiben	☐	☐
Auffällige Graphomotorik mit unschönem Schriftbild	☐	☐
Emotional instabil	☐	☐
Stören des Unterrichts durch Schwätzen und Dazwischenrufen	☐	☐
Zersteut, z. B. Vergessen der Hausaufgaben	☐	☐
Auffälligkeiten im Sozialverhalten	☐	☐
Wahrnehmungs-Verarbeitungs-Störung mit evtl. Teil-Leistungsstörung (z. B. Lese-Rechtschreib-Schwäche)	☐	☐

Nicht bei jedem A·D·S-Kind zeigen sich alle hier aufgelisteten Symptome. Besonders die A·D·S-Kinder ohne Hyperaktivität fallen nicht auf Anhieb auf. Sammeln Sie Ihre Eindrücke und notieren Sie sich die Besonderheiten im Verhalten und beim Lernen. Diese Notizen sind für die Diagnostik und die Einschätzung des Kindes besonders wichtig. Denn Schule bedeutet einen anderen Kontext und ein anderes Erfahrungsfeld als zu Hause. Es gibt A·D·S-Kinder, die besonders im Klassenverband aus dem Rahmen fallen und in der 1:1-Situation beim Üben und Lernen mit ihrer Mutter wenig Probleme haben.

Machen Sie sich ein Bild über den Lernstil Ihres Schülers:
- Wie geht das Kind mit Anweisungen um?
- Registriert es die Information besser, wenn es sie über den Hörkanal oder über den Sehkanal aufnimmt?
- Kann das Kind seine Arbeiten altersentsprechend organisieren?
- Wie steht es mit dem Abspeichern?
- Wo liegen die individuellen Stärken?
- Was klappt besonders gut?

Allgemeine Strategien

Hier ein paar Tips, die sich im Umgang mit A·D·S-Kindern im Klassenzimmer bewährt haben:

Kein Kind zeigt durchweg nur ein problematisches Verhalten. Immer lassen sich positive Verhaltens-Ansätze und persönliche Stärken finden. Entdecken Sie die Stärken des A·D·S-Kindes, auch wenn diese nicht immer auf den ersten Blick sichtbar sind. Eine positive Verstärkung der wünschenswerten Verhaltensweisen durch Lob und Zuwendung kann mehr bewirken als Kritik und Strafen. Loben Sie, wenn das Kind sich anstrengt und Regeln befolgt. Es wird das dann immer öfter tun und mit Anforderungen auch dann besser zurechtkommen, wenn sie unbequem sind.

> **Elke** sollte eine Reihe mit „O" schreiben. Kein „O" sah aus wie das andere. Irgendwie hatten sie alle Ecken und Kanten. Doch ihre Lehrerin entdeckte ein „O", das nahezu annehmbar war, und sagte: *„Schau mal Elke: Dieses ‚O' hat hier unten eine wunderschöne Rundung, bitte schreibe noch mal drei ‚O', die genauso eine schöne Rundung haben wie dieses hier. Ich weiß, daß du das schaffst."*.
> (Anmerkung: Elke liebt diese Lehrerin heiß und innig. Sie geht trotz ihrer Schwächen gern in die Schule).

Sie als LehrerIn wissen: Das ist das bewährte Prinzip der positiven Verstärkung bei Verzicht auf Strafen. Machen Sie sich keine Sorgen, daß das A·D·S-Kind dadurch eine Sonderstellung zugesprochen bekommt und die anderen Kinder sich eventuell benachteiligt fühlen könnten. Aus unserer Arbeit und durch gemeinsame Fortbildungs-Veranstaltungen mit LehrerInnen können wir Sie beruhigen: Dieses Problem ist nie als ernsthafte Schwierigkeit aufgetaucht, wenn es mit der Klasse besprochen wurde. In der Regel ist ein A·D·S-Kind durch sein Verhalten allen in der Klasse oder sogar in der ganzen Schule als „Problemkind" bekannt. Oft ist es sogar ein Außenseiter oder nimmt die Rolle des

„schwarzen Schafes" ein. Also ist die Thematisierung dieser Probleme keine zusätzliche Stigmatisierung.

Diskutieren Sie mit der ganzen Klasse, daß keiner von uns perfekt ist, sondern alle mehr oder weniger Stärken und Schwächen haben. Es gibt verschiedene Lernstile, und manche Kinder brauchen mehr Hilfestellung als andere. Machen Sie beispielsweise ein Brainstorming über Handicaps, die Menschen haben können. Ihren SchülerInnen wird sicherlich viel einfallen, zum Beispiel Allergien, schlechte Augen, schlechte Körper-Beherrschung bis hin zu Lern- und Konzentrations-Störungen. Die Erfahrungen zeigen, daß Kinder durch Gespräche und Aufklärungen meist weniger Vorbehalte haben, als wir denken, und ausgesprochen anteilnehmend sein können. Vielleicht finden sich auch in Ihrer Klasse Kinder, die zusammen mit Ihnen überlegen, wo und wie man Kindern mit Problemen zur Seite stehen kann.

Schaffen Sie einen angstfreien Rahmen, in dem auch ein A·D·S-Kind sich traut, dreimal nachzufragen, wenn es nicht aufgepaßt und etwas nicht verstanden hat. Eine der wichtigsten Strategien mit schwierigen Kindern ist, sie „wichtig" zu machen. Geben Sie einem A·D·S-Kind eine verantwortungsvolle Aufgabe, der es gewachsen ist. Es wird sich voll einsetzen. Achten Sie jedoch darauf, die richtige Aufgabe zu wählen. Dazu zwei Beispiele:

Tims Lehrerin hat ihm die Aufgabe übertragen, für Ruhe zu sorgen, wenn sie nicht im Klassenzimmer anwesend ist. Mit Eifer hat sich Olaf dieser Aufgabe gewidmet. Er brüllte so laut „Ruhe", daß die Scheiben erzitterten. Jeden, der sich nicht absolut ruhig verhalten wollte, nahm er in den Schwitzkasten. Olaf hat sich zwar voll und ganz eingesetzt, aber sicher nicht so, wie seine Lehrerin sich das gedacht hatte.

Torsten durfte den Job des Tafel-Spezialisten übernehmen. Aus einem Sortiment von Schwämmen und Lappen durfte er die auswählen, die seiner Ansicht nach am besten zum Wischen waren. Im Schrank gibt es ein Fach mit der Aufschrift „Torstens Tafel-Materialien", und niemand außer ihm darf diese Lappen benutzen. Jeder Lehrer lobt ihn für seinen guten Job. Die Tafel ist blitzblank und Torsten stolz.

Bieten Sie Hilfen zur Selbstorganisation, zum Beispiel das Hausaufgaben-Heft als Gedächtnis-Stütze. Geben Sie Struktur vor. Erklären Sie den Kindern im Detail, wie zum Beispiel ein Heft folgerichtig beschrieben wird, damit nicht Seiten überblättert werden, das Datum in der Mitte der Seite steht und eine Überschrift erst gar nicht erscheint. Dieses Wissen wird dem A·D·S-Kind von der ersten Klasse bis ins Erwachsenen-Alter hilfreich sein.

Übrigens: Behalten Sie Ihren Humor. In einer Klasse, in der sich gefreut und gelacht werden darf, lernt es sich besser. Besonders die A·D·S- Kinder lieben amüsante Anekdoten. LehrerInnen, die z. B. jeden Schultag mit einer lustigen Geschichte beginnen, werden von den Kindern jeden Morgen schon freudig gespannt erwartet. Je besser die Atmosphäre in Ihrer Klasse ist, um so einfacher für alle ist auch der Umgang mit A·D·S-Kindern. Mit Humor und Gelassenheit können Sie am besten auf A·D·S-Kinder eingehen und sie in die Klassengemeinschaft integrieren. Jedes A·D·S-Kind profitiert von Ihrem Verständnis, das auf Ihrem Wissen über A·D·S beruht.

Spezielle Hilfen

Die folgenden Hilfen basieren auf dem Wissen über die neurobiologischen Grundlagen des Lernens und auf praktischen Erfahrungen. In den Kapiteln 4 und 5 haben Sie viele Beispiele für die besondere Informations-Verarbeitung und die „andere Wahrnehmung" bei A·D·S gesehen. Übrigens sind die daraus abgeleiteten Strategien zur Unterstützung des Lernens für alle anderen Kinder ebenfalls hilfreich. Viele Kinder ohne A·D·S wenden einiges intuitiv oder nach Anleitung schon immer an. Nur A·D·S-Kinder brauchen dazu manchmal noch eine intensivere Unterstützung und mehr Zeit zum Einüben.

Das A und O ist zunächst das gezielte Aufnehmen von Information und die Organisation des eigenen Handelns. Genau an diesen Stellen können Sie gut unterstützend eingreifen:

Reduzieren Sie Dinge, die ablenken können

- Entfernen Sie visuelle Reize, die sich in direktem Blickfeld zwischen Ihnen und dem Kind befinden. Ein flatterndes Mobile zieht die Aufmerksamkeit eines Kindes eher an, als Sie das schaffen.
- Regeln gegen Lärm sind unabdingbar – beispielsweise darf während einer Klassenarbeit nicht geredet oder mit dem Schlüsselbund geklappert werden. Auch sonstige unnötige Geräusche sind untersagt.
- Plazieren Sie das Kind in Ihrer Nähe. Am Fenster, an der Tür oder in der Nähe des Papierkorbs ist die Ablenkungs-Gefahr zu groß.
- Einzeltische sind besser als Zweiertische. Zu dichtes Zusammensitzen führt zwangsläufig zu Berührungen des Nachbarn – und damit zu Ablenkungen und manchmal sogar zu Rangeleien. Gruppentische erfüllen ihren Zweck in der Gruppenarbeit, aber für die Wissensaufnahme im Unterricht sind sie schlecht geeignet, weil sie zu viele Ablenkungs-Möglichkeiten bieten.

Verstärken Sie die Aufnahme-Antenne (Aufmerksamkeits-Fokussierung)

- Die Aufmerksamkeit und die Einengung des Aufnahme-Filters für ein Thema werden besser, wenn Sie Blickkontakt mit dem Kind halten. Bei Erklärungen wird es Ihnen besser zuhören können und die Ohren besser spitzen. Zwei Antennen – in diesem Fall Augen und Ohren – sind besser als eine, um auf Sendung zu bleiben. Wenn Sie sich abwenden und z. B. zur Tafel schauen, ist die Aufnahme-Fähigkeit deutlich reduziert – besonders bei Kindern mit A·D·S .

- Wiederholen Sie wichtige Mitteilungen, und heben Sie mit der Tonlage die markanten Punkte hervor. Kinder reagieren aber auch gut auf Äußerungen wie: *„Macht Euch startklar"*, *„Jetzt besonders aufmerksam zuhören"*, *„Aufgepaßt"*, *„Es geht los"*.
- Erwecken Sie Aufmerksamkeit durch Farben. Die Verben in Rot, die Adjektive in Blau zu schreiben, hält den Blick des Kindes besser an der Tafel.
- Sprechen Sie zur besseren Wahrnehmungs-Verarbeitung und zum Behalten mehrere Sinneskanäle an.

Helfen Sie bei der Arbeits-Organisation

- Geben Sie immer nur eine Aufforderung.
- Achten Sie darauf, ob das Kind die Aufforderung mitbekommen hat.
- Halten Sie die Einzelarbeits-Phasen kurz, denn meist wird das A·D·S-Kind in solchen Situationen unangenehm auffällig. Die Konzentrations-Fähigkeit des A·D·S-Kindes liegt in der Regel 30 % unter der Norm. Das heißt, daß ein A·D·S-Kind in der 2. Klasse oft erst die Konzentrations-Fähigkeit eines knapp Fünfjährigen hat.
- Geben Sie dem A·D·S-Kind zur Bearbeitung eines Arbeitsblattes kurze, exakte Anweisungen – und zwar erst nach dem Austeilen, unmittelbar vor der Bearbeitung.
- Längere Instruktionen werden nicht abgespeichert, und das Austeilen der Blätter lenkt zusätzlich ab. Bis das A·D·S-Kind sein Blatt erhalten hat, weiß es sonst schon gar nicht mehr, was zu tun ist. Dann schaut es sich erst einmal bei einem Nachbarn um und guckt dann zum anderen. Bis das A·D·S-Kind endlich anfängt zu arbeiten, sind die Mitschüler schon fast fertig.
- Unterteilen Sie die Hausaufgaben in kleine überschaubare Portionen. Anstatt zu sagen: „Bis Montag das ganze Kapitel lesen", geben Sie konkret vor: „Es sind jeden Tag fünf Seiten zu lesen". Ein A·D·S-Kind braucht genaue

Anweisungen. Es ist von Natur aus unstrukturiert und chaotisch – außer den paar wenigen, die von Hause aus zwanghaft korrekt und penibel sind.

- Kontrollieren Sie heute, daß die Hausaufgaben aufgeschrieben werden und morgen, daß sie gemacht wurden
- A·D·S-Kinder brauchen Struktur, Routine und müssen exakt wissen, wie der bevorstehende Schultag ablaufen wird. Diese unorganisierten Kinder mögen den Rahmen, der sie durch den Tag dirigiert. Sie wissen: „Wenn ich Frieden will, halte ich mich am besten an die Vorgaben". A·D·S-Kinder können mit plötzlichen Veränderungen nicht umgehen.

Achten Sie auf viel körperliche Bewegung als Ausgleich in den Pausen

- Ruhig sitzen zu bleiben, das ist zumindest für ein A·D·S-Kind mit Hyperaktivität eine große Anstrengung. Für einige ist es wichtig, zwischendurch aufstehen zu dürfen. Sie können ihnen etwa die Aufgabe geben, etwas aus dem Lehrerzimmer zu holen.
- In den Pausen sollten sich alle Kinder möglichst bewegen und „austoben", dann fällt es im Unterricht wieder leichter, auf dem Stuhl sitzen zu bleiben.
- Auch wenn Sie bei einem A·D·S-Kind negative Sanktionen anwenden müssen, sollten Sie dazu nicht die Bewegungspause benutzen. Wenn ein A·D·S-Kind zur Strafe die Pause im Klassenraum verbringen muß, dann wird die nächste Stunde nur schlimmer.

Berücksichtigen Sie
eventuell vorhandene Wahrnehmungs-Verarbeitungs-Störungen

- Wir möchten an dieser Stelle nicht auf die besondere pädagogische Unterstützung von Kindern mit Wahrnehmungs-Verarbeitungs-Störung und daraus resultierender Teil-Leistungsstörung (z. B. Lese-Rechtschreib-Schwäche) eingehen, da das den Rahmen dieses Buches sprengen würde. Aber eins liegt uns am Herzen und taucht bei den meisten A·D·S-Kindern als Problem auf: die schlechte Schrift.
- Sie wissen, daß Kinder mit Auffälligkeiten in der Körper-Wahrnehmung in der Regel auch Probleme in der Fein- und besonders Graphomotorik haben. Sie schreiben nicht absichtlich besonders schlecht. Für sie bedeutet es oft

eine große Anstrengung, Schreiben zu üben und in den Zeilen zu bleiben. Natürlich sollte auch ein A·D·S-Kind eine leserliche Schrift erlernen. Aber es braucht oft mehr Zeit, das zu lernen, als andere Kinder. Berücksichtigen Sie das bitte bei Abschreibübungen.

- Hilfreich ist oft schon, wenn A·D·S-Kinder auch über die erste und zweite Klasse hinaus Hefte mit großen Kästchen oder großen Zeilen-Abständen behalten dürfen.
- Drücken Sie manchmal ein Auge zu – vor allem, wenn Sie sehen, daß das Kind sich wirklich Mühe gegeben hat. Auch Kinder, die ihr A·D·S gut kompensiert haben, behalten manchmal (auch trotz medikamentöser Therapie) eine schlechte Handschrift. Das ist nicht immer zu ändern.
- Abschreibübungen zur Strafe sind für A·D·S-Kinder in der Regel nicht besonders sinnvoll: Sie dauern stundenlang, bringen zu Hause den Streßpegel in die Höhe und lassen den Motivations-Pegel für alles, was mit Schule zu tun hat, auf Null sinken.
- Erlauben Sie älteren Schülern auf der weiterführenden Schule, längere Ausarbeitungen mit dem Computer schreiben zu dürfen. Das werden sie in ihrer weiteren Zukunft sowieso tun.

Thema Hausaufgaben:
Management gemeinsam in Absprache mit den Eltern
- Für Eltern ist das Thema Hausaufgaben häufig ein rotes Tuch. Es kann eine der frustrierendsten Tätigkeiten von Eltern überhaupt sein, täglich mit ihrem A·D·S-Kind Hausaufgaben machen zu müssen. Deshalb unsere Bitte an Sie:
- Machen Sie sich die Mühe, und kontrollieren Sie im Hausaufgaben-Heft des Kindes, ob alle Hausaufgaben notiert wurden, und zeichnen Sie sie ab. Das bringt eine Riesenerleichterung in den Alltag der Eltern und des Kindes. Tägliches Rumtelefonieren ist peinlich – und daß das Kind tatsächlich alles aufgeschrieben hat, darauf können sich Eltern von A·D·S-Kindern meist nicht verlassen.
- Lassen Sie die Kinder die Hausaufgaben bitte nicht erst kurz vor dem Schulzeit-Ende-Gong notieren. „A·D·S – H"-Kinder brauchen lange zum Aufschreiben und werden nicht komplett fertig werden. „A·D·S + H"-Kinder

sind nur noch daran interessiert, als erster durch die Tür zu rennen, um einen guten Platz im Bus zu ergattern, und schreiben deswegen meist gar nichts auf.

● Sie als LehrerIn sollten täglich die Hausaufgaben kontrollieren, abzeichnen und den Kindern, die sie nicht erledigt haben, sofortige Konsequenzen auferlegen – die Sie mit den Eltern abgesprochen haben sollten. Damit geben Sie dem Kind die Möglichkeit, sich strukturieren zu lernen, um später Hausaufgaben selbständig erledigen zu können. Und das bringt ein Stück Frieden in den nachmittäglichen Ablauf des Kindes. Das Erledigen der Hausaufgaben ist für die allermeisten A·D·S-Kinder viel anstrengender und zeitaufwendiger als für andere Kinder. Deshalb sollten wir uns nicht wundern, wenn sie versuchen, durch die Maschen zu schlüpfen. Also: Hausaufgaben bitte unbedingt kontrollieren.

● Bei nicht gemachten Hausaufgaben wäre eine gute Konsequenz, noch am selben Tag eine Stunde nachzusitzen, um die fehlenden Hausaufgaben nachzumachen. Leider ist das aus verschiedenen Gründen häufig nicht möglich. Besprechen Sie Möglichkeiten der direkten Konsequenzen bitte mit den Eltern. Direkte Rückmeldung und das sofortige Durchführen von Konsequenzen ist für A·D·S-Kinder das Mittel der Wahl – selbstverständlich auch die positive Konsequenz für das Erledigen der Hausaufgaben. Bei kleineren Kindern haben sich Sticker oder Stempelchen hervorragend bewährt. Bei älteren Kindern kommen Gutscheine (z. B. für 1x hausaufgabenfrei) gut an – in Verbindung mit einer roten Karte, für die bei fehlenden Hausaufgaben eine Stunde Sozialdienst geleistet werden muß.

Der Aufbau erwünschten Verhaltens in der Schule

Positive Verstärker, Ansporn und Ermutigung verändern Einstellungen und auch Verhalten. Da das A·D·S-Kind auf prompte und häufige positive Verstärker bedacht ist, empfehlen wir auch für die Schule ein Belohnungs-System. Dieses System beruht auf einer schnellstmöglichen Einstufung des kindlichen Verhaltens direkt nach jeder Schulstunde bzw. am Ende des Schultages. Anhand von Kreuzchen unter glücklichen, neutralen und traurigen Bildern wird die Einstufung vorgenommen.

Bei Kindern bis zur 2. Klasse sollte die Beurteilung möglichst nach jeder Schulstunde erfolgen. (Selbstverständlich ist es auch für das ältere Kind eine enorme Hilfe, wenn Sie als LehrerIn sich die Mühe machen und es nach jeder Schulstunde einstufen – aber weniger zwingend). Das Ziel des Kindes ist es, viele Kreuzchen unter den glücklichen Bildern zu sammeln, um sie gegen spezielle Privilegien eintauschen zu können. Privilegien gibt es nur bei Kreuzchen unter neutralen und glücklichen Bildern.

A·D·S-Kinder bis zur 2. Klasse sollten ihre Kreuzchen direkt nach der letzten Stunde in Belohnungen eintauschen können. Nicht immer ist es möglich, daß die Privilegien vom Lehrer oder in der Schule gegeben werden. Das kann auch direkt nach dem Nachhausekommen von der Mutter (oder einer anderen betreuenden Bezugsperson) geschehen. Bitte klären Sie die Handhabung des Belohnungs-Systems mit den Eltern des Kindes ab.

Privilegien könnten sein: Reduzierte Menge an Hausaufgaben, als erster die Klasse verlassen dürfen, Mutter liest eine Geschichte vor, 15 Minuten am Computer usw. Die Wünsche der Kinder sind unterschiedlichster Art. (Selbstverständlich, liebe Eltern, können Sie für die positiven Kreuzchen, die Ihr Kind erhalten hat, im Rahmen des Pflichtplans auch Kärtchen vergeben.)

Sollte ein Kreuzchen unter einem traurigen Bild sein, muß das Kind auf sein Privileg verzichten und zum Beispiel für das betreffende Fach etwas besorgen (etwa Blätter für Sachkunde) oder eine kurze Geschichte lesen, die es am nächsten Tag dem Lehrer erzählt, oder eine andere kleine Pflicht übernehmen.

(Bitte nichts zusätzlich Schriftliches als negative Konsequenz.) Wenn Sie als Lehrer bereit sind, bei diesem System mitzuarbeiten, bieten sie dem A·D·S-Kind eine gute Chance „angemessen zu funktionieren".

Beispiel:
Schulstunden-Bilanz eines Zweitkläßlers

Bitte beobachten Sie das Kind im schulischen Umfeld – und notieren Sie fünf Verhaltensmerkmale, die Sie sich geändert wünschen.

Name: _____   **Datum: 22. 2.**

Fach: Deutsch

Verhalten	☺	☹	☹
Ich habe mich gemeldet und erst geredet, als ich dran war	☐	☐	☐
Mein Stuhl hat heute ruhig gestanden (nicht gekippelt)	☐	☐	☐
Ich habe meine Hausaufgaben vollständig ins Hausaufgaben-Heft geschrieben	☐	☐	☐
Ich bin langsam in die Pause gegangen, habe beim Hinausgehen keinen geschubst	☐	☐	☐
Ich habe mich an die Pausen-Regel gehalten: Kein Treten, Schlagen, Kratzen, Beißen und Spucken auf dem Schulhof	☐	☐	☐

Diese Schulstunden-Bilanz können Sie für A·D·S-Kinder aller Altersstufen und Klassen verwenden. Es ändern sich lediglich die gewünschten Verhaltensweisen, die Sie ohnehin für jedes Kind individuell festlegen.
Am Schluß des Buches, in Kapitel 11, finden Sie ein Muster zur Schulstunden-Bilanz, in das Sie individuelle Merkmale eintragen können.

Was bei extrem negativem Verhalten getan werden kann

Das Beste ist, es erst gar nicht zu extrem negativem Verhalten kommen zu lassen. „Im Vorfeld verhindern" ist die Devise. Eltern und Lehrer wissen sehr bald, daß es bestimmte Dinge gibt, die A·D·S-Kinder zum Explodieren bringen – zum Beispiel lange Telefonate, lange Autofahrten, Ungerechtigkeiten und gewisse Aussprüche. So kenne ich einen Jungen, der voller Wut auf seine Mutter losgegangen ist, weil sie ihn beschuldigte, das letzte Stück Kuchen aufgegessen zu haben, obwohl er es nicht war – und einen Erstkläßler, der ausgerastet ist, weil seine genervte Lehrerin ihn „Baby" nannte.

Wenn Sie spüren, daß die Erregungs-Kurve des A·D·S-Kindes ansteigt, lassen Sie es bitte nicht auf einen Machtkampf ankommen. Schüren sie nicht noch das Feuer. Bedenken Sie, daß es sich hier um ein Kind mit einem Defizit in der Impuls-Kontrolle handelt. Lenken Sie es ab, schicken Sie es in der Schule mit irgendeiner Nachricht zur Sekretärin, oder lassen Sie es Kreide besorgen oder Tafel putzen. Wenn das Kind aus dem Sekretariat zurückkommt, ist die Wut verraucht, doch noch unterschwellig ein wenig am Brodeln. Deshalb bedanken Sie sich einfach und gehen zur Tagesordnung über.

Trotz all der Mühen kann es dennoch passieren, daß unvorhergesehene Dinge ein A·D·S-Kind aus der Bahn werfen.

Sollte das Schulkind ausrasten, fassen Sie es nicht an, und versuchen Sie es auch nicht zu beschwichtigen. Kleinere Kinder können vielleicht noch unter den Arm geklemmt und in die Auszeit getragen werden. Bei größeren Kindern – also Schulkindern – führt das unweigerlich dazu, daß das Kind völlig außer sich gerät und Sie in seiner Erregung auch schon mal „erwischt". Zum Beispiel wurde die Lehrerin des achtjährigen Ralph, als sie ihn nach drinnen zerren wollte, in den Bauch getreten. Bleiben Sie selbst völlig ruhig – und geben Sie kurze, klare Anweisungen. Sollte das Kind wegrennen, rennen Sie nur in Notsituationen hinterher (z. B. stark befahrene Straße). Denn durch das Wegrennen – etwa auf den Schulhof, in die Pausenhalle oder zu Hause in sein Zimmer – befördert sich das Kind ganz von allein aus der „Erregungs-Situation" raus. Ein Abkühlen aller Gemüter ist die Devise.

Positive Entwicklungen durch Motivation

Wenig hilfreich sind vorschnelle Verurteilungen, aber auch die Verharmlosung von Lernproblemen. Das Kind sollte möglichst nicht erst „in den Brunnen gefallen" sein, um Hilfen zu bekommen. Je früher wir die Diagnose A·D·S stellen, um so wirksamer sind Hilfen. Je länger sich ein Schulkind auf der negativen Lernspirale bewegt, um so schwerer wird es, die Lust am Lernen zu behalten, Selbstbewußtsein aufzubauen und eine positive Entwicklung zu schaffen. Helfen Sie durch Ihre Beurteilung und durch pädagogische Unterstützungen, frühzeitig Probleme anzugehen, damit auch das A·D·S-Kind seine Begabungen nutzen lernt. Bedenken Sie, daß Lernen und Entwicklung über den Motor Motivation in Gang gesetzt werden. Auch wenn ein A·D·S-Kind sehr anstrengend ist, immer wieder Ihre Aufmerksamkeit fordert und Ihnen auf den Nerven herumtrampelt, ist es nicht sinnvoll, Ihren Ärger sofort rauszulassen. Denn das bringt weder Sie noch das A·D·S-Kind weiter.

Tobias (7 Jahre alt) besucht die 1. Klasse. Er hat ein stark ausgeprägtes „A·D·S + H" und außerdem eine Wahrnehmungs-Verarbeitungs-Störung. Er kann ähnlich klingende Laute nicht voneinander unterscheiden. Daraus resultiert eine Rechtschreibschwäche. Seine Lehrerin glaubt leider, daß er einfach nur ungezogen und faul ist und nicht lernen will. Er ist jeden Tag frustriert und hat schon am Ende der ersten Klasse beschlossen, daß Schule für ihn nichts ist. Jeden Morgen gibt es ein riesiges Theater, wenn er sich auf den Weg zur Schule machen soll. Er mag nicht mehr sein Schreibheft zeigen, er schämt sich, weil es jeden Tag übersät ist mit roten Korrekturen. Sein Hausaufgaben-Heft hat er schon zweimal „verschwinden" lassen – wegen der beständigen Mitteilungen an die Eltern. In seinem Hausaufgaben-Heft stand unter anderem zu lesen:

25. 5.:

„Heute ist er mit dem Stuhl umgekippt, wollte sich festhalten und hat dabei auch noch den Tisch seiner Mitschüler ins Wanken gebracht, so daß deren Utensilien alle auf dem Boden verteilt waren. So geht das nicht.".

26. 5.:

„Tobias stört durch unaufgefordertes Hineinrufen in den Unterricht. In der Pause hat er die Jessica umgerannt, die sich dabei auf die Lippe gebissen hat und fürchterlich blutete. Wirken Sie auf Ihren Sohn ein, so ist er für die Klassengemeinschaft nicht tragbar.".

27. 5.:

„Tobias hat während des Deutschunterrichts in seinem Schulbuch herumgeschmiert, so kann seine Leistung in Deutsch nicht besser werden. Klären Sie ihn noch mal auf, daß es sich bei den Büchern um Schuleigentum handelt. Überhaupt ist er sehr unordentlich, er schmeißt Bücher und Hefte in den Ranzen, anstatt sie einzuräumen. Wieder einmal konnte es ihm nicht schnell genug gehen, die Schule zu verlassen, und er hat dabei seinen Stuhl umgeworfen. Mit seinem rüpelhaften Benehmen stellt er eine Bedrohung für die anderen Kinder dar."

Für Tobias war es eine große Hilfe, daß sich seine Lehrerin nach einem Gespräch mit den Eltern entschlossen hat, die Schulstunden-Bilanz mit Belohnungs-System einzusetzen. Zur Korrektur nahm sie einen grünen Stift und vermerkte die Anzahl der richtig geschriebenen Wörter. Diese Veränderungen bewirkten bei Tobias Wunder: Er war neu motiviert, und sein Haß auf die blöde Schule war zum großen Teil verflogen.

Zum Schluß noch ein paar Tips für Ihr Gespräch mit den Eltern:

- Machen Sie sich eine Liste, in die Sie die Stärken und Schwächen des Schülers in bezug auf schulische Leistungen und Verhalten notieren.
- Laden Sie dann die Eltern möglichst zu einem Gespräch, für das Ihnen 45 Minuten zur Verfügung stehen sollten. Denn eine angemessene Vermittlung Ihres Bildes über das Kind braucht Zeit.

- Beginnen Sie das Gespräch mit positiven Ansätzen. Zeigen Sie den Eltern, daß Sie daran interessiert sind, diesem Kind zu helfen. Beginnen Sie mit der Aufzählung der Stärken des Kindes.
- Sprechen Sie dann zuerst die schulischen Leistungs-Schwächen an, bevor Sie auf die Verhaltens-Probleme eingehen.
- Schildern Sie die Verhaltens-Probleme aus der Beobachter-Rolle – frei ohne Wertung und ohne den Versuch, eine Diagnose zu stellen.
- Ermutigen Sie die Eltern, die häuslichen Probleme zu schildern.
- Überlegen Sie gemeinsam, wie diesem Kind am besten zu helfen ist.
- Arbeiten Sie mit den Eltern einen ersten Hilfeplan aus.
- Verabreden Sie sich wieder in zwei Wochen. Wenn die Strategien geholfen haben, führen Sie sie weiter durch und vereinbaren jeweils Folgegespräche.
- Sollten die Schwierigkeiten des Kindes trotz Bemühungen beider Seiten anhalten, raten Sie den Eltern am besten, den Schulpsychologen, einen externen Psychologen oder einen Arzt zu konsultieren. Das sollte jemand sein, der sich mit A·D·S auskennt.
- Bitte kooperieren Sie mit dem entsprechenden A·D·S-Experten, denn der ist auf Ihre Mithilfe angewiesen.

In unseren Praxen zeigt sich täglich, daß die Kinder, die das effektivste und fürsorglichste Team haben, die besten Fortschritte machen.

Kapitel 8: Das Wichtigste in Kürze

- Es gibt typische Auffälligkeiten, an denen man A·D·S-Kinder erkennen kann. Manche A·D·S-Kinder verhalten sich aber in der Schule ganz anders als zu Hause. Beobachten Sie das Kind, und gleichen Sie Ihre Beobachtungen mit den Eltern ab.

- Einem A·D·S-Kind werden Sie auch in der Schule am besten gerecht, wenn Sie seine persönlichen Stärken herausfinden und sie fördern.

- Je nachdem, welches Symptom-Profil ein A·D·S-Kind hat, können Sie das Kind, sich selbst und den Unterricht schon mit kleinen Hilfen entlasten, ohne daß das gleich zu einer Sonderbehandlung führt.

- Nutzen Sie die Tatsache, daß alle A·D·S-Kinder wild auf prompte und häufige positive Verstärker sind.

- Tauschen Sie Ihre Beobachtungen und Erfahrungen laufend mit den Eltern aus. So können Sie mit einer gemeinsamen Strategie manche unerwünschte Situation schon im Vorfeld verhindern.

9

A·D·S:
Tips von „Kids" für „Kids"

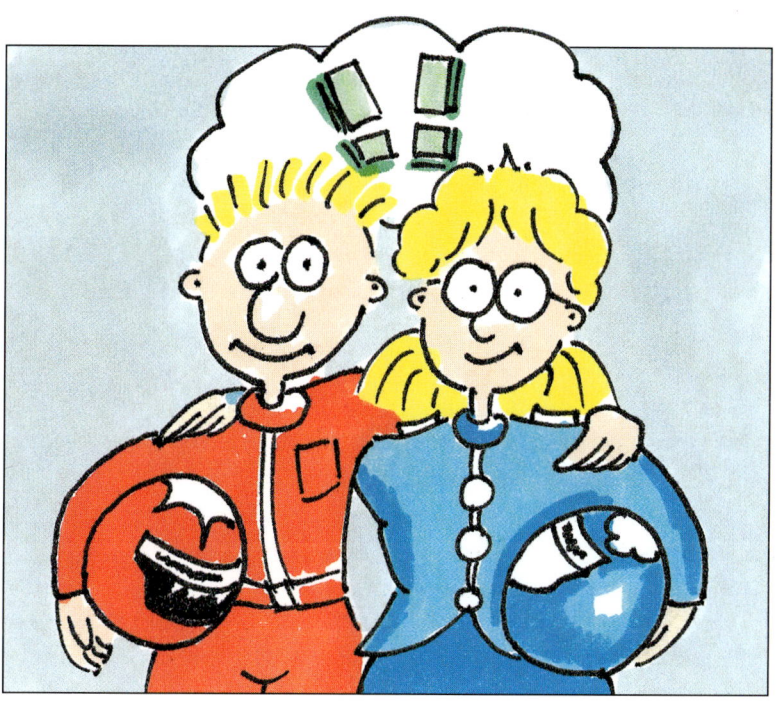

In diesem Kapitel erfährst du, ...

- was A·D·S überhaupt ist
- was für ein A·D·S-Typ du bist
- wie du deine persönlichen Begabungen, Fähigkeiten und Stärken herausfinden kannst
- wie du Probleme auf deine Art lösen kannst
- wie andere Kinder mit ihrem A·D·S fertig geworden sind – und wie du von diesen Erfahrungen profitieren kannst.

„Hi, Kid!"

Vielleicht hat dir dein Vater oder deine Mutter dieses Buch zum Lesen gegeben. Vielleicht hat dir ein Arzt oder Psychologe gesagt, daß du ein A·D·S hast. Vielleicht hat er dich auch als Zappelphilipp, als hyperaktiv, Hans-Guck-in-die-Luft, Träumer oder aufmerksamkeits-schwach bezeichnet – und du möchtest wissen, was damit gemeint ist.

A·D·S ist die Bezeichnung, die all das umfaßt. **A·D·S** steht für **A**ufmerksamkeits·**D**efizit·**S**yndrom – also eine Aufmerksamkeits-Mangel-Erscheinung. Mit anderen Worten: Wer A·D·S hat, dem fällt es schwer, aufmerksam zu sein und sich zu konzentrieren. Vor allem bei uninteressanten Sachen. Menschen mit A·D·S wird schnell alles zuviel. Und dann flippen sie entweder aus und stellen irgendwas Verrücktes an – oder sie klinken sich aus und fangen an zu träumen.

Die Wissenschaftler nehmen an, daß das A·D·S etwas mit einer anderen Art der Informations-Verarbeitung im Gehirn zu tun hat. Aber keine Angst: A·D·S hat nichts mit Intelligenz zu tun. Wir kennen viele Menschen mit A·D·S, die sehr clever und sehr erfolgreich in ihrem Beruf sind – vielleicht gerade, weil sie diese andere Art der Informations-Verarbeitung haben.

Das A·D·S wird unterschieden in

- A·D·S **mit** Hyperaktivität („A·D·S + H")
- A·D·S **ohne** Hyperaktivität („A·D·S – H").

Wenn du mehr darüber erfahren möchtest, wie das Gehirn arbeitet, lies bitte Kapitel 4.

Schätzungsweise haben über eine Million Kinder und Jugendliche in Deutschland ein A·D·S (auch viele Erwachsene haben es). Diese Kinder und Jugendlichen haben meist Schwierigkeiten, sich in der Schule zu konzentrieren, zuzuhören und sich bestimmte Dinge zu merken. Einige haben auch noch so viel Extra-Energie, daß sie nur mit Mühe ruhig sitzen bleiben können. Am liebsten würden sie ständig in Aktion sein. Wahrscheinlich kennst du sogar Mitschüler, Freunde oder Bekannte, die auch ein A·D·S haben. Schau dich mal in deiner Familie um – sicher wirst du auch da noch jemanden mit A·D·S entdecken. Denn A·D·S kommt in Familien gehäuft vor.

Wir haben uns mit vielen Kindern und Jugendlichen unterhalten – und zwar über die Schwierigkeiten, die mit A·D·S auftreten können: Probleme mit der Schule, mit den Hausaufgaben oder mit Eltern und Freunden. Probleme, die du sicher auch kennst. Und wir haben festgestellt: Alle diese Probleme sind kein Grund zur Verzweiflung. Denn es gibt vieles, was du tun kannst, um dir selbst das Leben leichter zu machen.

Das erste, was du tun kannst, ist: Mehr über dich und dein A·D·S erfahren. Gehörst du eher zum Typ „A·D·S + H" oder zu „A·D·S – H"? Lies dir dazu – vielleicht am besten zusammen mit Vater oder Mutter – die folgenden Seiten aufmerksam durch. Und mache ein Kreuzchen hinter das, was auf dich zutrifft.

Was für ein A·D·S-Typ bin ich?

Situationen 1–14

1) Ich mache oft Schusselfehler. Bei Hausaufgaben oder Klassenarbeiten entstehen Fehler, weil ich nicht genau hinschaue ☐

2) Bei Schulaufgaben kann ich mich nicht lange genug konzentrieren ☐

3) Auch wenn ich versuche aufzupassen, weiß ich oft gar nicht, was der Lehrer gerade erzählt hat ☐

4) Manchmal gehe ich in mein Zimmer (Keller, Küche, Garten) und will etwas holen. Wenn ich dann da bin, habe ich vergessen, was ich eigentlich dort wollte ☐

5) Meine Hausaufgaben dauern länger als bei meinen Klassenkameraden ☐

6) Ich setze mich vor die Hausaufgaben und will beginnen, aber dann gehen mir andere Gedanken durch den Kopf. Ich träume vor mich hin, anstatt die Hausaufgaben zu machen ☐

7) Immer wieder gibt es Ärger, weil ich Radiergummis oder Stifte oder Regenschirme oder Zettel oder Hefte oder Ähnliches verliere ☐

8) Mich nervt es, wenn die in meiner Klasse laut sind. Dann kann ich nicht aufpassen ☐

9) Ich schaue im Unterricht häufig aus dem Fenster, anstatt dem Lehrer zuzuhören ☐

10) Die Lehrer oder Eltern sagen häufig: *„Paß auf! Konzentrier' dich"* ☐

11) Zettel, die wir abgeben sollen, vergesse ich leider oft abzugeben ☐

12) Manchmal höre ich meine Eltern wirklich nicht, wenn sie mich rufen ☐

13) Mein Zimmer ist meist sehr unordentlich ☐

14) Manchmal denke ich, es stimmt irgendwas nicht mit mir. Ich weiß aber nicht genau, was ☐

Situationen 15–28

15) In der Schule kippele ich oft mit dem Stuhl oder rutsche unruhig darauf herum ☐

16) In der Schule oder bei Tisch stehe ich lieber auf als sitzenzubleiben ☐

17) Laufen und Klettern mache ich lieber als Sitzen ☐

18) Ich fühle mich oft wie von einem Motor angetrieben ☐

19) Ich rede gern schnell und viel ☐

20) Lehrer sagen mir immer wieder: „Mach langsam" ☐

21) Bei einem Spiel fällt es mir schwer abzuwarten, bis ich endlich wieder an der Reihe bin ☐

22) Häufig spüre ich eine richtige Unruhe in mir ☐

23) Eigentlich weiß ich nicht warum, aber manchmal wollen andere nicht mit mir spielen ☐

24) Ich wünschte, ich wäre nicht so zappelig ☐

25) Manchmal werde ich so richtig wütend auf meine Freunde ☐

26) Am liebsten mache ich aufregende Dinge ☐

27) Egal, wie sehr ich mich bemühe, irgend jemand ist immer sauer auf mich ☐

28) Meine Eltern ermahnen mich immer wieder, langsam zu fahren (Skateboard, Fahrrad usw.) ☐

Jetzt entscheide selbst, welcher A·D·S-Typ du bist. Wozu zählen deine Eltern dich?

Wenn du die meisten Kreuzchen bei den Nummern 1–14 gemacht hast, gehörst du eher zu dem „Träumer-Typ", der nicht genau hinschaut und leicht vom Weg abkommt.

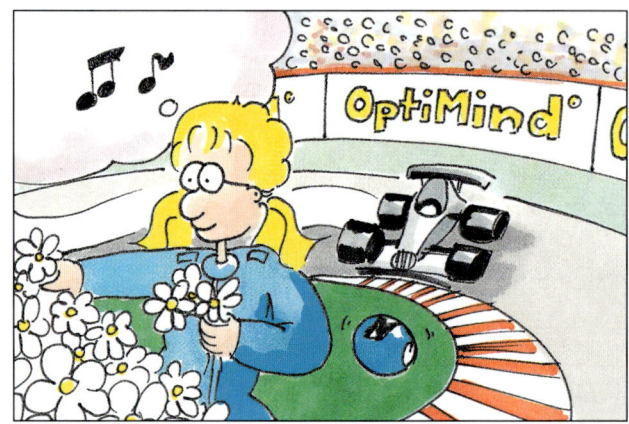

Wenn du nur einige Kreuzchen bei 1–14 gemacht hast, aber sehr viele bei 15–28, gehörst du eher zu dem Energie-Typ, der voll auf Risiko fährt und deshalb manchmal auch im Kiesbett landet.

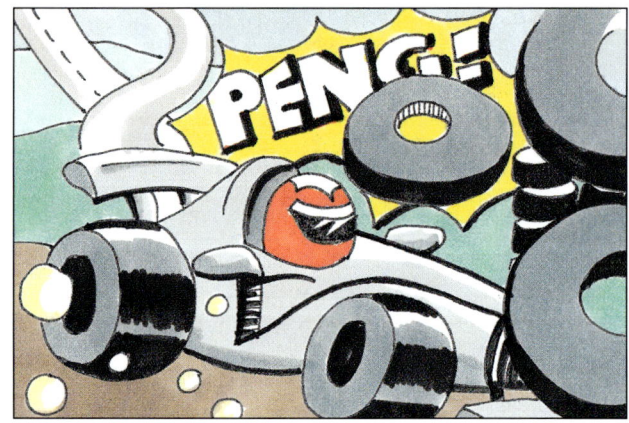

Möchtest du mehr über deinen A·D·S-Typ wissen? Dann lies bitte Kapitel 2.

Die OptiMind-Positiv-Liste für „Kids"

Jetzt weißt du, welcher A·D·S-Typ du bist. Aber was weißt du sonst noch über dich? Das A·D·S macht ja nur einen kleinen Teil von dir aus. Es gibt viele andere Dinge, die dich einzigartig machen. Du mußt sie nur entdecken.
Ergänze mal die folgenden Sätze, um dich selbst zu beschreiben:

- Ich bin sehr gut in _____
  _____
  _____

- Dieses Jahr bin ich besser geworden in _____
- Im Fernsehen sehe ich am liebsten die Sendung _____
- Am liebsten lese ich _____
- An Musik höre ich am liebsten _____
- Meine Hobbies sind _____
- Am liebsten esse ich _____
- Mein Lieblingsfach in der Schule ist _____
- An der Schule mag ich _____
- Was ich an der Schule nicht mag _____
- Was ich ändern würde, um Schule angenehmer zu machen _____
  _____

- Was ich bei mir zu Hause gut finde _____
- Was bei mir zu Hause unfair ist _____
- Was ich an mir mag _____
- Etwas, was ich an mir gern ändern würde _____
- Ich bin sehr gut in _____
  _____

Sprich mit einer Person deines Vertrauens diese ausgefüllte Liste durch. Erfreut euch an den Dingen, die du gut kannst. Solltest du bei „Ich bin sehr gut in" nur wenig zum Aufschreiben gefunden haben, dann kennst du dich noch nicht gut genug. Sei ein Detektiv und suche nach all deinen noch verborgenen Fähigkeiten. Jeder mit einem A·D·S hat besondere Talente. Entdecke Sie!

- Wir kennen einen Jungen, der kann die Zeitung lesen, wenn sie auf dem Kopf steht. Das kann er besser als jeder andere in seiner Familie.
- Wir kennen ein Mädchen, das kann hundertmal über das Hüpfseil hüpfen, ohne abzusetzen. Das kann kein anderer aus ihrer Familie.

Und welche verborgenen Talente schlummern in dir? Es ist wichtig, nicht nur seine Schwächen, sondern auch seine Stärken zu kennen! Wir müssen unsere Stärken kennen, damit wir uns nicht immer sofort für total unfähig halten, wenn in der Schule mal nicht alles so glatt läuft. Erinnere dich immer an deine Stärken. Sie sind ein ganz besonderer Teil von dir.

Klar: Während der Schulzeit ist es nicht immer ganz einfach, ein A·D·S zu haben. Im Erwachsenenalter aber kann der andere Denkstil des A·D·S dir sogar helfen, besonders erfolgreich zu sein. Mehr über den Denkstil beim A·D·S findest du in Kapitel 2.

Überlege auch mit der Person deines Vertrauens, was du an der Schule, am Elternhaus und vielleicht auch an dir nicht gut findest. Und besprecht zusammen, was getan werden kann, um diese Dinge zu ändern und zu verbessern.

Probleme lösen

Dinge im Leben zu ändern, Probleme zu lösen – das ist etwas, womit du dein ganzes Leben lang immer wieder zu tun haben wirst. Deshalb hier ein kleiner Leitfaden, wie du am besten zu Lösungen kommst.

- **Schritt 1:** Was ist das Problem?
  Überlege dir genau, worum es eigentlich geht
- **Schritt 2:** Welche Lösungs-Möglichkeiten gibt es?
  Versuche, dir möglichst viele Möglichkeiten zu überlegen
- **Schritt 3:**
  Welche Möglichkeit wäre die beste? Achtung: Die einfachste oder leichteste ist nicht unbedingt immer die beste
- **Schritt 4:**
  Probiere die beste Möglichkeit aus und sieh, ob sie funktioniert
- **Schritt 5:**
  Wenn sie nicht geklappt hat, probiere eine andere

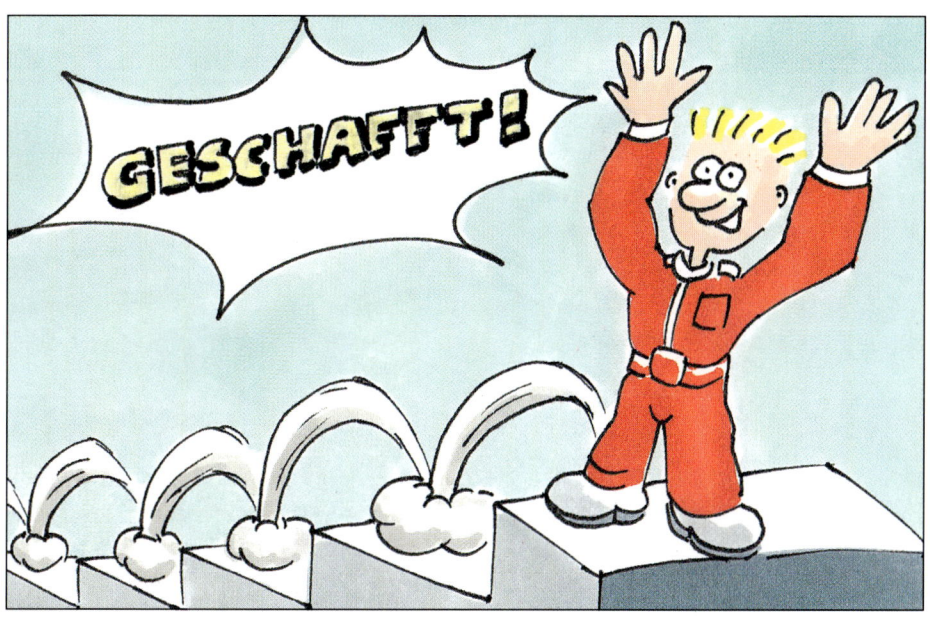

Viele Menschen mit A·D·S können so ein Vorgehen in Schritten besser verstehen, wenn es an einem Beispiel erläutert wird. Zum Beispiel so:

- **Schritt 1: Das Problem**
  Ein Mitschüler ärgert und stört mich, und ich kann deshalb nicht aufpassen.
- **Schritt 2: Lösungs-Möglichkeiten**
  - Ihm eins auf die Nase hauen
  - Andere überreden, ihn zu verhauen
  - Ihn bitten aufzuhören
  - Einen Lehrer, den ich mag, bitten, mir zu helfen
  - Es meinen Eltern sagen
  - Auf eine andere Schule wechseln
  - Eine Krankheit vortäuschen, damit ich zu Hause bleiben kann
- **Schritt 3: Welche Lösung ist die beste?**
  Ich entscheide mich dafür, ihn zu bitten, aufzuhören.
- **Schritt 4: Ich probiere es aus**
  Ich sage es ihm, aber er hört nicht auf. Diese Lösung hat also nicht funktioniert.
- **Schritt 5: Ich versuche die nächste Möglichkeit**
  Ich bitte einen Lehrer, den ich mag, mir zu helfen.
  Diese Lösung funktioniert.

Das war nur ein kleines Beispiel dafür, wie man Probleme schrittweise lösen kann. Auf den folgenden Seiten findest du Beispiele von A·D·S-„Kolleginnen und Kollegen". Kinder und Jugendliche mit A·D·S berichten, wie sie Dinge geändert und Probleme gelöst haben, um ihr Leben angenehmer zu gestalten.

Tips von „Kids" für „Kids"

Notieren gegen Vergessen

Schriftliche Hilfe: Der Monatsplaner

- **Die Situation**:
  Markus sitzt in der Schule und fühlt sich recht unwohl. Vor ein paar Minuten erst hat er Anne und Eva über die bevorstehende Biologiearbeit reden hören. Da wurde ihm auf einmal schlagartig klar: Der Termin für die Arbeit ist heute nach dieser Stunde. Ärgerlich, er hat schon wieder einmal völlig vergessen, daß eine Klassenarbeit geschrieben wird, und nichts gelernt. Noch eine „Fünf" im Zeugnis – und er wird unweigerlich die Klasse wiederholen müssen.

- **Der Tip**:
  Yannes, 7. Klasse, Bad Soden, Hessen. *Tip für Markus:*
  „Markus sollte Termine für Klassenarbeiten sofort in sein Hausaufgaben-Heft eintragen. Er sollte erst gar nicht versuchen, sie im Kopf zu behalten. Am besten mit einem Rotstift eintragen, Dann sieht er sie sofort, wenn er die Hausaufgaben nachschlägt.
  Zu Hause trage ich den Termin noch am selben Tag in meinen großen Monats-Planer ein, der neben meinem Schreibtisch hängt – und zwar so: Meist beginne ich 7 Tage vor dem Klassenarbeits-Termin mit dem Üben. Deshalb trage ich mit grünem Stift 7 Tage vorher ein: Beginn Üben Mathe. Am Tag der Klassenarbeit steht in meinem Planer dick mit rot eingetragen: Heute Mathearbeit! Das mag sich umständlich anhören, ist es aber nicht. Ich brauche nicht länger als insgesamt 2 Minuten für das Eintragen. Lieber opfere ich 2 Minuten als noch mal ein ganzes Jahr zum Wiederholen der Klasse."

Februar

Tag:	Schule:	Sonstiges:
MO, 1.		
DI, 2.	Beginn: Mathe üben	
MI, 3.	Mathe üben	
DO, 4.	Mathe üben	
FR, 5.	Mathe üben	
SA, 6.		
SO, 7.		
MO, 8.	Mathe üben	
DI, 9.	Mathe üben	
MI, 10.	Mathe üben	
DO, 11.	Mathe-Arbeit	
FR, 12.		
SA, 13.		
SO, 14.		
MO, 15.		
DI, 16.		
MI, 17.		
DO, 18.		
FR, 19.		
SA, 20.		
SO, 21.		
MO, 22.		
DI, 23.		
MI, 24.		
DO, 25.		
FR, 26.		
SA, 27.		
SO, 28.		

Aufpassen statt wegträumen

Schriftliche Hilfe: Das Hausaufgaben-Management

- **Die Situation:**

  Christian sitzt in der hintersten Reihe in seiner Klasse und starrt aus dem Fenster. Was um ihn herum geschieht, nimmt er gar nicht wahr. Obwohl er eigentlich dem Unterricht folgen wollte, schweifen seine Gedanken ab. Niemand fordert ihn auf, seine Gedanken wieder dem Unterricht zuzuwenden und aufzupassen. Denn vor ihm sitzt der dicke Klaus. Christian ist geschützt vor den Blicken des Lehrers. Erst das Klingelzeichen läßt Christian „aufwachen". Vom Inhalt des Unterrichts hat er kaum etwas mitbekommen.

- *Die Tips:*

  Marita, *5. Klasse, Diez, Rheinland-Pfalz. Tip für Christian:*
  „Christian sollte sich in die Nähe des Lehrerpults setzen lassen und den Lehrer im Auge behalten. Er sollte versuchen genau zu hören, was der Lehrer sagt. Wenn ich merke, daß meine Gedanken trotzdem mit anderen Dingen beschäftigt sind, kneife ich mich leicht in den Oberschenkel und sage mir: Stop, paß auf. Wenn ich nicht weiß, um was es geht, frage ich sofort beim Lehrer nach. Meine Schulnoten sind jetzt besser geworden."

  Rudi, *4. Klasse, Wiesbaden, Hessen. Tip für Christian:*
  „Auch ich hatte das Problem, daß ich im Unterricht nie bei der Sache war. Das hat mir eine Menge Ärger eingebracht. Ich habe mit meinen Eltern und meinem Klassenlehrer darüber gesprochen. Folgendes wurde geändert: Ich sitze jetzt in der Reihe, an der mein Lehrer immer auf und ab geht – ich glaube, der hat selbst ein A·D·S, der kann nie länger als 2 Minuten am Pult sitzen. Wenn ich anfange zu träumen, klopft er im Vorbeigehen leise an meinen Tisch. Das ist unser Geheimzeichen – und es heißt für mich, wieder aufzupassen und mitzuarbeiten."

● **Die Situation:**

Frederic ist in Physik begeistert vom Thema Elektrizität. Eifrig meldet er sich immer wieder zu Wort. Doch der Lehrer nimmt ihn nicht dran. Nachdem sich Frederic achtmal erfolglos gemeldet hat, wird er sauer. Er denkt sich: *„Jetzt will ich was sagen, und dann darf ich nicht. Der bemerkt mich überhaupt nicht. Dann brauch' ich mich ja auch gar nicht mehr zu melden.“* Frederic beschließt, sich nicht mehr zu melden. Seine Motivation und seine Aufmerksamkeit sinken rapide ab. Er klinkt sich bald völlig aus dem Unterrichts aus und ist „geistig“ nicht mehr anwesend. Am Ende der Stunde weiß er nicht, wie er die gestellte Aufgabe lösen soll.

● *Der Tip:*

Alicia, 6. Klasse, Limburg, Hessen. Tip für Frederic:
„Es ist wichtig, daß Du mit Deinem Lehrer über das Nicht-Drankommen im Unterricht sprichst. Mir ist das gleiche passiert. Da habe ich mit meinem Lehrer gesprochen, und der hat mir dazu folgendes gesagt: ‚Auch wenn ich Dich nicht drannehme, sehe ich doch, wie fleißig Du mitarbeitest, und notiere mir nach der Schulstunde eine gute mündliche Note‘. Weil ich aber immer genau wissen will, ob er mich auch wirklich gesehen hat, nickt er mir jetzt immer kurz zu, wenn ich mich melde – und dann weiß ich: Es ist nicht umsonst. Wenn ich mich melde, ist es im Unterricht weniger langweilig, und ich kann besser aufpassen.“

● **Die Situation:**

Alexander schreckt hoch. Es hat geklingelt. Tom wollte ihn um 4 Uhr zum Skaten abholen. Er schaut auf die Uhr. Das ist doch nicht die Möglichkeit. Jetzt hat er doch tatsächlich zwei Stunden an seinem Schreibtisch gesessen und noch keinen Strich für die Hausaufgaben gemacht. Wo war er nur wieder mit seinen Gedanken?

- **Der Tip:**

  Kerstin, 12 Jahre, Hamburg. Tip für Alexander:

  „Um mit den Hausaufgaben schnell fertig zu werden, habe ich mir einen 8-Punkte-Plan gegen Träumen und Trödeln ausgedacht:

  1) Der Blick in das Hausaufgaben-Heft. Ich schaue, für welche Fächer ich Hausaufgaben aufhabe

  2) Ich schaue nach, was für das Fach, das ich am liebsten mag, zu tun ist

  3) Ich überlege mir, wie lange ich für diese Hausaufgabe brauchen werde

  4) Dann stelle ich meine Schreibtisch-Eieruhr – meine ist ein wie echt aussehender Hamburger – auf so viele Minuten ein, wie ich denke, daß ich brauchen werde

  5) Nun beginne ich sorgfältig zu arbeiten

  6) Meist schaffe ich es in der Zeit, die ich mir selbst gegeben habe. Sollte ich vor oder erst nach dem Klingeln fertig sein, überlege ich, weshalb. Wenn ich zu langsam war, dann liegt es meist am Träumen. Bei der nächsten Aufgabe bin ich dann auf der Hut und bleibe ohne Unterbrechung dran

  7) Kurze Pause, in der ich mich recke und strecke, etwas trinke und mich mit einem Belohnungs-Strich in meiner Liste belohne. Ich bin stolz auf mich, die erste Hausaufgaben-Hürde genommen zu haben

  8) Nun beginne ich mit der nächsten Hausaufgabe nach dem gleichen Schema, bis ich mich durch alle hindurchgearbeitet habe."

Anmerkung von uns Autorinnen: Möchtest du wissen, was es mit dem Belohnungs-Strich auf sich hat, besprich mit Deinen Eltern den Aufgaben-Plan. Einen Musterplan findest du in Kapitel 7. Außerdem gibt es am Schluß des Buches, in Kapitel 11, noch mal den gleichen Plan zum Kopieren. Den kannst du dann mit deinen Eltern zusammen selbst ausfüllen.

In Kurzform: Das Hausaufgaben-Zeit-Management
- Blick ins Hausaufgaben-Heft
- Lieblingsfach raussuchen
- Überlegen, wieviel Zeit für das eine Fach benötigt wird
- Wecker einstellen

- Sofort anfangen sorgfältig zu arbeiten
- Wenn zu früh oder zu spät fertig, überlegen warum
- Loben. Kurze Pause
- Weiter mit der nächsten Hausaufgabe

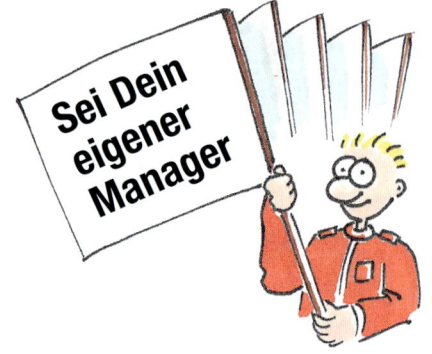

Sei Dein eigener Manager

Ordnung hilft gegen Enttäuschung und Ärger

- **Die Situation:**
  Silke wühlt aufgeregt in ihrem Ranzen. Hektisch sucht sie darin nach der Deutsch-Hausaufgabe. Sie kann ihr Heft nicht finden. Sie bekommt von ihrem Lehrer einen dicken Strich für „nicht erledigte Hausaufgaben". Silke ist den Tränen nahe, hat sie doch gestern drei Stunden lang an dem Aufsatz geschrieben.

- *Die Tips:*
  Angelika, 5. Klasse, Mainz, Rheinland-Pfalz. Tip für Silke:
  „Ohne eine gewisse Ordnung geht es nicht, auch wenn es noch so schwer fällt. Mir hilft es, wenn ich nach den Hausaufgaben sofort den Ranzen für den nächsten Tag packe. Ich kontrolliere mit dem Stundenplan genau, welche Fächer ich am nächsten Tag habe, und was ich dafür einstecken muß. Um einen besseren Überblick zu bekommen, habe ich alle Hefte und Bücher für ein Fach in derselben Farbe eingebunden. Lesebuch, Sprachbuch, Deutsch-Hausheft und Deutsch-Schulheft haben bei mir alle einen grünen Umschlag. Ich sehe auf einen Blick, ob 4 x grün im Ranzen ist. Die Ordnung im Ranzen hilft mir, Ordnung im Kopf herzustellen."
  Oliver, 8. Klasse, Aschaffenburg, Bayern. Tip für Silke:
  „Viele Jahre habe ich immer wie ein Maulwurf in meinem Ranzen gewühlt, um ein Heft zu finden. Heute habe ich einen Ordner, in dem ich direkt nach den Hausaufgaben alle Hefte abhefte. Jetzt brauche ich nur noch den Ordner herauszuholen – und schon habe ich das Heft."

● **Die Situation:**

Erika geht in ihren Klassenraum und wundert sich, daß außer ihr noch niemand dort ist. Auch die Nachbarklasse scheint ausgestorben. Ist heute was Besonderes? Gab es eine Mitteilung? Sie kramt in ihrem Ranzen und zieht eine völlig zerknautschte, fleckige und fast unleserliche Kopie hervor, auf der steht: *„Montag 15.3.: Bitte 1/2 Stunde früher in der Schule sein, da die Abfahrt des Busses zum Vergnügungspark schon um 7.30 Uhr stattfindet."* Erika ärgert sich fürchterlich.

● *Der Tip:*

Sandra, 7. Klasse, Hofheim, Hessen. Tip für Erika:

„Versuch' es doch mal nach meinem Prinzip. Alle meine Hefte habe ich in einem Ordner abgeheftet. Hinter meinen Heften habe ich eine Rubrik für ,Mitteilungen' eingerichtet und Klarsichthüllen abgeheftet. In diese Hüllen kann ich Kopien von Mitteilungen hineinstecken. Oder du hast einen kleinen, flachen Locher im Ranzen – gibt es in Geschäften mit Büromaterialien. So kannst Du sofort in der Schule Kopien lochen und abheften. Also: Kopien entweder in eine Hülle stecken oder lochen und abheften. Bevor ich noch mit meinen Hausaufgaben beginne, schaue ich unter der Rubrik ,Mitteilungen' nach, ob etwas vorliegt, und übertrage Termine sofort in meinen Monats-Planer. Mein Tip: Kopien immer abheften. Niemals lose in den Ranzen stecken."

Noch eine wahre Geschichte von uns für Euch zum Thema Ordnung:

● **Die Situation:**

Jens ist 21 Jahre alt geworden und **Mareike** 19. Sie haben sich eine gemeinsame Wohnung genommen. Beide haben ein A·D·S. Ihre kleine Wohnung sieht chaotisch aus, und ständig gibt es Ärger, weil einer über die Sachen des anderen stolpert, keiner den Autoschlüssel findet, Briefe verschwinden und nie was dort liegt, wo es vermutet wird. Da ist plötzlich die

Schere im Bad, die Lieblingstasse im Schlafzimmer und der letzte Hunderter im Nähkasten. Als sie dann eines Abends beide müde von der Arbeit nach Hause kommen und alles, was mit Strom läuft, nicht mehr funktioniert (und das ist sehr viel: Licht, Kühlschrank, Gefriertruhe, Fernseher usw.), gibt es einen Riesenkrach. Keiner der beiden hat daran gedacht, die Stromrechnungen zu bezahlen – und nun beschuldigt jeder den anderen, dafür verantwortlich gewesen zu sein. Jetzt ist der Strom abgestellt worden. Glücklicherweise kommt es bei den beiden nicht zur Trennung, wie es leider häufig der Fall ist, wenn es im täglichen Leben ständig Ärger gibt.

Mareike und Jens suchen professionelle Hilfe auf und lernen mühselig, ihren Haushalt zu organisieren. Für alle Gegenstände gibt es nun einen festen Platz – und jeder legt die Sachen, die er benutzt hat, an den gewohnten Fleck zurück. Neben der Eingangstür haben sie ein Regal aufgehängt. Dort stehen ein Kästchen und eine Schale. Bei Betreten der Wohnung werden sofort alle Schlüssel in die Schale gelegt. Briefe, die beide betreffen, werden in das Kästchen gelegt – auch wenn einer der beiden früher zu Hause war und sie schon gelesen hat. Mühsam haben sich die beiden ein Ordnungs-System geschaffen. Und diese Ordnung zu halten, ist für beide täglich immer wieder eine neue Herausforderung. Doch sie sagen: *„Ohne unsere Ordnung wären wir schon nicht mehr zusammen, und das wäre schlimm. Wir lieben uns nämlich wirklich und haben gemeinsam sooo viel Spaß."*

● ***Der Tip:***
Der Rat, den die beiden an Jüngere mit A·D·S weitergeben möchten: „Lernt von Anfang an, Euer Zimmer zu ordnen. Bringt eine Struktur in das Zimmer. Stellt Regale auf, wo Ihr sie braucht. Legt Euch Ordner für Schriftliches an. Stellt den Schreibtisch dort auf, wo Ihr am wenigsten leicht abzulenken seid. Plant Euer Zimmer so, daß es für Euch selbst ordentlich, überschaubar und gemütlich ist. Lernt es rechtzeitig, dann bleibt Euch im jungen Erwachsenen-Alter viel Ärger erspart."

Bewegung bei Nervosität

- **Die Situation:**

  Ralf spürt in sich wieder verstärkt diese Unruhe. Er nennt es „das Gewitter in mir". Wenn es in ihm selbst so unruhig ist, kann er einfach dem Unterricht nicht folgen. Er hat den Drang, etwas zu tun, sich zu bewegen. Er meint, keine Sekunde länger stillsitzen zu können. Er fragt seine Lehrerin, ob er zur Toilette darf. Das wird ihm verweigert. Der Drang, etwas tun zu müssen, wird immer stärker. Ralf rollt Papierkügelchen und wirft sie seinem Vordermann an den Kopf. Der verpetzt ihn, und Ralf muß zur Strafe zehnmal die Schulordnung abschreiben.

- ***Der Tip:***

  Carsten, 9. Klasse, Olpe, Nordrhein-Westfalen. Tip für Ralf:
  „Auch ich bin innerlich oft so hektisch. In der Grundschulzeit hatte ich einen Lehrer, der war völlig o. k. Jeder von uns hatte täglich eine kleine Pflicht zu erledigen. Mein Job war das Tafelputzen. Irgendwie spürte dieser Lehrer, wenn ich nicht mehr sitzen konnte, und sagte: ,Carsten, wie wäre es mit einer Tafel-Zusatzbehandlung?' Nach dem Tafelputzen ging es mir wieder besser. Sprich doch mal mit Deinem Lehrer über Deine Unruhe. Gemeinsam könnt Ihr vielleicht eine Lösung finden. Wenn nicht – mir hilft dann folgendes: Ganz leise mit den Fingern auf den Tisch trommeln oder Pfeile malen oder das Radiergummi in der Hand drücken oder Kaugummi kauen. Du darfst Dich nur nicht erwischen lassen. "

Bewegung kann beruhigen

Erst denken, dann losrennen

Schriftliche Hilfe: Der Hausaufgaben-Schnellhefter

● **Die Situation:**
Die Schulglocke läutet. **Philip** will so schnell wie möglich aus der Schule
raus. Obwohl er erst einen kleinen Teil der Hausaufgaben notiert hat, stopft
er alles, was noch auf seinem Tisch liegt, in den Ranzen und rast los. An seinen Turnbeutel, den er noch unter dem Tisch liegen hat, denkt er nicht. Am
Nachmittag will er zum Sport. Seine Turnschuhe fehlen. Seine Mutter ist
sauer.

● *Der Tip:*
Patrick, *6. Klasse, Idstein, Hessen. Tip für Philip:*
*„Nie Hals über Kopf losstürmen. Denn dabei können viele unangenehme
Dinge geschehen. Was mir dabei schon so alles passiert ist: Ich bin über etwas gefallen, was auf der Erde lag; ich habe ein kleines Kind umgerannt;
ich habe meine Handschuhe fürs Skifahren im Hotel liegenlassen und mußte allein den ganzen Weg zum Hotel zurück, denn es war ohne Handschuhe
auf der Piste nicht auszuhalten; im Sommerurlaub habe ich beim Mittagessen auf dem Tisch meine Lieblings-Sonnenbrille liegenlassen, und bis ich
wieder zum Restaurant zurückgelaufen war, war die Sonnenbrille weg. Das
Schlimmste war, als ich mal aus dem Auto ausstieg und einfach losrannte.
Ich habe nicht geschaut, ein anderes Auto kam und hat mich erwischt. Das
Ergebnis: Rippenbrüche, Beinbruch, Gehirnerschütterung und ein paar Wochen Krankenhaus.*
*Mein Tip: Vor dem Losrennen Bremse anziehen. Nach dem Prinzip: ‚Erst
denken – dann action‘. Bevor Du einfach aus der Schule losrennst, frag’
Dich erst mal: ‚Alles klar? Habe ich auch alles? War heute was Besonde-
res?‘. Und wenn Du Dich das fragst und in Deinem Gehirn schnell den Tagesablauf überlegst, dann fällt Dir auch ein: ‚Hoppla: Sport‘. Ich habe die
Erfahrung gemacht: Es lohnt sich, das Gehirn einzuschalten, bevor man irgend etwas tut.*

Noch ein Tip zum Thema ‚Hausaufgaben-Aufschreiben‘: Damit es schnell geht und nichts vergessen wird, hat mir meine Mutter einen Hausaufgaben-Schnellhefter gemacht. Hausaufgaben und Klassenarbeits-Termine kann ich darin ganz schnell eintragen. Ich brauche jetzt nur noch die Seite und das Datum einzutragen. Das geht superschnell – und zwar so:

Montag, _____

Mathematik:
Hausaufgabe: Mathebuch, Seite _____
Nächste Klassenarbeit: am _____

Deutsch:
Hausaufgabe: Sprachbuch, Seite _____
Hausaufgabe: Lesen, Seite _____
Nächste Klassenarbeit: am _____

Kunsterziehung:
Bis nächste Woche _____

Sachkunde:
Hausaufgabe: Sachkundebuch, Seite _____
Nächste Klassenarbeit: am _____

So einen Plan gibt es für jeden Schultag – so, wie die Fächer auf dem Stundenplan stehen. Und der hilft mir enorm. Ich vergesse nichts mehr, finde alles auf einen Blick und erspare mir eine Menge Ärger.“

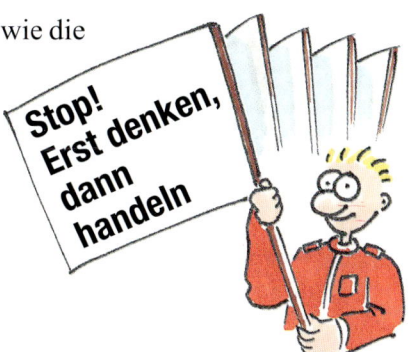

Sofort erledigen – nicht aufschieben

Schriftliche Hilfe: Der Klassenarbeits-Planer

● **Die Situation:**

Lydias Mutter geht zweimal pro Woche nachmittags arbeiten. Als Lydia nach Hause kommt, liegt ein Zettel mit Geld auf dem Küchentisch: *„Liebe Lydia, bitte sei so lieb und hole fürs Abendessen ein frisches Pfund Brot. Käse und Wurst besorge ich. Alles Liebe, Deine Mama.“* Lydia legt Zettel und Geld zur Seite und denkt sich: *„Das erledige ich gegen Abend.“* Am Nachmittag trifft sie sich mit ihrer Freundin. Gemeinsam bauen sie ein Häuschen aus Streichhölzern, und die Zeit verfliegt. Als Lydia am Abend mit ihrer Mutter den Tisch deckt, stellen sie fest, daß kein Brot da ist. Die Geschäfte sind mittlerweile geschlossen.

● *Der Tip:*

Franziska, 4. Klasse, Hannover, Niedersachsen. Tip für Lydia:
„Nachdem ich ständig Ärger hatte wegen Vergessen, mache ich es inzwischen so: Entweder gehe ich sofort – was immer das Beste ist – oder ich lege mir einen riesengroßen Zettel in den Flur vor die Haustür, worauf ich schreibe: ‚Nicht vergessen: BROT‘. Außerdem stelle ich noch meinen Wecker auf eine Uhrzeit, bevor die Geschäfte zumachen. Wenn der Wecker klingelt, lasse ich alles stehen und liegen und gehe sofort meinen Auftrag erledigen. Wenn ich aber vor dem Weckerklingeln weggehe, sehe ich den Zettel und gehe sofort zum Einkaufen.“

● **Die Situation:**

Jens hat das Lernen für die Mathematikarbeit ständig vor sich hergeschoben. Morgen muß sie nun geschrieben werden. Heute beginnt er zu lernen und stellt fest, daß er all die Seiten, die er durchzuarbeiten hat, an dem einen Tag gar nicht schaffen kann. Ärgerlich und unglücklich sitzt er an seinem Schreibtisch.

● **Der Tip:**

Uwe, 8. Klasse, Selters, Hessen. Tip an Jens:

„Dieses Problem kenne ich nur zu gut. Ich bin selbst auch ein Meister dar-in, alle Arbeiten vor mir herzuschieben. Aber weil ich nicht noch mal eine Klasse wiederholen möchte, gebe ich mir, sobald der Termin für eine Klas-senarbeit feststeht, sozusagen selbst einen Tritt und verschaffe mir als erstes einen Überblick über den Stoff, der in der Klassenarbeit abgefragt werden soll. Ich schaue mir zum Beispiel im Mathematikbuch ganz genau an, was in der Arbeit alles drankommen wird, und zähle diese Seiten. Ich weiß von mir, daß ich höchstens 2 Seiten pro Tag schaffe. Wenn ich also beispielswei-se 11 Seiten lernen muß, teile ich 11 Seiten durch 2 und komme so auf 5$\frac{1}{2}$ Tage. Für den halben Tag plane ich einen ganzen Tag ein. Das heißt für mich: Ich fange 7 Tage vorher an zu lernen: Denn am Schluß kommt noch ein Zu-sammenfassungs-Tag, an dem ich alles kurz noch mal durchgehe. Pro Tag arbeite ich 2 Seiten komplett durch. Anschließend schreibe ich mir zu jedem Thema eine Beispiel-Aufgabe auf – und zwar in mein Beispielheft, das ich mir extra dafür gekauft habe. Das mache ich jeden Tag so. Wenn ich ein The-ma nicht verstehe, hole ich mir Hilfe. Mein Vater oder ein Kumpel erklärt es mir dann. Teilweise habe ich auch einen Nachhilfe-Lehrer. Nach 6 Tagen habe ich dann mindestens 12 Beispiel-Aufgaben in meinem Beispielheft ste-hen, die ich am 7. Tag noch mal alle durchrechne. Jetzt bin ich für die Klas-senarbeit gewappnet. Ich habe mein Bestes gegeben.

Übrigens: Ich bekomme fürs tägliche Lernen Belohnungs-Kärtchen, die ich dann z. B. für eine Fahrt in die Disco eintauschen kann. Sprich mit Deinen Eltern über so ein System, dann macht das Lernen mehr Spaß.

*All das, was ich Dir eben aufgezählt habe, schreibst Du am besten in Kurz-form in Deinen **Klassenarbeits-Planer**. Meiner sieht so aus:*

● **Art der Arbeit:**
   Mathematikarbeit
● **Datum der Klassenarbeit:**
   Donnerstag, 25. Februar

- *Anzahl der Seiten, die ich zu üben habe:*
  11
- *Anzahl der Tage, die ich dafür brauchen werde (bei 2 Seiten pro Tag):*
  Insgesamt 7
- *Was ich für diese Klassenarbeit wissen muß:*
  Bruchrechnen mit geraden und Dezimalzahlen.
  Textaufgaben zu diesem Thema
- *Wenn ich Hilfe brauche, wende ich mich rechtzeitig an:*
  Herrn Otto, Vater, Frederic
- *Am 1. Tag (18. Februar)*
  lerne ich Seite: 98, 99 und schreibe mir dazu Beispiele auf
- *Am 2. Tag (19. Februar)*
  lerne ich Seite: 100, 101 und schreibe mir dazu Beispiele auf
- *Am 3. Tag (20. Februar)*
  lerne ich Seite: 102, 103 und schreibe mir dazu Beispiele auf
- *Am 4. Tag (21. Februar)*
  lerne ich Seite: 104, 105 und schreibe mir dazu Beispiele auf
- *Am 5. Tag (22. Februar)*
  lerne ich Seite: 106, 107 und schreibe mir dazu Beispiele auf
- *Am 6. Tag (23. Februar)*
  lerne ich Seite: 108 und schreibe mir dazu Beispiele auf
- *Am letzten Tag (24. Februar)*
  lerne ich noch mal alle Beispielaufgaben".

Am Schluß des Buches, in Kapitel 11, findest du einen
Klassenarbeits-Planer zum Selbstausfüllen.

Gute Planung – gute Noten

Genau hinschauen anstatt husch, husch

Schriftliche Hilfe: Der Schritt-für-Schritt-Plan

- **Die Situationen:**
  Anne ist völlig enttäuscht. Sie hatte für die Mathematikarbeit so gut geübt. Und dann so etwas: In der 1. Zeile stand eine Aufgabe zum Malnehmen, in der 2. eine Aufgabe zum Dividieren, in der 3. wieder eine zum Malnehmen und in der vierten wieder eine zum Dividieren. Welch blöde Fehler! Sie hatte nur das Vorzeichen der obersten Zeile beachtet und dann alle folgenden Aufgaben malgenommen. Wie ärgerlich. Jetzt war es wieder keine 3 mehr geworden.
  Hanns ist völlig fassungslos. Unter seinem Deutschaufsatz steht eine 6 mit der Bemerkung: „Thema verfehlt". Hanns hat sich die Themen-Überschrift nur flüchtig angeschaut und dann voller Eifer einfach drauflos geschrieben, doch leider nicht zum richtigen Thema.

- *Der Tip:*
  Iris, *5. Klasse, Nürnberg, Bayern. Tip für Anne und Hanns:*
  „Einfach drauflosmachen, nicht genau hinschauen – das ist typisch für uns Leute mit A·D·S. Nachdem ich ein Trainings-Programm wegen meines A·D·S gemacht habe, bemühe ich mich nun, jede Aufgabe Schritt für Schritt zu lösen. Das Wichtigste dabei ist: Erst wenn ich mit einem Punkt wirklich fertig bin, gehe ich zum nächsten über. Diese sechs Schritte haben mir super geholfen:

  Schritt 1:
  Ich frage mich: Was ist meine Aufgabe, was soll ich hier eigentlich tun?
  Dann lese mir die Aufgabe genau durch.
  Dabei erkenne ich in Deutsch das Thema und sehe in Mathematik,
  daß sich Multiplikations- und Divisionsaufgaben abwechseln.

Schritt 2:
Ich überlege mir: Wie mache ich es am besten?
Ich zerlege die Aufgabe in kleine Schritte.
Bei einem Aufsatz sage ich mir: Einleitung, Hauptteil, Schluß.
Bei Mathearbeiten überlege ich mir, zuerst mit den einfachen Aufgaben
zu beginnen.

Schritt 3:
Ich beginne, sorgfältig und bedacht zu arbeiten
Ich schaue genau hin, was ich tue, und schreibe besonders in Mathematik
alles ordentlich untereinander.

Schritt 4:
Ich arbeite ohne Unterbrechung durch
Ich lasse mich nicht ablenken – von nichts und niemandem.

Schritt 5:
Halt! Stop! Ich überprüfe
Wenn ich mit meinen Aufgaben fertig bin, lese
ich alles noch einmal in Ruhe durch. Ich
kontrolliere und korrigiere – wenn nötig.

Schritt 6:
Ich lobe mich: Das habe ich gut gemacht
Jetzt kannst Du mit Dir zufrieden sein und
darfst Dir ruhig mal auf die Schulter klopfen."

Am Schluß des Buches, in Kapitel 11, findest du einen Schritt-für-Schritt-Plan zum Kopieren. Hänge ihn über deinen Schreibtisch. Benutze ihn. Geh für jede Hausaufgabe nach diesem Plan vor, damit dieses Denkmuster dir in Fleisch und Blut übergeht. Dann kannst du auch in der Klassenarbeit automatisch genau hinschauen und sorgfältig arbeiten. Ohne überflüssige Schusselfehler steht dann auch unter deiner Klassenarbeit die Note, die du dir verdient hast.

Lernen – nicht drüberlesen

Schriftliche Hilfe: Der Karteikasten

● **Die Situation:**
Johannes sitzt vor seinem Schreibtisch und soll Vokabeln lernen. Übermorgen schreibt er eine Vokabelarbeit. Dreimal liest er sich die Vokabeln durch, klappt danach das Buch zu und fühlt sich fit für die Vokabelarbeit. Die schreibt er allerdings mit „5", denn irgendwie konnte er sich an diese Wörter gar nicht mehr erinnern.

● *Der Tip:*
Mona, 6. Klasse, Dortmund, Nordrhein-Westfalen. Tip für Johannes:
„Auch ich habe erst einige Fünfen in Englisch kassieren müssen, bis ich mir angewöhnt habe, mich so mit den Vokabeln zu beschäftigen:

Am besten lernst Du Vokabeln so auswendig:
1) Ich lese mir all die zu lernenden englischen Wörter und die deutsche Übersetzung durch
2) Nach dem Durchlesen halte ich die deutsche Übersetzung mit einem Blatt Papier zu und prüfe, was ich schon alles behalten habe
3) Die Wörter, die ich nicht weiß, schreibe ich Englisch-Deutsch auf ein Karteikärtchen: vorn in Englisch und hinten in Deutsch. Die Kärtchen stelle ich vorn in einen Kasten mit zwei Fächern
4) Alle Karteikärtchen gehe ich noch mal einzeln durch. Die, die ich behalten habe, stelle ich in das hintere Fach im Kästchen. Die anderen bleiben so lange vorn im Kästchen, bis ich sie auf Anhieb weiß und dann auch in den hinteren Teil meines Kästchens stelle

Was ich zusätzlich mache: Mir die Vokabeln am Abend vor der Arbeit noch mal in Ruhe anschauen. Dann sind sie noch ,ganz frisch' im Kopf."

● **Die Situation:**

Axel sitzt vor seiner Biologiearbeit, und es fällt ihm nichts ein. Er kann das gar nicht verstehen. Schließlich hat er sich doch gestern zwei Stunden lang die gesamte Vererbungslehre durchgelesen.

● *Der Tip:*

Georg 10. Klasse, Bern, Schweiz. Tip für Axel:

„Bei Themen, die Dich faszinieren und brennend interessieren, reicht schon mal ein einfaches Durchlesen, um eine Klassenarbeit zu bestehen. Denn wenn Dich was wirklich interessiert, hast Du Dir schon ganz viel Wissen einfach nur durch den Unterricht angeeignet oder Dich selbst schon eingehend informiert. Leider ist viel Unterrichtsstoff für mich eher nicht interessant, und den muß ich mir dann richtig erarbeiten. Nach meiner Erfahrung ist für das Lernen für die Klassenarbeit erst mal die Zeiteinteilung wichtig. Das geht sehr gut mit dem Klassenarbeits-Planer.

Wenn Du komplizierte Sachverhalte lernen mußt, gehst Du am besten so vor:

1) Lies Dir erstmal alle Seiten durch, die für eine Arbeit in Frage kommen. Dabei kommt es nicht darauf an, sofort alles zu verstehen, sondern erst mal einen Überblick zu bekommen.

2) Jetzt lies Dir Seite für Seite gründlich durch und streiche mit einem Textmarker alle wichtigen Sachen bunt an. Wenn Dein Buch Schuleigentum ist, solltest Du die Seiten vorher kopieren und dann nur mit den Kopien arbeiten.

3) Jetzt versuche – Abschnitt für Abschnitt – das gelesene mit eigenen Worten kurz zusammenzufassen und aufzuschreiben. Vielleicht hilft es Dir auch, dazu ein paar Zeichnungen anzufertigen.

4) Wenn Du etwas nicht verstehst, frage jemanden, der sich damit auskennt und es Dir erklären kann. Wenn Du niemanden finden solltest, stelle den Teil erst mal zurück und frage später Deinen Lehrer. In den meisten Fällen freut er sich über Deinen Einsatz und erklärt es Dir gern noch mal.

5) Am letzten Tag vor der Arbeit solltest Du nichts Neues mehr beginnen. Teile Dir die Zeit so ein, daß Du jetzt nur alles noch mal durchlesen und wiederholen mußt. Dabei hilft es, wenn Du Dir die wichtigsten Punkte laut vorsprichst. So prägen sie sich besser ein und sind dann während der Klassenarbeit leichter abrufbar."

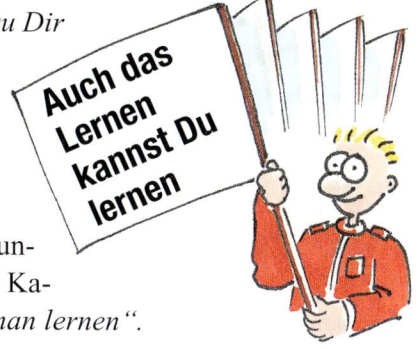

Wenn Du mehr darüber wissen möchtest, wie unser Gehirn beim Lernen funktioniert, lies bitte Kapitel 2 in dem Buch: *„Auch das Lernen kann man lernen".*

Ruhe bewahren statt ausrasten

- **Die Situationen:**
  Der Gewinner vom Monopoly-Spiel ist abzusehen. **Bernd** wird zu den Verlierern gehören. Das wurmt ihn ungeheurlich. Er motzt lautstark: „Ich habe keine Lust mehr. Ich höre jetzt auf." Dann fegt er mit der Hand übers Spielfeld, grapscht nach allen Häusern und wirft sie in den Kasten. Seine zwei Mitspieler werfen sich Blicke zu, stehen auf und gehen. Bernd bleibt allein zurück und langweilt sich den restlichen Nachmittag fürchterlich.

  Kurt spürt, wie sein Blut immer mehr in Wallung gerät. Dieser blöde Mario, warum muß der sich dauernd so in den Vordergrund spielen? Alle versucht er für sich zu gewinnen. Jetzt schleimt er sich auch noch bei Belinda ein, auf die auch Kurt ein Auge geworfen hat. Als Mario dann auch noch so ganz nebenbei den Arm um Belinda legt, rastet Kurt aus. Er stürzt sich wie ein Stier auf Mario und haut auf ihn ein. Wie benebelt schlägt er zu. Er weiß gar nicht mehr genau, was er tut. Leute kommen herbeigestürzt und zerren Kurt von Mario weg. Alle schütteln über Kurt den Kopf. Wie kann einer einfach so draufschlagen? Belinda starrt ihn nur fassungslos an.

  Mildred ist genervt. Sie sitzt ihrer Schwester genau gegenüber. Wenn ihre Schwester trinkt, macht sie im Hals so ein komisches Schluck-Geräusch. Ein Horror für Mildreds Ohren. Sie spürt bei sich eine völlige Anspannung. Sie kann sich auf ihr eigenes Frühstück gar nicht mehr richtig konzentrieren. Sie wartet regelrecht auf das nächste Schlucken – und auf dieses gräßliche Geräusch. Als ihre Schwester dann wieder die Tasse an den Mund setzt, flippt Mildred aus. Sie springt hoch, beugt sich über den gesamten Tisch nach vorn, schüttelt ihre Schwester an den Schultern und brüllt sie an: *„Hör endlich auf so zu schlucken, sonst kannst du was erleben."* Die Sachen, die auf dem Tisch stehen, fallen um. Die Milch ergießt sich über den ganzen Tisch. Ihre Eltern sind im ersten Augenblick fassungslos.

Pit macht gerade seine Hausaufgaben. In Geometrie muß er ordentlich zeichnen. Beim letzten Kreis verrutscht ihm ständig der Zirkel. Seine Wut steigert sich immer weiter. Plötzlich schmeißt er den Zirkel quer durch das Zimmer, zerknüllt sein Heft, zerreißt es in kleine Fetzen und trampelt brüllend darauf herum.

- ### *Der Tip:*

Maximilian, 10. Klasse, Gießen, Hessen. Tips an Bernd, Kurt, Mildred und Pit:

„Wenn Du spürst, daß Du gleich am Überlaufen bist, versuche Folgendes: Atme tief ein und lasse die Luft ganz langsam entweichen. Denk dabei an etwas Schönes. Sprich zu Dir selbst: ‚Ruhig Blut. Bleib ganz ruhig'. Wiederhole das. Sollte Dein Zittern in dir, Deine Anspannung, Deine Wut dadurch nicht weggehen, rate ich Dir: Mach Dich vom Acker. Geh weg. Geh woanders hin. Auf jeden Fall fort von dem Ort oder der Person, die Dich ärgert. Geh am besten an einen ruhigen Ort. Vielleicht tut es Dir auch gut, ein paar Runden um Euren Block zu laufen oder beruhigende Musik zu hören. Laß Dich keinesfalls provozieren. Halte Dich von Leuten, die ständig nur Ärger machen, fern. Halte Dich im Zaum – denn wenn Leute mit A·D·S ausrasten, dann richtig.

Auch ich habe die Erfahrung machen müssen, daß ich an einem gewissen Punkt nicht mehr denke , sondern nur noch rase. Achte darauf, daß Dir das nie passiert. Ich habe durch so einen Vorfall meinen allerbesten Freund verloren und trauere heute unseren schönen gemeinsamen Zeiten immer noch nach. Ausrasten bringt immer Ärger! Ärger mit Freunden. Ärger mit Be-

kannten. Ärger mit Eltern oder Ärger dadurch, daß Du alle Hausaufgaben noch einmal schreiben mußt. So schwer es auch fällt – Du mußt lernen, Dich unter Kontrolle zu halten.

Aber ich kann Dir versprechen: Jedesmal, wenn Du es schaffst, nicht auszurasten und ‚Ruhig Blut' zu bewahren, ist es ein persönlicher Sieg – und Du fühlst Dich anschließend ganz toll."

Kapitel 9:
Die Tips für „Kids" auf einen Blick

- Erstelle einen Monatsplaner, möglichst riesig groß, und trage sämtliche wichtigen Termine ein.
- Erstelle einen Hausaufgaben-Planer mit der Möglichkeit, Klassenarbeits-Termine einzutragen.
- Fülle vor jeder Klassenarbeit Deinen Klassenarbeits-Planer aus und halte Dich an die Vorgaben.
- Schreibe Termine sofort auf – nicht auf später verschieben.
- Packe nach jeder Schulstunde die Bücher und Hefte in den Ranzen zurück.
- Halte Ordnung im Ranzen durch Abheften in den Ordner.
- Ranzen sofort nach den Hausaufgaben für den nächstenTag packen.
- Mitarbeit im Unterricht fördert die Aufmerksamkeit.
- Frage sofort nach, wenn Du was nicht verstanden hast.
- Melde Dich im Unterricht.
- Setze Dich in die Nähe des Lehrers.
- Laß Dich von schwätzenden Mitschülern wegsetzen.
- Sprich mit Deinem Lehrer ein Geheimzeichen gegen Wegträumen ab.
- Bewege Dich bei innerer Unruhe, ohne die anderen zu stören. Zum Beispiel kannst Du den Job des Tafelputzers übernehmen. Du kannst auch mit den Fingern leise auf den Tisch trommeln oder Kaugummi kauen (ohne Blasen natürlich). Oder Du schreibst einfach mit, was der Lehrer sagt.
- Erkenne, wenn Deine Gedanken abschweifen: Hol' sie in die Klasse zurück.

10

A·D·S:
OptiMind-Tips
für KinderärztInnen
und andere TherapeutInnen

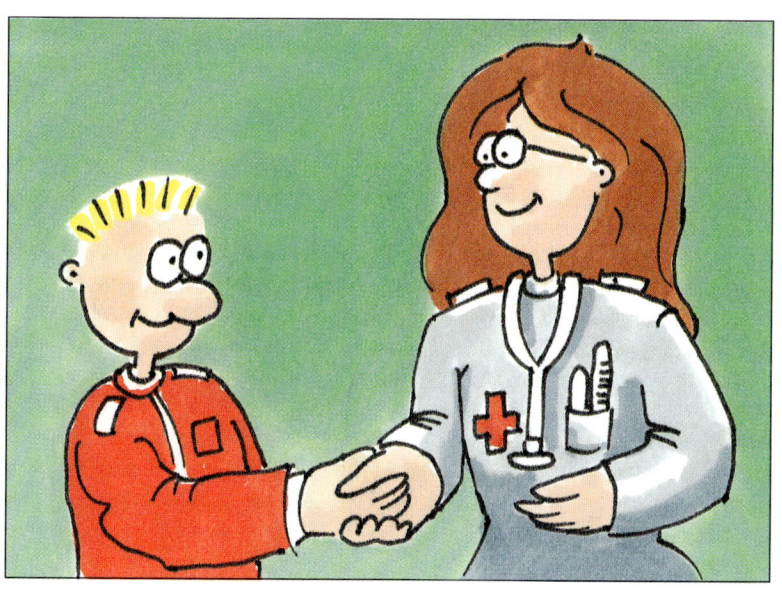

In diesem Kapitel erfahren Sie, ...

- warum und wann Sie bei einem A·D·S-Kind eine medikamentöse Behandlung in Erwägung ziehen sollten
- welche Medikamente in der Therapie bei A·D·S hilfreich sein können
- welche positiven Effekte Sie von einer medikamentösen Therapie erwarten können
- welche Erfahrungen Eltern von A·D·S-Kindern mit Medikamenten haben.

Warum und wann behandelt man mit Medikamenten?

Inzwischen haben Sie bereits eine Menge darüber erfahren, welche Hilfen Sie einem A·D·S-Kind geben können, wie es Lernstrategien selbst einsetzen lernt und wie positive Erfahrungen der Motor für eine gute Entwicklung sein können. Bei einigen Kindern ist A·D·S allerdings so stark ausgeprägt, daß diese Unterstützungen allein nicht ausreichen. Dann muß über eine zusätzliche medikamentöse Therapie diskutiert werden.

Denken Sie nur an das neuronale Netzwerk in unserem Gehirn (siehe auch Kapitel 4). Dann wissen Sie: **A·D·S ist eine neurobiologische Störung, die mit einer andersartigen Informations-Verarbeitung einhergeht** und verantwortlich ist für Beeinträchtigungen im Alltag und beim Lernen.

Natürlich bestimmen noch viele andere Bedingungen unser Denken, Fühlen und Handeln. Jeder Mensch verfügt über unterschiedliche Begabungen und hat eine unterschiedliche Gewichtung in der Aktivierung seiner Verschaltungswege und in der Kommunikation der Zentren im neuronalen Netzwerk. Sie können vielleicht besser mit auditiven Informationen umgehen. Ihr Partner ist vielleicht eher ein sogenannter visueller Lerntyp.

Auch bei A·D·S-Kindern gibt es individuelle Unterschiede. Zum Glück zeigt nicht jedes Kind mit A·D·S alle beschriebenen Auffälligkeiten beim Lernen, in der Wahrnehmungs-Verarbeitung und im Verhalten auf einmal. Auch das Ausmaß der Beeinträchtigung von Aufmerksamkeit, Impulsivität und Merkfähigkeit ist unterschiedlich. Unser Gehirn ist so flexibel, daß Schwächen durch besonders gute Begabungen oder Lernstrategien kompensiert werden können – nur leider nicht bei jedem Kind ausreichend.

So individuell wie diese Unterschiede, so unterschiedlich ist auch das Bild A·D·S bei den verschiedenen Menschen. Die Schwierigkeiten in der Aufmerksamkeits-Fähigkeit zum Beispiel können zunächst so wenig ausgeprägt oder auch gut kompensiert sein (Erziehung, Kognition), daß sie vielleicht erst in der 3. Klasse zum Problem werden.

Wir haben auch international wissenschaftlich anerkannte Kriterien für die Diagnose A·D·S, das heißt aber nicht, daß wir nur die Schublade A·D·S aufmachen und schon gleich ein Patentrezept für die Therapie herauszaubern können. Die Hilfestellung für das A·D·S-Kind und seine Familie muß sich an der individuellen Ausprägung seiner A·D·S-Problematik und an seinen vorhandenen Stärken orientieren.

Ein Teil des OptiMind-Konzeptes ist die Optimierung der Informations-Verarbeitung über die Beeinflussung der zugrundeliegenden neurobiologischen Störung durch Medikamente.

Warum sind Medikamente bei vielen Kindern mit A·D·S überhaupt angezeigt?

Um diese Frage zu beantworten, müssen wir noch einmal einen Ausflug in die Funktionsweise unseres neuronalen Netzwerkes machen. Wie wir wissen, ist die Entstehung von Gedanken, Gefühlen und Verhalten an die Arbeitsweise unseres Gehirns gebunden. Unzählig viele Nervenzellen kommunizieren miteinander, verarbeiten, speichern und geben Informationen weiter.

Dieses Wissen macht eine strenge Trennung zwischen einerseits organisch und andererseits psychologisch verursachten Störungen überflüssig. Die Frage *„Lösen sich die Probleme durch Reden und Psychotherapie, oder braucht das Kind Pillen?"* ist falsch gestellt. Viele Kinder und ihre Familien brauchen beides – und zwar in der richtigen Reihenfolge und Kombination.

Übrigens ist dieser Denkansatz bei anderen Störungen selbstverständlich. Ein Kind mit „Zucker-Krankheit" (Diabetes mellitus) ist durch die Stoffwechsel-Störung zunächst ernsthaft krank. Der Einsatz von Medikamenten – in diesem Falle Insulin – reicht aber für die Bewältigung der Problematik allein nicht aus. Auch hier hat sich ein Konzept etabliert, das die medikamentöse Therapie kombiniert mit intensiver Aufklärung des Kindes und seiner Eltern und dem Einüben von hilfreichen Verhaltensweisen.

Bei A·D·S haben wir keine Störung im Zucker-Stoffwechsel, sondern Besonderheiten bei der Informations-Verarbeitung im neuronalen Netzwerk. Was hat das mit Chemie zu tun? Und wie tauschen unsere Billionen Nervenzellen ihre Informationen untereinander aus?

Bei der Kommunikation der Nervenzellen untereinander herrscht immer das gleiche Prinzip: Die Nervenzellen übertragen – ähnlich wie das Telefonnetz – elektrische Impulse. Einen Teil dieser Impulse und ihre Ausbreitung können wir z. B. durch eine EEG-Untersuchung sichtbar machen. Die Aufzeichnung der elektrischen Hirnaktivität gibt uns Hinweise auf den Hirnreifungs-Prozeß oder auf andere Störungen der elektrischen Kommunikation im neuronalen Netzwerk. Bei Kindern mit A·D·S können hier schon manchmal kleine Unregelmäßigkeiten registriert werden. Auch das EEG ist ein kleiner Baustein bei der Untersuchung von A·D·S-Kindern.

Die elektrischen Signale, die die Nervenzellen senden, werden mit Hilfe chemischer Substanzen (Neurotransmitter) übertragen. Das ist die Antwort auf unsere Eingangsfrage: *„Was hat die Informations-Verarbeitung im neuronalen Netzwerk mit Chemie zu tun?"*

Im Gegensatz zur Telefonleitung haben die Nerven-Leitungsbahnen an ihren Endungen Lücken. Das sind die Schaltstationen zwischen den einzelnen Nervenzellen. Diese „Synapsen" sind nur wenige hundertstel Millimeter breit und funktionieren wie Schalter, die auf bestimmte Signale hin einen Kontakt herstellen oder unterbrechen. Wird auf „An" geschaltet, so wird in den Zwischenraum ein chemischer Botenstoff ausgeschüttet, der dem elektrischen Impuls hilft, weitergeleitet zu werden. Die Information wird von einer Zelle zur anderen „weitergefeuert", verändert und verarbeitet.

Jede Nervenzelle in unserem Gehirn ist mit weiteren tausend Nervenzellen verbunden. Die Informations-Menge, die jede Sekunde verarbeitet wird, ist von keinem Computer der Welt kopierbar.

Es gibt natürlich eine Unmenge verschiedener Botenstoffe. Wir greifen nur zwei heraus: *Dopamin* und *Noradrenalin*. Sie spielen bei A·D·S eine besondere Rolle. Sie wirken im Gehirn als Überträgerstoffe in verschiedenen Zentren und Nervenverbänden *(fronto-striatal-thalamisches Netzwerk)*, die unsere Informationsaufnahme und -modulation steuern. Und genau diese Funktionen zeigen bei A·D·S Auffälligkeiten (siehe Kapitel 4).

Die Aufnahme-Antenne und der Kontrast sind nicht gut genug justiert. Das

Sortieren der Informationen im Arbeitsspeicher und die Weiterleitung laufen nicht optimal. Und das alles, weil unter anderem das Zusammenspiel im Dopamin-Stoffwechsel bei A·D·S anderen Regeln folgt. Auch wenn wir noch nicht alle Einzelheiten hierüber wissen, beschäftigen sich zunehmend mehr Neurowissenschaftler mit diesem Thema. Laut den jüngsten Forschungsergebnissen werden die Besonderheiten im Dopamin-Stoffwechsel im Zusammenhang mit der unterschiedlichen Aktivität des *Enzyms DOPA-Decarboxylase* diskutiert.

Durch neuere Verfahren und Untersuchungstechniken, wie etwa die *PET (Positron-Emission-Computer-Tomographie)* wurden einige Teilaspekte der neurobiologischen Besonderheiten bei A·D·S aufgezeigt, wie die *Auffälligkeiten in der Hirnstoffwechsel-Aktivität* im Planungszentrum des Gehirns (Frontalhirn) bei Erwachsenen mit A·D·S. Durch solche Bilder können die Auswirkungen von Dysbalancen im Neurotransmitter-System anschaulich gemacht werden.

Diese Erkenntnisse helfen uns, A·D·S besser zu verstehen und effektive Hilfen anzubieten. Viele Aspekte haben Sie schon kennengelernt. Auf den nächsten Seiten geht es um Stimulantien – Medikamente, die gerade die Fehlsteuerung im Neurotransmitter-System ausgleichen können und damit die Auffälligkeiten in der Informations-Verarbeitung und -Abspeicherung minimieren.

Welche Medikamente sind in der Therapie bei A·D·S hilfreich?

Leider taucht immer wieder das Gerücht auf, daß Kinder mit A·D·S und Hyperaktivität mit Beruhigungsmitteln behandelt und „ruhiggestellt" werden. Das ist vollkommen falsch. Denn richtige Beruhigungsmittel bewirken bei vielen A·D·S-Kindern eher das Gegenteil: Sie werden durch solche Mittel nur aufgedrehter und flippiger. A·D·S-Kinder behandeln wir mit Stimulantien – das sind für alle anderen Menschen eher Aufputschmittel. Aber bei A·D·S-Kindern zeigen sie eine völlig andere Wirkung – aufgrund der Besonderheiten im Neurotransmitter-System: Die Kinder werden wacher, aufnahmebereiter,

ruhiger und können sich besser auf ihre Umgebung einstellen und sie mit-
gestalten.

Stimulantien verändern den Stoffwechsel der Neurotransmitter Dopamin und
Noradrenalin. Deshalb können sie die Informations-Verarbeitung auch bei
A·D·S günstig beeinflussen:

- Die Antennen der Informations-Aufnahme werden besser auf die
  Situation eingestellt
- Die Kontrast-Einstellung für eine bessere Reizaufnahme wird justiert
- Die Kapazität des Arbeitsspeichers wird erhöht

Warum sollen wir einem A·D·S-Kind diese Hilfe vorenthalten? Die Therapie
mit Stimulantien ist in etwa vergleichbar mit einer Brille: Sie korrigiert A·D·S-
typische Schwierigkeiten, hilft den Blickwinkel auf relevante Informationen
zu lenken und den Bildkontrast scharf zu stellen. Niemand käme auf die Idee,
einem fehlsichtigen Menschen eine Brille zu verwehren. In der Diskussion um
die Behandlung von A·D·S-Kindern aber ist das leider oft der Fall.

Es ist kaum verständlich, warum in Deutschland gerade das Wissen über A·D·S
und über die effektiven Hilfen oft noch ignoriert wird – sogar von Fachleuten.
Aufgrund von Vorurteilen und mangelndem Wissen werden den Kindern effektive Hilfen vorenthalten. Oft werden diese Hilfen sogar verteufelt.

Gerade den betroffenen Kindern und ihren Eltern werden vielfach nur Vorwürfe gemacht: Nicht nur, daß die Erziehung für alle Probleme verantwortlich
gemacht wird – zusätzlich stoßen Eltern auf Unverständnis, wenn sie ihrem
Kind auch noch Medikamente geben. Ihnen wird nicht selten unterstellt, daß
sie ihrem Kind ein Medikament verpassen, um endlich den Störenfried ruhig-
zustellen.

Mit solchen Urteilen wird die erhebliche Not der Kinder und ihrer Eltern ver-
harmlost. Es wird ihnen sogar zusätzlich noch schwergemacht. Dabei ist es
keineswegs so, daß Medikamente die Kinder in „brave, angepaßte Engel" ver-
zaubern, die keine Anleitungen oder Erziehung brauchen. Stimulantien sind
bei A·D·S-Kindern eine oft nicht verzichtbare Hilfe, sie sind aber nicht die Lösung für alle Probleme und Auffälligkeiten. Die Eltern sind in ihrer Erziehungs-
Arbeit und der Unterstützung ihrer Kinder bei der Entwicklung weiter sehr
gefordert.

Aus unserer langjährigen Erfahrung mit Hunderten von A·D·S-Kindern wissen wir: Den Eltern fällt der Schritt zur medikamentösen Therapie zunächst sehr schwer. Wir kennen keine Familie, die ihrem Kind einfach unüberlegt Medikamente gibt. Viele haben vor dieser Überlegung schon eine Odyssee von „Therapien" hinter sich. Denn ihr Leidensdruck ist so groß, daß sie jedes Angebot, das Hilfe für ihre Kinder verspricht, aufgreifen und ausprobieren.

Rolands Vater gibt mir im Elterngespräch einen Einblick in den mühsamen Weg durch den Dschungel der Hilfsangebote, den Roland und seine Familie bereits hinter sich haben. Eigentlich ist der Vater nur auf Drängen seiner Frau zu mir gekommen, weil sie eine ausführliche Untersuchung wünschte. Jetzt, im gemeinsamen Abschlußgespräch, in dem alle Untersuchungs- und Test-Ergebnisse besprochen werden und über Unterstützungs-Möglichkeiten für Roland diskutiert werden soll, wirkt der Vater zunächst ziemlich genervt und läßt seinem Unmut freien Lauf:

„Ich bin ja wirklich gespannt, was Sie uns nun vorschlagen. Fangen Sie nur an. Glauben Sie mir, mich kann so schnell nichts mehr erschüttern. Denn bei unserem Versuch, Hilfe für unseren Sohn zu bekommen, wurde nach einer Spieltherapie das Fazit gezogen: ‚Kind in Ordnung; das Problem sind wir, die Eltern.' In den gemeinsamen Familiengesprächen wurden wir meist niedergemacht. Unsere Ehe wurde als problembeladen hingestellt, und man warf uns vor, daß wir unserem Kind nicht genügend Zuwendung geben. Obwohl wir uns wirklich mit allen Kräften bemühten, blieb Roland anstrengend, ungesteuert und hyperaktiv. Der nächste gute Rat hieß dann: Alle Süßigkeiten aus dem Haus verbannen und unser Familienleben durch eine schier ungenießbare Diät belasten. Es war einfach nicht auszuhalten – und gebracht hat es gar nichts.
Über die teure Haar-Analyse, die Bachblüten-Behandlung und die diversen Therapie-Versuche des Heilpraktikers will ich erst gar nicht weiter sprechen. Aber dann folgte die Welle der verschiedensten Turnübungen: Erst sollte mein Sohn mit dem Rollbrett durch die Gegend schießen. Dann wurde meiner Frau geraten, mit ihm morgens vor der Schule merkwürdige gymnastische Verrenkungen mit Überkreuzübungen etc. zu machen. Sie wissen ja,

daß Roland ein ausgesprochener Morgenmuffel ist und immer sofort explo-diert, wenn er sich nur anziehen und zum Frühstück kommen soll. Können Sie sich vorstellen, was morgens bei uns los war, als er auch noch turnen sollte?

Aber das Schlimmste an allem ist, daß dieser ganze Firlefanz nichts gebracht hat. Im Gegenteil, der Berg von Problemen wird immer größer.

Wenn wir uns nicht so viele Sorgen um seine Entwicklung und seine Zukunft machen würden, wären wir erst gar nicht mehr zu Ihnen gekommen. "

Rolf ist eins dieser Kinder, bei denen schon alles mögliche versucht wurde – leider ohne nennenswertes Ergebnis. Ihm ist bereits eine Menge zugemu-tet worden. Er selbst und seine Mutter sind verzweifelt. Die Familie ist durch die ganzen Schwierigkeiten schon auseinandergebrochen. Und jetzt auch noch der drohende Schulverweis.

Erst durch die Diagnostik und viele gemeinsame Gespräche wird Rolf und seiner Mutter die Diagnose „A·D·S". deutlich. Allein schon dadurch, daß sie jetzt wissen, warum er immer so abgelenkt, unkonzentriert und impulsiv ist, finden sie beide schon bessere Möglichkeiten, miteinander umzugehen und nicht ständig aneinanderzugeraten. Rolf nimmt sehr motiviert an dem Ver-haltens- und Aufmerksamkeits-Training teil. Seine Mutter macht beim re-gelmäßigen „Elterntraining" mit.

Wegen der ausgeprägten A·D·S-Symptomatik ist bei Rolf die Therapie mit Stimulantien als zusätzliche Hilfe nötig. Er kann dadurch nicht nur in der Schule besser aufpassen und konzentrierter arbeiten, auch bei seinen spontanen Gefühlausbrüchen kann er sich steuern und anderen besser zuhören.

Er selbst sagt: *„Ich finde es schon doof, daß ich jeden Tag Tabletten schlucken muß, aber mittlerweile merke ich selbst, daß ich mich besser konzentrieren kann und über mich selbst entscheiden kann. Anfangs hatte ich die Krise, weil ich geglaubt habe, daß nur die Medikamente für meine guten Noten in der Schule verantwortlich sind. Ich habe immer ein schlech-tes Gewissen gehabt, wenn ich sie morgens zum Frühstück genommen habe. Zwischendurch habe ich auch manchmal Tage ohne Medikamente aus-*

*probiert. Mit der Zeit und durch viele Gespräche mit meiner Ärztin und mit anderen Jugendlichen in der Gruppe wurde mir dann aber klar: Die Tabletten können keine guten Noten zaubern – sie helfen mir nur dabei, mich so gut zu konzentrieren, daß ich mein Wissen aufs Papier bringen kann. Ich habe natürlich mehr gelernt als früher und auch meine Klassenarbeiten besser vorbereitet. Aber ich weiß jetzt: Das mache **ich** – und nicht die Tablette.*

Seit ich das alles begriffen habe, habe ich zwar immer noch an manchen Tagen Durchhänger und möchte die Lehrer und alles andere um mich herum auf den Mond schießen. Ich weiß aber jetzt auch, wie ich Krisen meistern kann."

Begreiflicherweise geht es vielen Jugendlichen und auch jüngeren Kindern so wie Rolf. Sie müssen den Stellenwert der Medikamente erfahren und nicht das Gefühl vermittelt bekommen: „Nur das Medikament macht mich lieb oder schlau". Nichts ist fataler, als gute Noten und gutes Benehmen auf die Einnahme der Stimulantien zurückzuführen. Stimulantien sind keine „Schlaumachpillen" und keine „Bravmachpillen". Sie helfen dem A·D·S-Kind nur, Informationen gezielter und genauer aufzunehmen, mehr Überblick zu bekommen und sich und sein Verhalten besser steuern zu können. Den Rest erledigen die Kinder selbst, dank ihrer Begabungen und Fähigkeiten. Es ist wie mit der Brille: Die Brille allein ermöglicht mir nicht das Lesen, aber ohne Brille sind meine Augen nicht scharf eingestellt. Deshalb habe ich mit einer Brille bessere Chancen, die Buchstaben zu entziffern.

Dana (15 Jahre alt) hat jetzt die 9. Klasse auf der Realschule in allem gut abgeschlossen. Ihre Rechtschreibung ist immer noch sehr fehlerhaft. Sie bemüht sich und übt regelmäßig. Die Deutschlehrerin weiß gut über ihre Teil-Leistungsschwäche Bescheid. Dana ist sehr motiviert, vielleicht nach der 10. Klasse noch eine Fachoberschule zu besuchen, um die Qualifikation für die Fachhochschule zu bekommen. Sie möchte nämlich gern Bauzeichnerin oder Architektin werden.

Ihre Lust am Lernen und ihr Selbstbewußtsein, die Anforderungen in der

Schule bewältigen zu können, waren nicht immer so. Im Gegenteil, bei der ersten Begegnung in meiner Praxis war sie am Boden zerstört. Die Eltern waren verzweifelt. Sie berichteten:

„Dana hat es mit Mühe und Not bis zur 6. Klasse geschafft. Allerdings hat sie in der 4. Klasse schon eine Ehrenrunde gedreht, weil sie mit allem überfordert war. Jetzt jammert sie jeden Morgen über Kopf- und manchmal Bauchschmerzen. Oft ist es so schlimm, daß wir sie einfach nicht zur Schule schicken können. Sie verbringt den ganzen Vormittag im Bett. Sie scheint sich regelrecht unter der Bettdecke zu verkriechen und möchte von nichts etwas hören, schon gar nicht von der Schule. Sie hat aber bei den Arbeiten auch immer Pech. Sie übt wirklich viele Stunden mit mir, sie kann es zu Hause auch gut, nur dann kommt die Blockade bei der Arbeit. Sie bekommt nur einen kleinen Teil der Arbeit aufs Papier und macht zusätzlich noch viele Flüchtigkeitsfehler. Es wird immer eine 5, manchmal sogar eine 6.

Wir alle sind am Ende. Dana macht uns Sorgen, weil sie richtig traurig wirkt und überhaupt nicht mehr das lebenslustige Kind von früher ist. Und noch mehr Üben und Nachhilfe am Nachmittag geht auch nicht mehr. Was ist mit ihr los? Warum versagt sie in der Schule? Wir haben das Gefühl, daß sie eigentlich recht schlau ist und vieles schnell begreift. Wenn sie sich doch nur nicht so schnell ablenken lassen würde und weniger Schusselfehler machen würde! Sie braucht unbedingt einmal ein Erfolgs-Erlebnis!"

In unseren Untersuchungen wird deutlich, daß Dana ehrgeizig ist und gut sein möchte. Im logischen Denken hat sie überhaupt keine Probleme. Allerdings verliert sie schnell den Überblick und wird unsicher bei Aufgaben, die weniger ihre Logik als ihr genaues Hinhören und Hinschauen verlangen. Sie springt mit den Augen, verliert die Zeile und ist einfach verwirrt. Ihre Konzentrations-Fähigkeit und die kurzfristige Merkfähigkeit (Kurzzeitgedächtnis) sind schlichtweg eine Katastrophe.

Neben der Diagnose „A·D·S ohne Hyperaktivität" besteht leider noch eine Teil-Leistungsstörung mit einer Rechtschreibschwäche. Aufgrund dieser Probleme haben sich seit der 2. Klasse zunehmend Schwierigkeiten in der Selbsteinschätzung und in ihrem Selbstbewußtsein eingestellt. Der Teufelskreis der negativen Lernerfahrungen bestimmt mittlerweile das Erleben des ganzen Tages. Sie sieht selbst keine Aussicht auf Besserung und braucht an manchen Tagen „die Flucht unter die Bettdecke".

Durch die Auflistung ihrer Stärken und Schwächen, die Erklärung, über welchen Wahrnehmungs-Kanal sie besser lernen kann und wie sie ihre Ablenkbarkeit teilweise selbst minimieren kann, fühlt sie sich dem „Schulstreß" nicht mehr hilflos ausgeliefert. Sie hat auch ihre Emotionen und Ängste besser kennengelernt. Allerdings wurde aufgrund der ausgeprägten A·D·S-Symptomatik eine zusätzliche medikamentöse Behandlung nötig.

Im Laufe der nächsten Monate traten frappierende Veränderungen ein. Die Eltern berichten:

„Dana ist nicht wiederzuerkennen. Sie blüht regelrecht auf, ist an allem interessiert und findet Schule überhaupt nicht mehr schrecklich. Die Kopfschmerzen sind wie weggeblasen. Sie kann sich und ihre Leistungen recht realistisch einschätzen. Sie weiß, was sie kann und für was sie besonders üben muß. Im Diktat schafft sie es, nur noch 13 Fehler zu schreiben. Sie ist begeistert, daß im Heft nicht mehr jedes Wort rot angestrichen ist. Sie hat wieder Lust, sich nachmittags zu verabreden. Und zu unserer Überraschung geht sie neuerdings sogar einmal die Woche zum Tischtennis-Training."

Nicht nur die Eltern registrieren diese positive Entwicklung, auch die Lehrerin ist baff. Sie lernt Dana von einer ganz anderen Seite kennen und freut sich über ihre guten mündlichen Beiträge. Dana guckt keine Löcher mehr in die Luft, sondern kann dem Unterricht gut folgen. Sie entwickelt ein gutes Selbstbewußtsein und erlebt ihre Schwächen nicht mehr als Niederlage.

Dana bekommt als Medikament Ritalin®-Tabletten, ein in Deutschland gebräuchliches Präparat aus der Gruppe der Stimulantien. Der im Ritalin® enthaltene Wirkstoff heißt Methylphenidat. Es gibt darüber hinaus noch das dl-Amphetaminsulfat. Es wird in Form von Saft (Amphetaminsaft) oder als Kapseln eingenommen. Andere Mittel werden eher seltener eingesetzt, so daß wir sie hier nicht weiter aufführen.

Welches Stimulans und welches Präparat bei einem Kind gegeben werden sollte, muß ein mit A·D·S erfahrener und mit der medikamentösen Therapie vertrauter Arzt entscheiden.

Auch die Dosierung ist bei jedem Kind individuell einzustellen. Die richtige Medikamenten-Menge hängt nicht nur vom Schweregrad der Störung ab, sondern auch davon, daß A·D·S-Kinder unterschiedlich schnell und intensiv auf die Veränderung im neurobiologischen System reagieren. Schematisierte Standard-Dosierungen sind deshalb nicht sinnvoll.

Bei jedem A·D·S-Kind müssen folgende Fragen beantwortet werden, damit auch Medikamente eine effektive Hilfe darstellen:
- Ist bei diesem A·D·S-Kind eine medikamentöse Therapie angezeigt?
- Welche Kompensations-Möglichkeiten und Hilfen sind zusätzlich wichtig?
- Welches Präparat aus der Gruppe der Stimulantien verspricht die beste Wirkung?
- Wann sollte das Medikament eingenommen werden und wieviel jeweils?

Nicht jedes Kind mit A·D·S braucht unbedingt Medikamente. Da A·D·S in seiner Ausprägung sehr unterschiedlich sein kann und auch jedes Kind individuelle Möglichkeiten des Ausgleichs hat, müssen wir uns bei jedem einzelnen Kind ein Gesamtbild machen. Dabei steht an oberster Stelle das Wissen über A·D·S mit seinen Besonderheiten in der Informations-Verarbeitung. Eltern, Lehrer und die Kinder selbst können durch dieses Wissen viele hilfreiche Strategien in ihren Alltag einbauen, so daß die Aufmerksamkeits-Störung weniger ins Gewicht fällt und gravierende Probleme erst gar nicht auftauchen (siehe Kapitel 6–9).
Reichen diese Hilfen nicht aus und treten aufgrund des A·D·S vermehrt Lernprobleme, Entwicklungs- und Verhaltens-Probleme auf, sollte man möglichst schnell die zusätzliche medikamentöse Hilfe in Erwägung ziehen und den Kindern eine effektive Therapie nicht vorenthalten. Bei sorgfältiger Beantwortung der oben gestellten Fragen wird die medikamentöse Hilfe nicht mehr in den Verruf kommen, eine „chemische Disziplinierung" oder eine „chemische Keule" zu sein, die Störenfriede ruhigstellt.

Wie wirken die Medikamente bei A·D·S?

Weil Stimulantien den Stoffwechsel der körpereigenen Botenstoffe Dopamin und Noradrenalin beeinflussen, können sie auch die neurobiologischen Besonderheiten in der Informations-Verarbeitung bei A·D·S günstig beeinflussen. Deshalb haben diese Medikamente einen oft frappierenden Effekt auf:

- Aufmerksamkeit
- Impulsivität
- Motorische Unruhe
- Wahrnehmungs-Verarbeitung

Diese positiven Wirkungen sind schon seit den Anfängen der medikamentösen Therapie mit Stimulantien bei A·D·S vor über 50 Jahren beobachtet und beschrieben worden. Durch die Fortschritte und die Erkenntnisse der Neurowissenschaft wissen wir inzwischen mehr über ihre genaue Funktionsweise im neuronalen Netzwerk.

Die Stimulantien bewirken eine Optimierung im Neurotransmitter-Stoffwechsel und ermöglichen dadurch den Kindern mit A·D·S, Informationen gezielter und genauer aufzunehmen, abzuspeichern und zu verarbeiten. Die Kinder werden aufnahmebereiter und verfügen über eine bessere Aufmerksamkeit und eine angepaßtere Reizverarbeitung.

Wissenschaftliche Untersuchungen und Tests mit mehreren tausend medikamentös behandelten A·D·S-Kindern zeigen folgende Veränderungen in der Informations-Verarbeitung:

- Reize werden schneller und gezielter wahrgenommen
- Wissen wird schneller abgerufen
- Das Kurzzeit-Gedächtnis arbeitet genauer und schneller
- Die Reaktionszeit wird kürzer
- Insgesamt werden die Verschlüsselungs- und Entschlüsselungs-Zeiten in der Informations-Verarbeitung verkürzt

Die Wissenschaft und ihre Erkenntnisse sind eine Sache – die andere ist der alltägliche Umgang mit diesen Kindern. Die Beschreibungen der Eltern, Lehrer und Freunde geben noch ein viel weitergreifendes und besseres Bild davon, wie positiv Medikamente wirken können, als jeder Test. Hier die wichtigsten Kommentare aus Schule und Elternhaus.

- **Erstmals wirklich gute Nachrichten aus der Schule:**
  - *Meldet sich und ruft nicht mehr in die Klasse rein*
  - *Ist am Unterricht interessiert und arbeitet prima mit*
  - *Ist ruhiger und nicht mehr so hektisch*
  - *Spricht langsamer und stottert nur noch selten*
  - *Stört nicht mehr den Unterricht durch Schwätzen*
  - *Spielt nicht mehr den Clown*
  - *Kann sich an unsere Klassenregeln halten*
  - *Schafft die Aufgaben in der vorgegebenen Zeit*
  - *Schreibt nicht mehr Buchstabe für Buchstabe ab, sondern kann sich ganze Wörter richtig merken*
  - *Wirkt nicht mehr konfus*
  - *Weniger abgelenkt, arbeitet schneller und genauer*
  - *Wenig Flüchtigkeitsfehler, dadurch in Deutsch und Mathe Verbesserung um eine Note*
  - *Kontrolliert das Geschriebene*
  - *Lobenswerte Heftführung und deutlich bessere Schrift*
  - *Gibt nicht so schnell auf, wenn es schwieriger wird*
  - *Kommt mit den anderen Mitschülern aus*
  - *Findet Freunde*
  - *Ist nicht mehr so unachtsam und grob mit seinen Mitschülern*
  - *Kann auch mal abwarten*

- **Erfolgs-Meldungen aus dem Elternhaus:**
  - *Macht Hausaufgaben ohne großes Theater*
  - *Diskutiert nicht mehr um alles und jedes*
  - *Bekommt kaum noch Ausraster*

- *Sitzt nicht immer auf einem Pulverfaß, sondern überlegt mehr sein Handeln*
- *Beteiligt sich an gemeinsamen Gesprächen, hört besser zu*
- *Ist ruhiger und macht nicht mehr alle um sich herum mit nervös*
- *Geht gern in die Schule*
- *Freut sich wie ein König über seine guten Noten*
- *Fängt in letzter Zeit an, Bücher zu lesen*
- *Kann sich auch allein beschäftigen*
- *Kann Freundschaften knüpfen und auf andere Kinder eingehen*
- *Zum ersten Mal seit langem wieder zum Kindergeburtstag eingeladen*
- *Kein Eklat bei Besuch anderer Kinder, sogar Übernachtungen klappen*
- *Wirkt ausgeglichener und selbstbewußter*
- *Denkt selbst über Zukunft nach, ist auf einmal ehrgeizig geworden*
- *Vergißt weniger und ist kaum noch chaotisch*
- *Kann beim Spiel besser verlieren*
- *Hatten das erste Mal einen harmonischen Familienurlaub*
- *Höre von Bekannten auch mal etwas Positives, nicht nur Klagen*
- *Haben mehr Kontakt mit der Nachbarschaft, werden nicht mehr gemieden*

- Die Lehrerin von **Bernd** gibt folgende Rückmeldung:
  „Betr.: Bernds Verhalten in der Schule seit der Einnahme der Tabletten (Mitte April).
  Seitdem uns die Eltern über die Einnahme der Tabletten informiert haben, beobachten wir Bernd gezielt und haben folgendes Verhalten festgestellt:

  1) Seit etwa Ende April bis Anfang Juni...
  - *zeigte er sich deutlich ruhiger*
  - *wirkte er sehr viel konzentrierter und ausgeglichener*
  - *wirkte er introvertierter und achtet nicht mehr so viel auf seine Klassenkameraden/innen, deshalb gab es wenig Konflikte*
  - *war er weniger reizbar*

2) Seit etwa 14 Tagen...
- *ist Bernd wieder unruhiger und reizbarer*
- *er ist unkonzentrierter, aber nicht so extrem wie früher "*

An diesem Beispiel sehen Sie, wie wichtig es ist, daß Eltern und Lehrer gut zusammenarbeiten. Gerade die Beurteilungen und Rückmeldungen der Lehrer sind nämlich für das Therapie-Management sehr hilfreich. Sie ergänzen gut die von den Eltern beschriebenen Veränderungen. Bei Bernd registrieren alle die wünschenswerten Veränderungen unter der Medikation. Warum aber in den letzten 14 Tagen wieder mehr unkonzentrierte Phasen auftreten, läßt sich erst im Gespräch herausfinden.

Bei Bernd lag es in diesem Fall an der Änderung des Stundenplanes. Er hatte nicht mehr nur 4 Unterrichtsstunden, sondern neuerdings ging die Schule meist bis 13 Uhr. In den letzten Schulstunden ließ dann die Wirkung des Medikaments nach, so daß eine zusätzliche Tablette in der großen Pause nötig wurde.

Es gibt die unterschiedlichsten Gründe, warum die Aufmerksamkeit und die Verhaltens-Steuerung nicht immer gleich gut sind. Nicht jedesmal hat das etwas mit den Medikamenten zu tun.

Bei **Achim** wurde das Zappeln und Stören im Unterricht besonders von der Musik- und Kunstlehrerin moniert. Gerade die mochte er überhaupt nicht, und seine Motivation für diese Fächer war gleich Null. Natürlich ist es unsinnig, Achim sofort mehr Tabletten zu geben. Hilfreicher war bei ihm ein ausführliches Gespräch, wie er trotzdem seinen Job erledigen lernen kann – nämlich an Kunst und Musik teilnehmen, ohne zu stören und die Lehrerin auf die Palme zu bringen.

Bei einem Auf und Ab und unterschiedlichen Tagesformen sollte nicht gleich die Dosierung oder die ganze Medikation umgestellt werden, denn Tabletten können nicht die Motivation ersetzen oder herbeizaubern. Alle Kinder, auch

A·D·S-Kinder, lernen mit Frustrationen umzugehen und auch manchmal un-liebsame Dinge zu erledigen. Einsicht und Überblick hängen natürlich wie-derum von Wahrnehmung und Vorausplanung ab. Und genau diese optimieren wir in der Therapie bei A·D·S. So kann ein A·D·S-Kind auch lernen, mit „doofen Dingen" und Unwegsamkeiten zurechtzukommen. Manchmal ent-deckt es sogar völlig neue Interessen und findet Spaß an Sachen, die vorher überhaupt nicht in Frage kamen.

Martin hat für sich das Klavierspielen als neues Hobby entdeckt. Früher war er nur immer auf dem Sprung, mußte alle 2 Sekunden etwas anderes ma-chen und konnte überhaupt nicht sitzenbleiben. Jetzt hat er soviel Ausdau-er, daß er sich freiwillig und gern jeden Tag ans Klavier setzt und kleine Mu-sikstücke übt – oft länger als eine halbe Stunde. Seine Klavierlehrerin ist von dem Wandel genauso überrascht wie seine Eltern. Er lernt sogar besonders schnell und scheint eine sehr gute musikalische Begabung zu haben. Er nutzt für sich das Klavierspielen zum Abschalten und um „in eine andere Welt ab-zutauchen". Er ist selbst riesig froh, diese Welt für sich entdeckt zu haben, und zeigt natürlich auch seinen Stolz beim Vorspielen auf der Schulab-schlußfeier.

Alle Erfolgs-Erlebnisse schaffen die negative Lernerfahrung ab und installie-ren die positive Lern- und Erfahrungs-Spirale. Die Lernerfolge, die Entwick-lungs-Fortschritte, die neuen Freundschaften und die fast streßfreien Bezie-hungen in der Familie sind natürlich keine direkten Medikamenten-Wirkungen. Aber durch die Behandlung mit Stimulantien werden oft erst Talente und Ei-genarten sichtbar, die vorher übertüncht waren – aufgrund der A·D·S-typi-schen, überhasteten Reaktionen und wegen mangelnder Ausdauer und Vor-aussicht. Lob und Erfolg sind dann wiederum Motor für Motivation und weitere Positiv-Erfahrungen.

Positive Effekte der medikamentösen Therapie

Es gibt nicht nur subjektive Beschreibungen. In mehreren Bereichen können wir die Erfolgs-Erlebnisse auch objektivieren:

- **Lernverhalten (Kognition)**
- **Motorik**
- **Verhalten und Beziehungen**

Positive Effekte beim Lernverhalten

Der **Erfolg beim Lernen** beruht auf der **Verbesserung der Aufmerksamkeit** und der **Verminderung der Ablenkbarkeit.** Viele Schüler, die vorher oft die Note 5 im Heft stehen hatten, schreiben in den Arbeiten plötzlich die Noten 2 und 3.

Worauf ist diese oft frappierende Leistungs-Steigerung zurückzuführen? Es ist kein direkter Effekt des Medikaments. Wir haben es **nicht** mit „Schlaumachpillen" oder „IQ-Pushern" zu tun. Das A·D·S-Kind ist ja nicht dumm. Die besseren Noten resultieren allein aus dem anderen Lernverhalten: Das Kind kann konzentrierter und mit mehr Übersicht arbeiten. Es kann endlich seine vorhandenen Fähigkeiten einsetzen und dadurch Gelerntes besser abrufen und aufs Papier bringen. Weil die Hausaufgaben und das Üben vor den Arbeiten zu Hause ebenfalls streßfreier ablaufen, sind die meisten Kinder dann auch besser vorbereitet. Durch ihre **bessere Informations-Verarbeitung** können sie eigentlich jetzt erst zeigen, was in ihnen steckt. Die Begabungen und Talente haben endlich eine Chance – sie gehen nicht im allgemeinen Wirrwarr und der inneren Hektik unter.

Jule kommt diesmal strahlend in die Praxis und kann kaum abwarten, mir ihr Rechenheft zu zeigen. Sie hat von der Lehrerin ein Extra-Lob bekommen, weil sie diesmal die Zahlen ordentlich untereinander geschrieben hat. Sie ist auch in der Mathearbeit mit allen Aufgaben fertig geworden. Dafür wurde sie mit der Note 2 belohnt.

Voller Stolz erzählt sie: *„Tobias, Marcel und die anderen aus meiner Klasse beschimpfen mich nicht mehr als ‚Tranfunzel‘, die sowieso nichts mitgekriegt. Sie lassen mich jetzt sogar in der Pause mitspielen! Ich merke richtig, daß ich nicht immer wegträume. Endlich kann ich im Unterricht auch mal was Richtiges sagen und muß nicht rumstottern, weil ich wieder nicht weiß, was die Lehrerin gerade gefragt hat. Ich kann einfach besser im ‚Programm Unterricht‘ bleiben und muß nicht dauernd mit den Gedanken von einem Programm zum anderen springen.“*

Jules Mutter kann es kaum glauben: *„Jule kommt mittags überhaupt nicht mehr gereizt und k.o. nach Hause. Sie erzählt sogar ihre Erlebnisse aus der Schule und freut sich, daß sie besser mitmachen kann und vor allem, daß sie jetzt in der Klasse gut akzeptiert wird.*

Früher ist es nie vorgekommen, daß sie sich allein an die Hausaufgaben gesetzt hat und auch noch schnell fertig war. Jetzt hat sie plötzlich Freizeit und kann zum Tischtennis-Training gehen! Sie blüht regelrecht auf und bekommt täglich mehr Selbstvertrauen.

Ich darf gar nicht an die vielen mühsamen Stunden denken, in denen wir zusammen versucht haben, Hausaufgaben aufs Papier zu bringen und auch noch für die nächste Klassenarbeit zu üben. Seit der Therapie kann sie Hilfen von mir akzeptieren und sich vor allem das Geübte besser merken. Auch ihre Rechtschreibung ist viel besser geworden. Mittlerweile entdeckt sie ihre Fehler selbst und korrigiert sie. Zwar muß sie die Diktate immer noch öfter üben als ihre Freundin, aber es lohnt sich, weil das Gelernte hängenbleibt und sie sich auch in den Arbeiten an das Geübte erinnern kann. Das berühmte Brett vor dem Kopf ist so gut wie verschwunden.“

Positive Effekte für die Motorik

Bei **Max** kann man die Wirkung der Stimulantien schon eine halbe Stunde nach der Einnahme registrieren: Er ist ruhiger, kann sitzen bleiben, es muß nicht alles sofort sein, er kann zuhören und den anderen ausreden lassen. In der Anfangszeit haben die Eltern ihn kaum wiedererkannt: *„Er setzt sich in letzter Zeit hin und fängt ein Buch an zu lesen!."*

Max freut sich selbst, daß er nicht immer nur herumzappeln muß, sondern auch in der Klasse ohne Kippeln auf dem Stuhl sitzen bleiben kann. Am meisten begeistert ihn aber seine gute Schrift: Er wird schneller fertig und kann jetzt ähnlich schön schreiben wie seine Tischnachbarin. Er muß sich zwar dafür auch anstrengen, aber der Stift gleitet besser über das Papier – der Füller kleckst weniger, weil er nicht mehr so fest aufdrücken muß. Max kassiert für seine Heftführung sogar einen Belohnungs-Stempel. Endlich kann die Lehrerin auch sein „a" vom „o" unterscheiden und muß nicht ständig Fehler rot ankreuzen. Seine „Schreiballergie" hat sich verflüchtigt. Er kann auch lange Texte fast fehlerfrei und relativ schnell abschreiben.

Erinnern Sie sich an Max' Schrift (Kapitel 5)? Der Unterschied im Schriftbild und in der Heftführung vor und nach der medikamentösen Therapie ist nicht zu übersehen. Zwischen den beiden Schriftproben liegt nur eine Stunde:

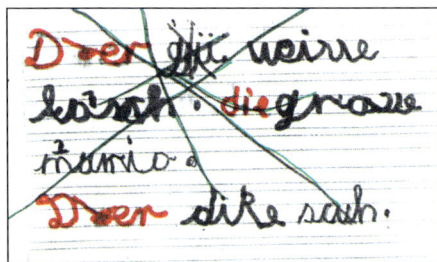

Max' Heft vor der Therapie

Max' Heft mit Medikament

Bei **Alex** (10 Jahre alt) ist der positive Effekt der medikamentösen Therapie im Schriftbild, in der fast fehlerfreien Rechtschreibung und vor allem an der Länge der aufgeschriebenen Geschichte zu erkennen. Er schreibt nicht nur flüssiger und ordentlicher, sondern kann seine Gedanken besser sortieren und deshalb eine spannende Geschichte erfinden. Endlich haben seine tollen Ideen auch die Chance, aufs Papier zu kommen.

Alex' Aufsatz ohne Medikament

Alex' Aufsatz eine Stunde nach Einnahme des Medikaments

Auch das Beispiel von **James** zeigt, wie sich die medikamentöse Therapie auf das Schriftbild auswirken kann:

Nr. 19   9.11.94

Herbst

Im Herbst regnent es oft. Der
Wind heult um das Haus,
und dei Blätter fallen ab.
heute   scheinord die Sonne.

                          4 F.   Sch.

So schrieb James vor der Behandlung

Nr. 2 12. 8. 94 →
Die Mädchen heißen:
Annika, Melanie, Jennifer,
Charlotte und Natalia.

                    0 F.   *   Sch.

So schreibt er mit Medikament

Ähnlich verblüffende Effekte können wir auch im **Vorschulalter** sehen:

Melissa wird in 2 Monaten 6 Jahre alt. Nächsten Sommer kommt sie in die Schule. Der Mutter graut schon vor dieser Zeit, denn Melissa ist ein „Hans Dampf in allen Gassen". Sie ist immer in Bewegung und auf dem Sprung, etwas Neues auszuprobieren. Sie kann sich keine 5 Minuten mit nur einer Sache beschäftigen, auch nicht beim Malen. Sie kritzelt in einer unglaublichen Geschwindigkeit das Blatt voll. Es ist erstaunlich, daß man überhaupt etwas erkennen kann. Dabei steht der Mund nicht still. Sie redet ununterbrochen von ihren Erlebnissen im Kindergarten. Gleichzeitig schimpft sie über die Stifte und erklärt dabei, was sie heute nachmittag alles vorhat. Sie kann sich in allem nur recht wirr ausdrücken. Sie ist sehr anstrengend und strapaziert die Nerven – besonders die ihrer Mutter, die möglichst immer sofort auf Melissas Wünsche reagieren soll. Abwarten geht überhaupt nicht. So malt sie auch.

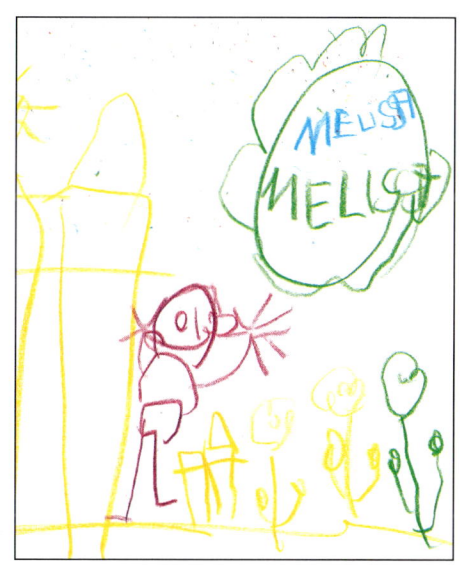

Melissa hat ein ausgeprägtes A·D·S mit motorischer Unruhe und einem sehr problematischen Sozialverhalten. Aufgrund des A·D·S zeigen sich deutliche Probleme und Umsetzungs-Schwierigkeiten in fast allen Wahrnehmungs-Bereichen (siehe Kapitel 5). Das Ergebnis: Eine Entwicklungs-Verzögerung.

Um Melissa in ihrer Entwicklung nicht weiter zurückzuwerfen, ist im Rahmen des OptiMind-Konzeptes eine medikamentöse Therapie mit Stimulantien unumgänglich. Die Behandlung führt besonders im motorischen Bereich zu deutlichen Verbesserungen.

So malt Melissa sich 4 Monate nach Beginn der Therapie:

Die medikamentöse Therapie reguliert ihre durch A·D·S auffällige Informations-Verarbeitung und unterstützt sie dadurch in ihrer Körper-Wahrnehmung, in der visuellen und akustischen Wahrnehmung so weit, daß sie die Einschulungs-Voraussetzungen ohne Einschränkungen gut erfüllt. Sie registriert durch den „besser angepaßten Neurotransmitter-Stoffwechsel" die Informationen aus der Umgebung und auch eigene Körper-Wahrnehmungen besser, so daß sie in der Lage ist, diese Eindrücke adäquat zu verarbeiten und umzusetzen – wie jedes ande-

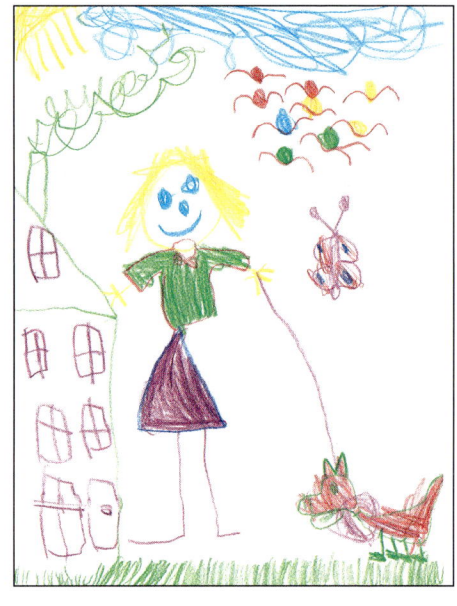

re normal entwickelte sechs Jahre alte Kind auch. Bei Melissa klappte die Kompensation der Entwicklungs-Defizite nach medikamentöser Therapie recht schnell, weil sie selbst rasch großes Interesse entwickelte zu malen, zu puzzeln, Bücher anzuschauen und Gesellschafts-Spiele zu spielen. Die motorische Geschicklichkeit reift weiter durch ihren Ehrgeiz, die Inline-Skater zu beherrschen, Schwimmen zu lernen und beim Turnen mitzumachen. Leider geht es nicht bei allen Kinder so problemlos.

Was bedeuten Lernen und Sich-weiter-Entwickeln?

Wir erinnern uns an die Grundzüge von Informations-Verarbeitung und Lernen: Aus der zunächst relativ zufälligen Informations-Verarbeitung wird im Laufe der Entwicklung ein Probieren und zielgerichtetes Reagieren. Ein Stift z. B. ist zunächst für alles mögliche gut: Man kann ihn in den Mund stecken, damit auf den Tisch trommeln und Geräusche machen, Wände bekritzeln oder auf Papier malen. Mit der Zeit macht ein Kleinkind dann die Erfahrung, daß besonders die Benutzung des Stiftes als Malwerkzeug Begeisterung bei Mama und Papa auslöst – und daß immer mehr auf dem Papier wiederzuerkennen ist, je öfter man es probiert. Nach vielen ähnlichen Durchläufen kann das Kind dann irgendwann ein Haus oder einen Menschen „aus dem Effeff" malen. Der Malprozeß hat sich in gewisser Weise schon automatisiert.

Dann trifft der Satz *„Gewohnheiten sind erst Spinnweben, dann Drähte"* zu. Die Abläufe in der Informations-Aufnahme und -Verarbeitung werden immer schneller und entsprechen immer besser dem gewünschten Ergebnis. So kann man Lernen und Entwicklung umschreiben. Die so gewonnenen Verknüpfungen im neuronalen Netzwerk werden stabiler und differenzierter.

Ohne Probieren und Üben können sich keine stabilen „Drähte" ausbilden. Vorschulkinder, die immer noch eine Abneigung gegen das Malen haben und Frustrationen nicht meistern lernen, haben weniger „Trainingsfahrten". Also sind sie in ihren Fertigkeiten auch weniger sicher. Ein A·D·S-Kind braucht mindestens so viele Trainings-Durchgänge wie andere Kinder – meist sogar mehr, weil es immer wieder Stellen gibt, an denen es hakt. A·D·S-Kinder brauchen Spaß, Dinge auszuprobieren zu wollen, und oft auch Anleitung. Wenn ihnen – ähnlich wie Melissa – die Impulsivität, die motorische Unruhe und die Ungeschicklichkeit im Wege stehen, muß man zunächst hier Abhilfe schaffen.

Einige A·D·S-Kinder brauchen eine medikamentöse Behandlung, aber zusätzlich brauchen sie eine gute Anleitung und Motivation, sich an Dinge heranzuwagen, die sie sich bisher nicht zutrauten, oder mit denen sie noch nicht ausreichend in Berührung gekommen sind. Eltern und ErzieherInnen können hier gute Hilfestellungen geben.

Oft ist auch zusätzlich die Unterstützung eines „Profis" mit seinen speziellen Kenntnissen wichtig. Zum **„Profi-Team"** können **ErgotherapeutInnen, LogopädInnen** oder **KrankengymnastInnen** gehören. Sie können den Weg zur besseren Wahrnehmungs-Verarbeitung und damit zur Entwicklungs-Unterstützung bahnen. Sie ermöglichen Kindern oft, die Probedurchläufe zu starten und in die richtige Richtung zu bringen, so daß Entwicklungs-Prozesse in Gang kommen können.

Bei **Victor** (7 Jahre alt) ist die Diagnose „A·D·S mit Hyperaktivität" kombiniert mit einer deutlichen Entwicklungs-Verzögerung. Er wurde mit 3 Jahren aus einem Heim im Ausland adoptiert. Dort hatte er wenig ausprobieren und lernen können. Er verbrachte den ganzen Tag im Gitterbett. Er bekam kaum Entwicklungs-Anreize, so daß sich das neuronale Netzwerk nicht weiter mit seinen Verbindungen und „Drähten" ausbilden konnte.

Die Adoptiveltern gaben ihm auch mit zusätzlicher Hilfe von „Profis" alle erdenklich möglichen Angebote, seine Umwelt zu erobern, Erfahrungen zu machen und zu lernen. Mit dieser intensiven Unterstützung holte er in allen Bereichen auf. Aber bei allen Therapie-Angeboten – Krankengymnastik, Ergotherapie, Logopädie, Kinesiologie, Tomatis-Therapie etc. – verweigerte er schnell die Mitarbeit, war extrem unruhig, ungeduldig und brachte für nichts länger als ein paar Minuten Aufmerksamkeit und Ausdauer auf.

Um die A·D·S-Symptomatik zu verringern und ihm dadurch eine bessere Informations-Aufnahme und Wahrnehmungs-Verarbeitung zu ermöglichen, entschieden wir uns für die Therapie mit Stimulantien. Bei Victor zeigten sich schon in niedrigster Dosierung deutliche positive Veränderungen:

Er konnte plötzlich länger zuhören und hinschauen. Er verfügte jetzt über so viel Ausdauer und Ruhe, daß er ein richtiges Männchen malen konnte.

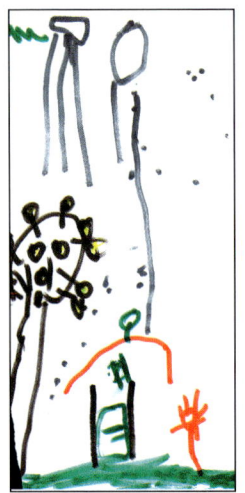

Victors Bild
vor der Therapie

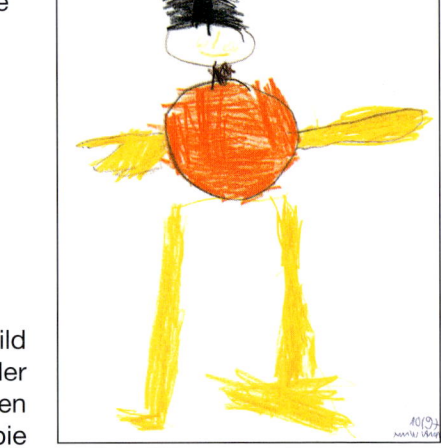

Victors Bild
während der
medikamentösen
Therapie

Früher war überhaupt nicht daran zu denken gewesen, daß Victor etwas gut Erkennbares malte. Wie Sie auf dem ersten Bild sehen, schaffte er es mit Mühe und Not, einen „Kopffüßler" hinzukritzeln.

Auch im Verhalten und in der Aufnahmefähigkeit zeigten sich erstaunliche Verbesserungen: Plötzlich konnte er die Angebote in der Ergotherapie und in der Logopädie mit Spaß umsetzen und auch zu Hause im Spiel viel Neues ausprobieren. Noch mehr Therapie-Stunden haben wir gestrichen, weil auch bei einem entwicklungsverzögerten Kind das Motto gilt: „Viel hilft nicht viel". Mehr Angebote mit vielen Informationen, die verarbeitet werden sollen, können oft sogar das Gegenteil bewirken: Chaos im Kopf oder ein Abschalten der überlasteten Aufnahme-Antennen.

Positive Effekte
auf Verhalten und Beziehungen

Max ist wie viele andere A·D·S-Kinder, bei denen die Stimulantien gut wirken, nicht nur ruhiger, sondern in seinen Reaktionen auch überlegter. Durch seine bessere Aufmerksamkeit ist er umsichtiger und besonnener. Er läßt sich nicht mehr zu jedem Quatsch hinreißen oder tobt sofort los, wenn er aus Versehen geschubst worden ist. Er schafft es sogar, sich aus einem Streit in der Pause rauszuhalten und kurz zu überlegen: „Mache ich mit, oder gehe ich lieber weg?" Natürlich klappt es nicht immer so vorbildlich, aber schon öfter. Die Rolle des Störenfriedes ist er zumindest los. Wenn er sehr geärgert wird, muß er sich zusätzlich an das Gelernte aus dem Training erinnern und sich innerlich die „Rote Ampel" vorstellen.

Max ist ganz stolz, weil er jetzt selbst über sich und seine Reaktionen bestimmen kann. Früher ist er in jeden Schlamassel reingerutscht – er konnte nach seinem Gefühl eigentlich nie etwas dafür. Aber er konnte auch nicht abstoppen und von sich aus eine kleine Rauferei beenden. Im Gegenteil: „Im Eifer des Gefechtes" legte er erst richtig los. Und das war dann oft zu viel und zu heftig. Der Ärger war schon von Anfang an vorprogrammiert.

Inzwischen versteht er sich mit den meisten ganz gut, und er kann auch schon mal ihre Spielvorschläge akzeptieren. Er bekommt immer öfter Einladungen zum Geburtstag und Verabredungs-Angebote. Können Sie sich vorstellen, wie Max sich fühlt – wie wichtig ihm die Anerkennung seiner Mitschüler und das Lob der Lehrerin und seiner Eltern sind?

Für das Lernen von gewünschten Verhaltensweisen gilt das gleiche wie für die Verbesserung der Motorik: Ob ich nun lernen will, mein Verhalten zu ändern oder mit dem Stift umzugehen – bis es richtig sitzt, sind viele Trainings-Durchgänge nötig. Und was dieses konsequente Training bringt, sehen Sie bei Max: Er erinnert sich jetzt besser an die kleinen Tricks, die er im Training gelernt hat, und kann sie anwenden. Seine Mutter sagt: *„Ich muß ihn nicht hundertmal daran erinnern, doch endlich seinen Ranzen zu packen und die Sportsachen wegzuräumen. Er hat mittlerweile begriffen, daß er es sowieso machen muß und es am besten sofort erledigt.“*

Die Mutter von **Kai** ist unglaublich erleichtert, daß in diesem Jahr das Kindersommerfest zum ersten Mal ohne Katastrophe vonstatten ging. Im Gegenteil: Kai hat zum Gelingen der Wettspiele sogar viele gute Ideen beigetragen: *„Es hat den ganzen Nachmittag keinen Streit gegeben. Er ist neulich in die ‚Jungenclique‘ aufgenommen worden. Er blüht auf wie eine Rose. Er ist viel lebenslustiger als früher und macht völlig neue Erfahrungen. Früher war er als ‚Chaot‘ und ‚Spielverderber‘ verschrieen. Davon ist überhaupt nicht mehr die Rede. Was hätten wir uns alle ersparen können, wenn wir schon früher über A·D·S Bescheid gewußt hätten!“*

Nicht nur das Familienleben gestaltet sich ruhiger und harmonischer, sondern auch die Beziehungen zu Mitschülern und zu LehrerInnen bekommen eine positive Basis. Sie können sicherlich nachempfinden, welchen Auftrieb solche schönen Erfahrungen für das Selbstwert-Gefühl und für eine gute Persönlichkeits-Entwicklung bedeuten.

Die beschriebenen positiven Wirkungen von Stimulantien bei A·D·S-Kindern sind durch viele Studien mit tausenden von Patienten belegt – z. B. in einer Zusammenfassung von insgesamt 161 Studien mit 5899 Patienten, bei denen ein A·D·S diagnostiziert wurde und eine Behandlung mit Ritalin und Amphetamin vorgenommen wurde. Die Gruppe der Schulkinder ist in dieser Studie am größten. Insgesamt zeigen über 70 % aller Kinder eine positive Wirkung und eine deutliche Verminderung der A·D·S-Symptomatik. In neueren Untersuchungen erhöht sich die Zahl der „Responder", die auf die medikamentöse Therapie ansprechen, auf über 90 %, da Ritalin und Amphetamin inzwischen noch individueller eingesetzt werden.

Voraussetzungen sind natürlich die exakte Diagnose und ein individuelles Therapie-Management durch einen mit der A·D·S-Problematik vertrauten Arzt.

Harry zeichnet sich ebenfalls als guter und mittlerweile „routinierter Fahrer" auf dem Weg ins nächste Schuljahr aus: Er ist stolz auf sein letztes Zeugnis. Und das war vor einem Jahr nicht denkbar. Harry und seine Eltern waren am Ende des ersten Schuljahres mit den Nerven fertig. Er war schon immer ein sehr wildes, „explosives" und anstrengendes Kind, aber seit der Einschulung bestand der Tag nur noch aus Ermahnungen, Schimpfen und Motzen: *„Hast du schon…, mach jetzt…, fang doch endlich an…, paß doch auf…, schreib ordentlich…, kannst du nicht endlich mal sitzen bleiben…, wie oft habe ich dir schon gesagt…, lernst du das nie…?"*

„Es klappt bei uns kaum irgend etwas ohne dieses Theater. Er muß doch die Hausaufgaben machen. Ich kann sie doch nicht für ihn schreiben! Und dann jede Woche die Beschwerden der Lehrerin. Ich trau' mich schon gar nicht mehr zum Elternabend. Ich werde nur noch schief angeschaut wegen unserem unmöglichen Sohn."

Harrys erstes Zeugnis (nach der 1. Klasse) fällt zwar noch relativ milde aus, aber es beschreibt auch genau die Probleme zu Hause bei den Hausaufgaben:

„… Harry hat sich zwar an den Schulalltag gewöhnt. Oft fällt es ihm jedoch schwer, sich an Regeln und Ordnungen zu halten. Er kann aggressives Verhalten gegenüber den Mitschülern nicht immer vermeiden. Harry faßt Aufgaben rasch auf und erledigt sie selbständig und zügig. Es fällt ihm jedoch

schwer, sich länger zu konzentrieren. Er will schnell fertig werden und macht deshalb oft Flüchtigkeitsfehler. Seine mündliche Mitarbeit ist schwankend. Er ist phasenweise unaufmerksam, hört nicht zu und stört den Unterricht. Dann macht er auch die Hausaufgaben nicht vollständig...".

Bei unseren Untersuchungen stellten wir ein A·D·S mit Hyperaktivität und emotionale Auffälligkeiten mit sehr niedrigem Selbstbewußtsein fest. Zusätzlich machte Harry sich große Sorgen, weil er es immer noch nicht schaffte, nachts trocken zu bleiben (Fachdiagnose: Enuresis nocturna).

Harry und seine Eltern lernten viele Eigenarten verstehen, mit A·D·S umzugehen und Lösungsstrategien zu entwickeln. Zusätzlich begannen wir eine Behandlung mit Stimulantien.

Schon nach ein paar Wochen zeigten sich die ersten Erfolge. Harry erledigte regelmäßig seine Hausaufgaben, beteiligte sich am Unterricht und konnte Regeln sowohl auf dem Schulhof als auch in der Klasse einhalten. Er wurde durch sehr gute Beurteilungen in seinen Klassenarbeiten belohnt. Er war selbst überrascht, daß seine Deutsch- und Mathetests nicht mehr mit Flüchtigkeitsfehlern übersät waren. Es macht ihm jetzt einfach Spaß zu lernen.

Harrys nächstes Zeugnis in der 2. Klasse beschreibt die positive Entwicklung:

"...Harry hat sich im letzten halben Jahr äußerst positiv entwickelt. Er ist jetzt einer der aufmerksamsten und fleißigsten Schüler, der immer ansprechbar ist und sich rege am Unterricht beteiligt. Sein aggressives Verhalten ist verschwunden, und er erledigt alle gestellten Aufgaben zügig und sehr sorgfältig. Harry ist in der Rechtschreibung recht sicher und hat in den letzten Diktaten nur wenige Fehler gemacht. Im Sachunterricht zeigt er sich äußerst interessiert und bereichert diesen durch Kenntnisse, die er außerhalb des Unterrichts erworben hat...".

Die Eltern sind begeistert. Harry erzählt jetzt viel von der Schule und seinen Erlebnissen beim Fußball. Konflikt-Situationen können sie gemeinsam klären und auch Regeln vereinbaren, die Harry einhält. Er ist in der Schule engagiert und kommt viel besser mit anderen Kindern klar. Er reflektiert mehr über seine Situation und ist geschickter im Kontakteknüpfen. Das

Einnässen ist leider noch nicht ganz verschwunden, aber es passiert nur noch alle drei Wochen. Seine Körper-Wahrnehmung ist deutlich besser geworden. Deshalb merkt er jetzt auch schon oft, wenn er nachts zur Toilette muß. Auch dieses Problem wird er in den Griff bekommen.

Gibt es auch Nebenwirkungen durch die Medikamente?

Auch die negativen Wirkungen der Stimulantien-Therapie bei A·D·S sind sehr differenziert und genau angeschaut worden. Das Ergebnis: Zum Glück haben diese Medikamente nur ganz wenige und relativ harmlose Nebenwirkungen.

Eins ist klar: Es fällt niemanden leicht, bei Kindern Medikamente einzusetzen, die auch über längere Zeit genommen werden. Aber wir wissen durch die langjährigen Erfahrungen gut über die Vor- und Nachteile Bescheid. Obwohl die medikamentöse Therapie bei A·D·S in der Regel eine Dauertherapie ist, birgt sie wenig Risiken. Sie wird schon seit über 50 Jahren durchgeführt – und zwar vor allem in den USA, bei mehreren Millionen Kindern und Jugendlichen. Dadurch kennen wir auch den Verlauf über Jahrzehnte hinweg.

● Als Hauptnebenwirkung kann bei einigen Kindern schon einmal Appetitmangel auftreten – und zwar in der Zeit, in der die Medikamente wirken. Die meisten, die in den Vormittagsstunden und mittags weniger Hunger haben, stellen sich um und essen abends größere Mengen. Es ist sinnvoll, daß die Kinder zu allen Mahlzeiten etwas essen und trinken, nicht nüchtern in die Schule gehen und abends dann ihre Hauptmahlzeit mit ausreichend vielen Kohlenhydraten wie Nudeln, Kartoffeln u. ä. bekommen.

● Nur wenige Kinder klagen in der Anfangsphase der Therapie über Kopfschmerzen, Bauchschmerzen und Übelkeit. Bei genauem Nachfragen stellt sich häufig heraus, daß diese Beschwerden auch schon vor der Einnahme der Medikamente da waren. Denn viele Kinder mit A·D·S haben infolge ihrer Probleme oft zusätzlich „Streß-Kopfschmerzen", „Schul-Bauchschmerzen" und vor Arbeiten einen „nervösen Magen".

- Ähnlich ist es mit Einschlafproblemen. Da Kinder mit A·D·S oft kleine „Powerpakete" sind, die nie müde werden, erst spätabends die Augen zumachen und in der Regel weniger Schlaf brauchen als ihre Altersgenossen, sollte man sich den individuellen Schlaf-Rhythmus bei jedem Kind anschauen, ehe man das späte Einschlafen mit dem Medikament in Verbindung bringt. Die Wirkdauer nach der Medikamentengabe mittags reicht meist nur bis in die Nachmittags-Stunden. Abends drehen besonders die A·D·S-Kinder mit Hyperaktivität wieder auf und kommen nur schwer zur Ruhe. Einige Kinder behandeln wir auch abends mit Stimulantien: Sie sind dann „sortierter", können besser abschalten und auch einschlafen.

Die größte Sorge bereitet den Eltern die Frage nach der Suchtgefahr, die immer wieder in den Medien propagiert und in teils aufreißerischen Sendungen von Nicht-Fachleuten angeprangert wird. Tatsache ist: Es gibt **keine** Suchtgefährdung. Seit über 50 Jahren werden A·D·S-Kinder mit Stimulantien behandelt – und es ist in der gesamten Weltliteratur und Tausenden von Studien nicht ein einziger Fall beschrieben worden, bei dem solche Probleme aufgetreten sind. Im Gegenteil: Wir kennen viele Untersuchungen, die belegen, daß Kinder und Jugendliche eher auf die schiefe Bahn geraten und Drogen nehmen, wenn sie wegen ihrer A·D·S-Problematik nicht frühzeitig Hilfen bekommen. Leider ist dieses Wissen wenig verbreitet.

Ob und wie lange ein A·D·S-Kind mit Medikamenten behandelt werden sollte und welche individuellen Besonderheiten zu berücksichtigen sind, sollten Arzt und Eltern regelmäßig besprechen. Für die Eltern ist es sehr hilfreich, selbst über die unterschiedlichen Facetten der A·D·S-Symptomatik und die individuellen Kompensations-Möglichkeiten Bescheid zu wissen. Medikamente können ein Baustein in der Therapie des A·D·S-Kindes sein. Mindestens genauso wichtig sind die beschriebenen weiteren Säulen der Unterstützung, damit auch das A·D·S-Kind sein Ziel, sich entsprechend seinen Talenten entwickeln zu können, erreicht – und zwar mit möglichst wenigen Umwegen und wenigen Blessuren.

Max und viele andere Kinder mit A·D·S sind auf dem besten Weg, ihre Anforderungen zu meistern und einen Etappensieg nach dem anderen zu gewinnen.

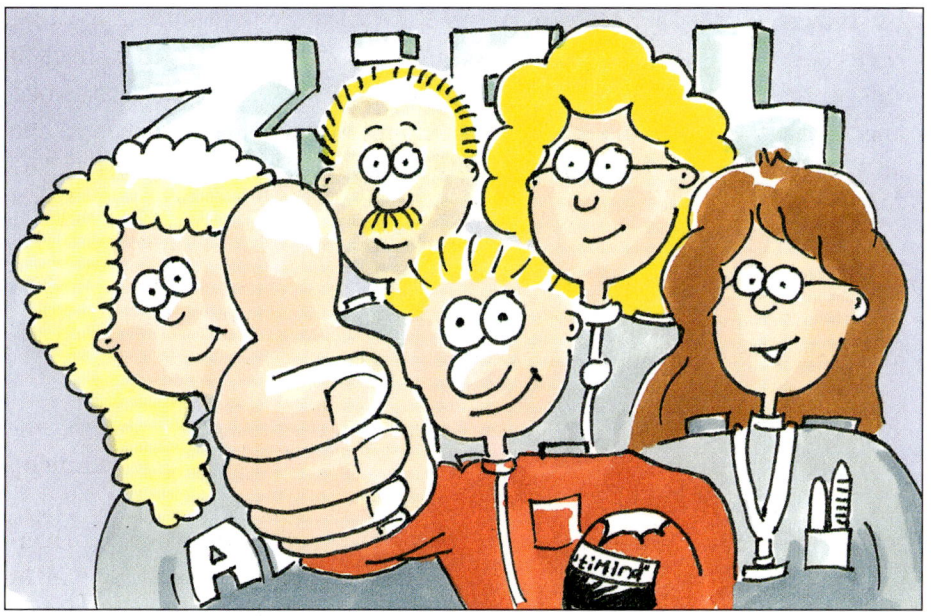

Im Team am Ziel: Max und sein OptiMind-Team

Kapitel 10: Das Wichtigste in Kürze

- Viele A·D·S-Kinder kommen ohne Medikamente aus. Das tägliche Team-Training mit ihren Bezugspersonen zu Hause und in der Schule reicht für eine positive Entwicklung.
- Bei manchen Kindern ist das A·D·S aber so stark ausgeprägt, daß ihre Informations-Verarbeitung zusätzlich medikamentös optimiert werden muß.
- Für die medikamentöse Behandlung von A·D·S-Kindern sind am besten Stimulantien geeignet. Sie helfen die zugrundeliegende neurobiologische Störung u. a. im Dopamin-Stoffwechsel auszugleichen.
- Mit Stimulantien verbessern Sie bei A·D·S-Kindern die Aufmerksamkeit und die Informations-Verarbeitung. Dadurch erzielen Sie positive Effekte auf das Lernverhalten, die Motorik und das Verhalten.
- Eltern geben ihrem Kind nicht einfach so ohne weiteres Medikamente. Viele Eltern müssen sich erst dazu durchringen. Aber alle Eltern, die sich für eine medikamentöse Behandlung entschieden haben, sind heute heilfroh darüber.

11

A·D·S:
Pläne für Eltern und Kind

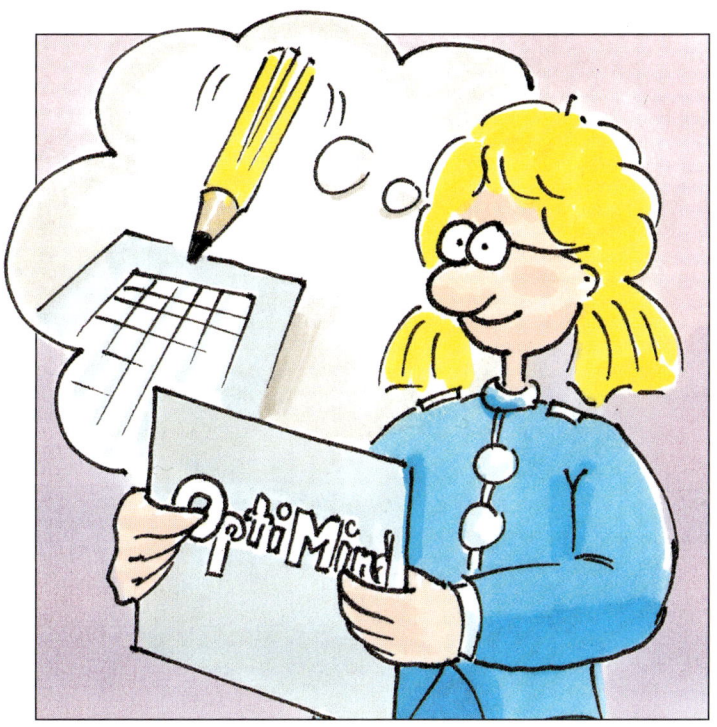

In diesem Kapitel finden Sie …

- Checklisten, mit denen Sie schon frühzeitig erkennen können, ob bei Ihrem Kind die Diagnose A·D·S in Frage kommt
- Pläne, mit denen Sie Ihrem A·D·S-Kind helfen können, strukturierter zu arbeiten
- Pläne, mit denen Sie Ihrem Kind und sich das Leben leichter machen können.

A·D·S auf der Spur:

Die OptiMind®-Checklist für Vorschulkinder

Verhalten	Oft	Selten	Nie	Notizen
Schon immer ein sehr anstrengendes Kind	☐	☐	☐	
Lange und intensive Trotzphase	☐	☐	☐	
Sehr wild im Spiel	☐	☐	☐	
Kann beim Essen nicht still sitzen bleiben	☐	☐	☐	
Scheint immer auf dem Sprung zu sein	☐	☐	☐	
Wechselt schnell von einem Spiel zum anderen	☐	☐	☐	
Steht gern im Mittelpunkt	☐	☐	☐	
Kann sich schwer allein beschäftigen	☐	☐	☐	
Hat gute Ausdauer beim Fernsehen	☐	☐	☐	
Sehr phantasievoll und kreativ (z. B. Rollenspiele)	☐	☐	☐	
Sehr beliebt wegen toller Spielideen	☐	☐	☐	
Stuhlkreis im Kindergarten, Malen oder Basteln sind ein Greuel	☐	☐	☐	
Regeln lernen ist sehr schwer	☐	☐	☐	
Versucht immer Grenzen auszutesten	☐	☐	☐	
Provoziert gern	☐	☐	☐	
Motzt viel und rastet schnell aus	☐	☐	☐	
Wenig einsichtig, muß alles endlos diskutieren	☐	☐	☐	
Möchte alles bestimmen, will meist der „Chef" sein	☐	☐	☐	

Spielt am liebsten draußen: Toben, Klettern, Rennen	☐	☐	☐
Kampf um das tägliche Anziehen u. a. Dinge, die zu erledigen sind	☐	☐	☐
Schnell Frust, schmeißt Spielsachen	☐	☐	☐
Kann sich schwer mit mehreren Kindern arrangieren, schnell Streit	☐	☐	☐
Spaß an allem, was Action verspricht	☐	☐	☐
Spielzeug ist nur spannend, wenn es neu ist, landet schnell in der Ecke	☐	☐	☐
Verweigert schnell unliebsame Dinge wie z. B. Ausmalen, Basteln	☐	☐	☐
Kann nicht lange zuhören	☐	☐	☐
Kann nicht abwarten, alles muß sofort passieren	☐	☐	☐
Ohren oft auf Durchzug geschaltet	☐	☐	☐
Kommt abends nicht zur Ruhe			
Scheint mit wenig Schlaf auszukommen	☐	☐	☐
Träumt schlecht	☐	☐	☐
Braucht ständig Programm	☐	☐	☐
Wirkt emotional unausgeglichen	☐	☐	☐
Ist sehr eigensinnig	☐	☐	☐
Chaot: Läßt alles rumliegen	☐	☐	☐
Verliert oft Dinge wie Mützen, Turnsachen etc. Aufräumen ist eine Katastrophe	☐	☐	☐
Quasselstrippe: Redet ohne Punkt und Komma	☐	☐	☐
Keine Scheu vor Fremden, redet jeden an	☐	☐	☐

Spricht noch undeutlich	☐	☐	☐
Wirft Satzstellung durcheinander	☐	☐	☐
Spricht zu schnell	☐	☐	☐
Spät sprechen gelernt	☐	☐	☐
Draufgängerisch. Gefahreneinschätzung gleich Null	☐	☐	☐
Bei neuen Dingen ängstlich und vorsichtig	☐	☐	☐
Schubst und haut schnell	☐	☐	☐
Reagiert oft überaus heftig	☐	☐	☐
Dreht auf und wird „flippig", z. B. beim Kindergeburtstag	☐	☐	☐
Stolpert oft und fällt hin, wirkt „schusselig"	☐	☐	☐
Zappelig	☐	☐	☐
Oft passieren kleine Mißgeschicke, z. B. Glas umwerfen	☐	☐	☐
Häufig kleine Unfälle mit blauen Flecken oder anderen Verletzungen	☐	☐	☐
Macht viel „Mist" und fällt als „unerzogen" auf	☐	☐	☐
Hält Stift „komisch" in der Hand	☐	☐	☐
Berührungsempfindlich, läßt sich z. B. ungern anfassen, eincremen, Haare waschen	☐	☐	☐
Kann schlecht verlieren	☐	☐	☐
Oft „Nein" und strikte Verweigerung	☐	☐	☐
Verzögerte Sauberkeits-Entwicklung	☐	☐	☐
Redet oft dazwischen	☐	☐	☐

Hinweis:

Einige Dinge können Sie bei vielen Vorschulkindern wiederfinden, die manches vielleicht noch nicht gezeigt und gesagt bekommen und noch nicht eingeübt haben. Die Abgrenzung zur Diagnose A·D·S mit eventuell zusätzlichen Auffälligkeiten in der Wahrnemungs-Verarbeitung muß durch eine(n) Fachmann/Fachfrau erfolgen.

A·D·S auf der Spur:

Die OptiMind®-Checklist für Schulkinder

Verhalten	Oft	Selten	Nie	Notizen
Läßt sich schnell ablenken	☐	☐	☐	
Träumt im Unterricht und wirkt abwesend	☐	☐	☐	
Wirkt oft zerstreut und durcheinander	☐	☐	☐	
Ist zappelig, dauernd in Bewegung	☐	☐	☐	
Scheint immer auf dem Sprung zu sein	☐	☐	☐	
Hat wenig Ausdauer	☐	☐	☐	
Steht gern im Mittelpunkt, sucht Aufmerksamkeit und Anerkennung	☐	☐	☐	
Kann sich schwer allein beschäftigen	☐	☐	☐	
Hat gute Ausdauer beim Fernsehen, liebt Zeichentrickfilme	☐	☐	☐	
Sehr phantasievoll und kreativ	☐	☐	☐	
Taucht in Spielwelt und Phantasie ein, bekommt nichts mehr um sich herum mit	☐	☐	☐	
Zieht sich gern zurück	☐	☐	☐	
Eigenbrötler	☐	☐	☐	
Schnell frustriert	☐	☐	☐	
Handelt oft unüberlegt und hastig	☐	☐	☐	
Regeln erlernen ist sehr schwer	☐	☐	☐	
Versucht immer Grenzen auszutesten	☐	☐	☐	
Provoziert gern	☐	☐	☐	
Reagiert explosiv mit Wutausbrüchen	☐	☐	☐	
Wenig einsichtig, muß alles endlos diskutieren	☐	☐	☐	

Möchte alles bestimmen, will meist der „Chef" sein	☐	☐	☐
Spielt am liebsten draußen: Toben, Klettern, Rennen	☐	☐	☐
Spaß an allem, was Action verspricht	☐	☐	☐
Kann sich schwer mit mehreren Kindern arrangieren, schnell Streit	☐	☐	☐
Eigensinnig, läßt sich schwer was sagen	☐	☐	☐
Diskutiert um alles; will letztes Wort haben	☐	☐	☐
Fühlt sich schnell ungerecht behandelt und mißverstanden	☐	☐	☐
Großer Gerechtigkeits-Sinn	☐	☐	☐
Wenig nachtragend	☐	☐	☐
Berührungsempfindlich, obwohl selbst manchmal grob	☐	☐	☐
Hat wenig Freunde, macht sich schnell unbeliebt	☐	☐	☐
Draufgänger, keine realistische Gefahreneinschätzung	☐	☐	☐
Bei neuen Erfahrungen oft eher ängstlich und irritiert	☐	☐	☐
Schnell begeisterungsfähig, aber auch schnell frustriert	☐	☐	☐
Wenig Durchhaltevermögen, probiert vieles aus und hört oft schnell wieder damit auf	☐	☐	☐
Wirkt clever, hat aber trotzdem Lernprobleme	☐	☐	☐
Mündliche Mitarbeit läßt zu wünschen übrig	☐	☐	☐
Langsames Arbeitstempo, besonders beim Schreiben	☐	☐	☐

Kein Zeitgefühl	☐	☐	☐
Viele Fehler beim Abschreiben	☐	☐	☐
Macht viele Flüchtigkeitsfehler, arbeitet oberflächlich	☐	☐	☐
Läßt oft Endungen weg oder verwechselt ähnlich klingende Buchstaben wie z. B. G/K, V/F	☐	☐	☐
Verdreht Buchstaben und Zahlen	☐	☐	☐
„Verliert" oft beim Lesen und Abschreiben die Zeile	☐	☐	☐
Kann nicht lange zuhören und genau hinhören	☐	☐	☐
Sprunghaft im Denken und Handeln	☐	☐	☐
Verliert oft Dinge	☐	☐	☐
Kann nicht abwarten	☐	☐	☐
Stört den Unterricht, z. B. durch Schwätzen	☐	☐	☐
Vergißt öfter die Hausaufgaben	☐	☐	☐
Erzählt durcheinander, was ihm gerade einfällt	☐	☐	☐
Schlechte Heftführung und unsaubere Schrift	☐	☐	☐
Angst vor Arbeiten	☐	☐	☐
Nervös und bei Arbeiten „wie Brett vor dem Kopf"	☐	☐	☐
Ein Auf und Ab im Notenkarussell – mal geht es und mal nicht	☐	☐	☐
Zettelwirtschaft und Chaos im Ranzen	☐	☐	☐
Erledigt vieles auf den letzten Drücker oder nur mit Druck	☐	☐	☐

Täglicher Kampf um die Hausaufgaben	☐	☐	☐
Wirkt schlagartig müde bei unliebsamen Aufgaben	☐	☐	☐
Scheint für andere Dinge endlos Energie zu haben	☐	☐	☐
Mißgeschicke, z. B. Glas umwerfen, sind an der Tagesordnung	☐	☐	☐
Ungeschickt beim Hantieren mit Besteck oder beim Schuhebinden	☐	☐	☐
Kommt abends nicht zur Ruhe			
Scheint mit wenig Schlaf auszukommen	☐	☐	☐
Träumt schlecht	☐	☐	☐
Oft Kopfschmerzen	☐	☐	☐
Wirkt emotional unausgeglichen	☐	☐	☐
Schlechtes Selbstbewußtsein	☐	☐	☐
Chaot: Läßt alles rumliegen	☐	☐	☐
Wirkt verspielt und jünger als Gleichaltrige	☐	☐	☐
Aufräumen ist eine Katastrophe	☐	☐	☐
Sammelt alles, findet oft nichts wieder	☐	☐	☐
Trödeln beim Anziehen, Waschen und Zähneputzen	☐	☐	☐

Hinweis:

Einige Dinge können Sie auch bei Schulkindern beobachten, die kein A·D·S haben. Diese Checklist ersetzt keine ausführliche Diagnostik. Wenn Sie viele Beschreibungen mit „Oft" angekreuzt haben, sollten Sie sich an eine(n) Fachmann/Fachfrau wenden, der/die mit Ihnen die Auffälligkeiten und weitere Untersuchungen bzw. Testungen bespricht. Allerdings können Sie schon viele von uns beschriebene Hilfen im Alltag ausprobieren. Die unterstützen Ihr Kind und Sie auf jeden Fall bei den täglichen Anforderungen.

Der Schritt-für-Schritt-Plan
für Hausaufgaben und Klassenarbeiten

Schritt-für-Schritt-Plan von _____

Schritt 1: Was ist meine Aufgabe? Was soll ich hier eigentlich tun?
- Aufgabe genau durchlesen und begreifen, was gefordert ist
  (z. B.: In „Deutsch" das Thema, in „Mathe" die Rechenart)

Schritt 2:Wie mache ich es am besten?
- Die Aufgabe in kleine Schritte zerlegen
  (z. B.: Bei einem Aufsatz „Einleitung, Hauptteil, Schluß".
  Bei Mathe-Aufgaben: Zuerst alle leichten Aufgaben lösen
  und dann an die schwierigen rangehen.)

Schritt 3: Sorgfältig und bedacht arbeiten
- Genau hinschauen, ordentlich schreiben
- Genauigkeit geht vor Schnelligkeit

Schritt 4: Ohne Unterbrechung durcharbeiten
- Dranbleiben: Nicht mit den Gedanken abschweifen

Schritt 5: Halt! Stop! Überprüfen
- Kontrolliere und – wenn nötig – korrigiere

Schritt 6: Lob: „Habe ich gut gemacht"
- Wenn du nach diesem Plan wirklich sorgfältig gearbeitet hast,
  sei stolz auf dich und klopf dir auf die Schulter

Die Schulstunden-Bilanz

Name: _____   **Datum:** _____

Fach: _____

Verhalten	☺	☺	☹
_____	☐	☐	☐
_____	☐	☐	☐
_____	☐	☐	☐
_____	☐	☐	☐
_____	☐	☐	☐

Was für ein A·D·S-Typ bin ich?

Situationen 1–14

1) Ich mache oft Schusselfehler. Bei Hausaufgaben oder Klassenarbeiten entstehen Fehler, weil ich nicht genau hinschaue ☐

2) Bei Schulaufgaben kann ich mich nicht lange genug konzentrieren ☐

3) Auch wenn ich versuche aufzupassen, weiß ich oft gar nicht, was der Lehrer gerade erzählt hat ☐

4) Manchmal gehe ich in mein Zimmer (Keller, Küche, Garten) und will etwas holen. Wenn ich dann da bin, habe ich vergessen, was ich eigentlich dort wollte ☐

5) Meine Hausaufgaben dauern länger als bei meinen Klassenkameraden ☐

6) Ich setze mich vor die Hausaufgaben und will beginnen, aber dann gehen mir andere Gedanken durch den Kopf. Ich träume vor mich hin, anstatt die Hausaufgaben zu machen ☐

7) Immer wieder gibt es Ärger, weil ich Radiergummis oder Stifte oder Regenschirme oder Zettel oder Hefte oder Ähnliches verliere ☐

8) Mich nervt es, wenn die in meiner Klasse laut sind. Dann kann ich nicht aufpassen ☐

9) Ich schaue im Unterricht häufig aus dem Fenster, anstatt dem Lehrer zuzuhören ☐

10) Die Lehrer oder Eltern sagen häufig: „Paß auf! Konzentrier' dich" ☐

11) Zettel, die wir abgeben sollen, vergesse ich leider oft abzugeben ☐

12) Manchmal höre ich meine Eltern wirklich nicht, wenn sie mich rufen ☐

13) Mein Zimmer ist meist sehr unordentlich ☐

14) Manchmal denke ich, es stimmt irgendwas nicht mit mir. Ich weiß aber nicht genau, was ☐

Situationen 15–28

15) In der Schule kippele ich oft mit dem Stuhl oder rutsche unruhig darauf herum ☐

16) Ich stehe lieber auf als sitzen zu bleiben, z. B. in der Schule oder bei Tisch ☐

17) Laufen und Klettern mache ich lieber als Sitzen ☐

18) Ich fühle mich oft wie von einem Motor angetrieben ☐

19) Ich rede gern schnell und viel ☐

20) Lehrer sagen mir immer wieder: „Mach langsam" ☐

21) Bei einem Spiel fällt es mir schwer abzuwarten, bis ich endlich wieder an der Reihe bin ☐

22) Häufig spüre ich eine richtige Unruhe in mir ☐

23) Eigentlich weiß ich nicht warum, aber manchmal wollen andere nicht mit mir spielen ☐

24) Ich wünschte, ich wäre nicht so zappelig ☐

25) Manchmal werde ich so richtig wütend auf meine Freunde ☐

26) Am liebsten mache ich aufregende Dinge ☐

27) Egal, wie sehr ich mich bemühe, irgend jemand ist immer sauer auf mich ☐

28) Meine Eltern ermahnen mich immer wieder, langsam zu fahren ☐

Jule, die „Träumerin", hat die meisten Kreuzchen bei 1–14 gemacht.
Max, der „Zappelphilipp", hat die meisten Kreuzchen bei 15–28 gemacht.

Wie erlebst du dich selbst – und wie sehen deine Eltern dich?

Schlußwort

Wenn Sie dieses Buch gelesen haben, dann haben Sie die wichtigste Voraussetzung erfüllt, um einem A·D·S-Kind wirksam und erfolgreich helfen zu können: Sie haben sich umfassend über A·D·S und über die Behandlungs-Möglichkeiten informiert.

Wenn Sie ein A·D·S-Kind haben, wenn du ein A·D·S-Kind bist oder wenn Sie beruflich mit A·D·S-Kindern zu tun haben – dann tun Sie jetzt den entscheidenden nächsten Schritt: Bilden Sie ein Team, das nach dem OptiMind-Konzept vorgeht und dem A·D·S-Kind jede notwendige Unterstützung bietet. Sie können sicher sein: Wenn Sie diesen Weg konsequent gehen, werden Sie Erfolg haben.

Wenn Sie darüber hinaus noch etwas tun wollen, dann nutzen Sie jede Gelegenheit, andere über das zu informieren, was Sie über A·D·S wissen.

Denn inzwischen wissen Sie ja selbst: Der erfolgreiche Kampf gegen A·D·S beginnt mit dem Wissen über A·D·S.

Wir wünschen Ihnen und Ihrem Team viel Erfolg.

Ihre
Elisabeth Aust-Claus und Petra-Marina Hammer

Nützliche Adressen

AdS e.V.
Elterninitiative zur Förderung von Kindern mit Aufmerksamkeitsdefizitsyndrom

Sabine und Mike Townson
Postfach 1165 · 73055 Ebersbach
E-mail: Eugen-ade@z.zgs.de
Homepage: http://www.S-line.de/homepages/ads

Bundesverband Aufmerksamkeitsstörung/Hyperaktivität e.V.

1. Vorsitzende: Frau Irene Braun
Postfach 60 · 91291 Forchheim
E-mail: 0919134874@t-online.de
Homepage: http://www.osn.de/user/hunter/badd.htm

Elterninitiative MCD

Verein zur Förderung der Kinder mit Teilleistungsstörungen e.V.
1. Vorsitzende: Frau Kraus-Göke
c/o SEKIS · Albrecht-Achilles-Str. 65 · 10709 Berlin

Juvemus

Verein zur Förderung von Kindern mit Teilleistungsschwächen e.V.
Vorsitzende: Frau Labbe
Emser Str. 6 · 56076 Koblenz
E-mail: info@juvemus.de
Homepage: http://www.juvemus.de

OptiMind-Institut

Postfach 4544 · 65035 Wiesbaden
E-mail: aust-claus@opti-mind.de
        P.M.Hammer@t-online.de
Homepage: http://www.opti-mind.de

Die Oberstebrink Elte

Die richtigen Eltern-Ratgeber für die

Die Ratgeber-Reihe

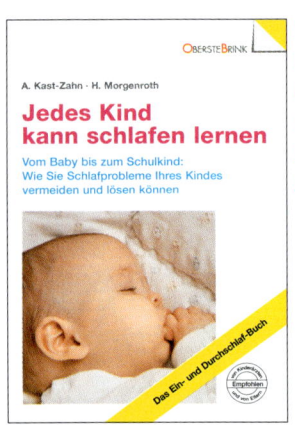

A. Kast-Zahn · H. Morgenroth

Jedes Kind kann schlafen lernen

Vom Baby bis zum Schulkind:
Wie Sie Schlafprobleme Ihres Kindes
vermeiden und lösen können

Das Ein- und Durchschlaf-Buch

*Das Standard-
werk für alle
Eltern, die für sich
und ihre Kinder
ruhige Nächte
haben wollen*

Hardcover, 157 S.,
4-fbg. Fotos und Abb.
DM 29,80 · ÖS 218,--
SFR 28,-- · LIT 31.600,--
ISBN 3-9804493-0-0

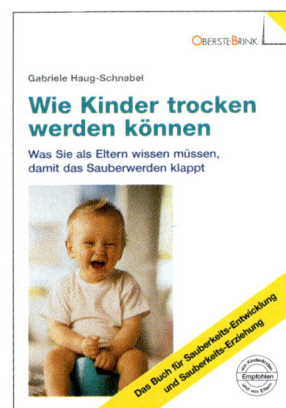

Gabriele Haug-Schnabel

Wie Kinder trocken werden können

Was Sie als Eltern wissen müssen,
damit das Sauberwerden klappt

*Das Buch für Sauberkeits-Entwicklung
und Sauberkeits-Erziehung*

*Der Leitfaden
für alle Eltern,
deren Kinder
auf natürliche
Weise trocken
werden sollen*

Hardcover, 153 S.,
4-fbg. Fotos
DM 29,80 · ÖS 218,--
SFR 28,-- · LIT 31.600,--
ISBN 3-9804493-4-3

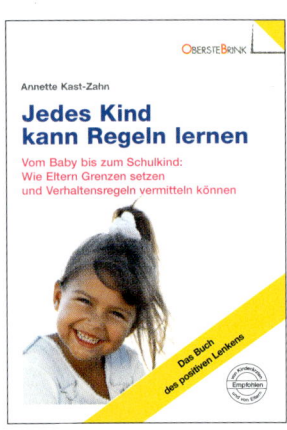

Annette Kast-Zahn

Jedes Kind kann Regeln lernen

Vom Baby bis zum Schulkind:
Wie Eltern Grenzen setzen
und Verhaltensregeln vermitteln können

*Das Buch
des positiven Lenkens*

*Das Regelwerk
für alle Eltern,
die ihren Kindern
klare Spielregeln
für ein
harmonisches
Familienleben
vermitteln wollen*

Hardcover, 157 S.,
4-fbg. Fotos und Abb.
DM 29,80 · ÖS 218,--
SFR 28,-- · LIT 31.600,--
ISBN 3-9804493-1-9

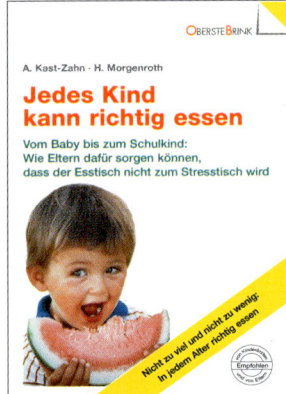

A. Kast-Zahn · H. Morgenroth

Jedes Kind kann richtig essen

Vom Baby bis zum Schulkind:
Wie Eltern dafür sorgen können,
dass der Esstisch nicht zum Stresstisch wird

*Nicht zu viel und nicht zu wenig:
In jedem Alter richtig essen*

*Ideen,
wie Eltern
ihren Kindern
normales
Essverhalten
schmackhaft
machen können*

Hardcover, 157 S.,
4-fbg. Fotos und Abb.
DM 29,80 · ÖS 218,--
SFR 28,-- · LIT 31.600,--
ISBN 3-9804493-9-4

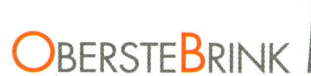

rn-Bibliothek

wichtigen Jahre

Die Magazin-Buch-Reihe

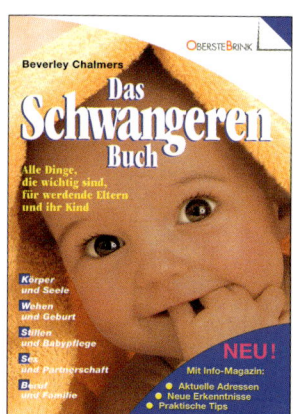

Das aktuelle Standardwerk für alle werdenden Eltern – und alle, die es werden wollen

Hardcover, 286 S.,
4-fbg. Fotos,
Abb. und Illustrationen
DM 34,80 · ÖS 255,--
SFR 32,50 · LIT 36.900,--
ISBN 3-9804493-5-1

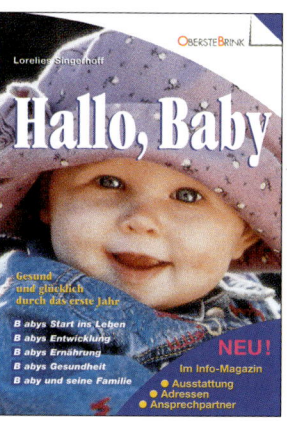

Der Wegweiser für die ersten 12 Monate im Leben von Mutter und Kind

Hardcover, ca. 250 S.,
4-fbg. Fotos
DM 34,80 · ÖS 255,--
SFR 32,50 · LIT 36.900,--
ISBN 3-934333-02-8

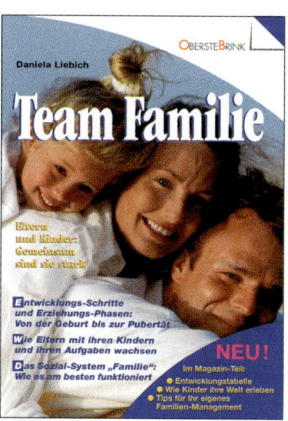

Spielregeln für das reibungslose Zusammenspiel von Eltern und Kindern

Hardcover, 252 S.,
4-fbg. Fotos
DM 34,80 · ÖS 255,--
SFR 32,50 · LIT 36.900,--
ISBN 3-9804493-8-6

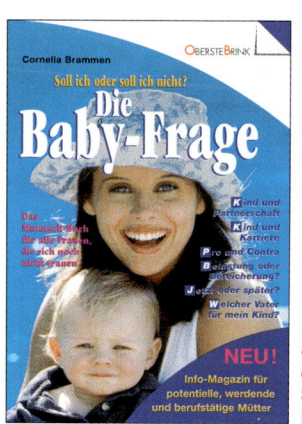

Entscheidungs-Hilfen für den wichtigsten Entschluss im Leben einer Frau

Hardcover, ca. 160 S.,
4-fbg. Fotos
ca. DM 34,80 · ÖS 255,--
SFR 32,50 · LIT 36.900,--
ISBN 3-934333-03-6

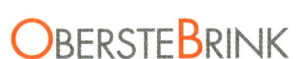

Die Ergänzung zum A•D•S-Buch:
„Auch das Lernen kann man lernen"

In Ihrem Buch „Auch das Lernen kann man lernen" zeigen die beiden
A•D•S-Buch-Autorinnen Elisabeth Aust-Claus und Petra-Marina Hammer,
wie Eltern ihren Schulkindern – und sich selbst – das Leben leichter machen können.
In diesem Buch finden Sie viele praktische Hilfen und Anleitungen, die Ihnen helfen,
mit Ihren Kindern gemeinsam den Alltag und die Hausaufgaben zu bewältigen.

Dieses Buch ist die Pflichtlektüre für alle Eltern,
die ihren Kindern helfen wollen, den Schulalltag zu meistern.

Besonders wichtig ist es für Eltern mit A•D•S-Kindern –
als Ergänzung und Vertiefung zum A•D•S-Buch.

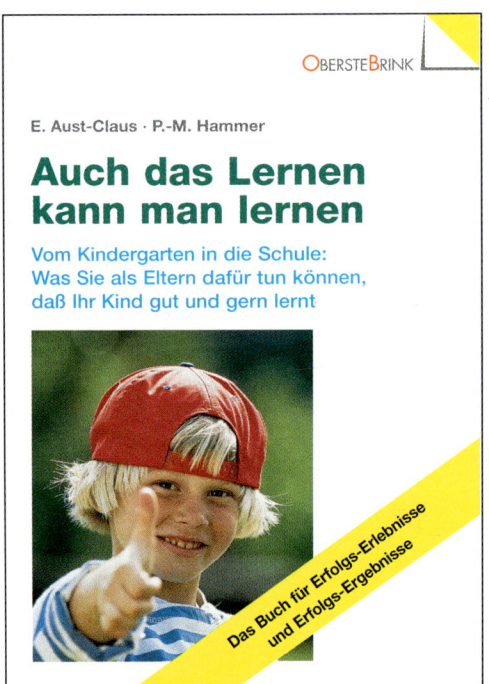

Hardcover, 158 S.,
4-fbg. Fotos,
Abb. und Illustrationen
DM 29,80 · ÖS 218,--
SFR 28,-- · LIT 31.600,--
ISBN 3-9804493-2-7